はじめに

　本書は，日本の精神科地域ケアを充実したいとの思いから，多くの方の協力を得て編集したものである。編者は，1978年に東京都立墨東病院で日本で最初の精神科救急事業の開設と共に勤務し，その後1986年に錦糸町に精神科診療所を開業した。どうしたら効果的な精神科地域ケアが実践できるかを考え，地域で暮らす患者に必要であると思えることは少しずつ試してみようと思ってきた。私たちは1980年代前半の日本ではまだ取り組みが始まったばかりの時期から，クラブハウスや共同作業所作りを実践してきた。さらに，診療所開業当時から外来診療に留まらず精神科デイケアを開設し，必要に応じて往診や訪問看護も行ってきた。普通の精神科診療所が，患者の支援に必要だと思う機能を少しずつ増やしているうちに，気がついたら「多機能型精神科診療所」になっていた，というのが実感である。

　こうして生まれた多機能型精神科地域ケアについて，本書では各分野の先生方にさまざまな視点からの論文をよせていただいた。編者の総論に続けて，原敬造先生には，平成25年度の日本精神神経科診療所協会の調査研究報告を基に，現在の日本の多機能型精神科診療所の実態や治療効果の有効性について，調査研究の結果を含めてご執筆いただいた。さらに，国立精神神経センター精神保健研究所元所長の福田祐典先生には，政策の側面から見た「多機能垂直統合型精神科地域ケア」の重要性についてご執筆いただいている。また，各論として，多機能型と言われるさまざまな機能の始め方や現場の実際については，多機能型精神科診療所の各機能の実践を担っている編者のクリニックの職員が執筆した。また，全国で実践している多機能型精神科診療所の実際を，（札幌）ほっとステーションの長谷川直実先生，（仙台）原クリニックの原敬造先生，（大阪）三家クリニックの三家英明先生の，3カ所の精神科診療所からそれぞれ報告していただいた。さらに小規模精神科病院からは富山の有沢橋病院の高柳功先生に，総合病院精神科からは千葉の旭中央病院精神科の青木勉先生に，多機能型精神科地域ケアの実践を報告していただいている。それぞれに，大変に個性的な展開をしておられる実

践である．さらに，日本は欧米の地域精神保健センター（チーム）の実践から多くを学んで来たが，先達であるイタリアトリエステの実践からは（西南学院大学）精神保健福祉士の坂本沙織先生に，カナダのバンクーバーの実践については（東京）めじろそらクリニックの野田文隆先生に，イギリスの地域精神科医療の発展については（東京）集団精神療法研究所の鈴木純一先生にご報告をいただいた．日本における精神科実践は欧米とは制度も歴史も違うが，それぞれに参考になる点が多くあると考えたからである．このように，たくさんの実践報告等から本書は構成されている．そのため，著者間に論点の食い違いが多少は見られるかもしれないが，「多機能型精神科地域ケア」には厳しい縛りがなく，多様性がその特徴の一つと考えて，どうかお許しをいただきたい．

　また，お詫び申し上げなくてはならないのは，各先生方には2年以上前に原稿をお寄せいただいていたにもかかわらず，編者である私の怠慢のせいで出版が大変に遅れてしまったことである．時間と共に内容が変わる部分があり，著者の先生方にはご迷惑をおかけしたことをお詫び申し上げたい．

　これらの内容を参考にして，読者が各自の「多機能型精神科地域ケア」を実践して下さることを願うものである．本書の中では「多機能型精神科診療所」，「多機能型精神科外来チーム」，「多機能垂直統合型精神科診療所」等の用語が混在して用いられているが，これは多機能型が精神科診療所で始まったものの，精神科病院や総合病院でも多くの多機能型の実践が行われている実態がある．用語の混乱は，使い方がその対象によって変わるためであり，多機能型の実践そのものがまだ未熟と言わざるを得ない現状も反映している．この実践がさまざまな経験を踏み，用語もこなれてくるのをお待ちいただきたい．

　本書が，精神科地域ケアの現場で働く人々の実践に役立つことを期待している．

仲間たちと共に歩んできたクボタクリニックの，創立30周年を記念して

2016年3月　窪田　彰

表紙の絵は，加藤清美画伯による「家」である．少年の出立を祝って家族・隣人に加えて壁からはご先祖様も祝福している．旅立ちの光景である．

目　次

はじめに……………………………………………………………………… 3

I　多機能型精神科診療所の目指すもの

1　日本の精神科地域ケアの多機能型への発展（窪田　彰）……… 9
2　多職種・多機能型精神科診療所の展開（窪田　彰）…………… 27
3　精神科デイケアは多機能型診療所の核である（原　敬造）…… 47
4　多機能垂直統合を精神科医療政策との関わりから考える（福田祐典）…… 59

II　コミュニティケアを支える技術──錦糸町モデルの理念と実践

1　地域ケアチームの形成のための集団精神療法的視点（窪田　彰）……… 71
2　精神科外来医療におけるコメディカル・スタッフの役割と協働（岩井昌也）
　………………………………………………………………………… 79
3　精神科デイケアの実際（尾崎多香子）…………………………… 86
4　精神科ナイトケアとは（古川弘子）……………………………… 104
5　訪問看護ステーションの実際（井上　新）……………………… 108
6　包括的個別担当者（ケースマネジャー）の機能（窪田　彰）… 114
7　在宅療養支援診療所とアウトリーチ医療の発展（髙橋　馨）… 117
8　計画相談支援（藤澤房枝）………………………………………… 122
9　地域移行支援・地域定着支援（金盛厚子）……………………… 130
10　自立支援事業所との水平連携と垂直統合（窪田　彰）………… 138
11　就労支援の実際と障害者就労（松本優子）……………………… 146
12　住居支援と「医療強化型グループホーム」（窪田　彰）……… 153
13　24時間電話対応の実際（窪田　彰）……………………………… 159
14　リハビリテーション活動における評価──クボクリ式デイケア評価表から精神科リハビリテーション評価表へ（窪田　彰）…………………… 162
15　多機能型精神科診療所の運営，ケアマネジメント，そしてサービスの均質化の課題（東　健太郎）……………………………………………… 170
16　多機能型精神科診療所でのさまざまな工夫と思い（窪田　彰）…… 177

III 各地の事例
1 多機能垂直統合型精神科診療所での包括的地域ケアへの取り組み（原　敬造） ………………………………………………………… 185
2 多機能型精神科診療所で行うリカバリー支援（三家英明） …………… 195
3 多機能型精神科診療所での実践――困難ケースを地域で支援する機能（長谷川直実） ………………………………………………………… 206
4 精神科病院は小規模であるべき（高柳　功） …………………………… 216
5 総合病院精神科での実践（青木　勉） …………………………………… 227

IV 諸外国から学ぶ
1 イタリアの地域精神保健チームの実践（坂本沙織） …………………… 241
2 カナダでの地域精神保健チームの実践（野田文隆） …………………… 255
3 イギリスでの地域精神保健チームの実践（鈴木純一） ………………… 266

V 多機能型精神科地域ケアの今後の展望
1 多機能型精神科地域ケアのこれからの展望（窪田　彰） ……………… 277

参考文献 ………………………………………………………………………………… 281

おわりに ………………………………………………………………………………… 283

Column
パソコン中級講座（岩崎大輔） ……………………………………………………… 92
菓子グループ・グルメ工房 SKY（窪田光子） …………………………………… 95
デイケアから東京スカイツリーへ（関口由紀） …………………………………… 97
ウッドワーク＆ネットオークション（上原栄一郎・末吉優子） ………………… 100
発達障害デイケア（染谷かなえ・山外佑紀） ……………………………………… 103
地域の福祉事業と多機能型精神科診療所（柳　牧子） …………………………… 144
多機能型精神科診療所における職員配置（草島良子） …………………………… 176

I 多機能型精神科診療所の目指すもの

1　日本の精神科地域ケアの多機能型への発展

窪田　彰（錦糸町クボタクリニック）

I　日本に包括的精神科地域ケアを

　日本の精神科地域ケアを，欧米の精神科地域ケアに負けない地域に責任をもった活動にしたい。歴史も風土も制度も違う日本の精神科医療事情を考慮し，日本の実践の良さを伸ばして，日本の現状に合った独自のシステムを作らなくてはならないとの思いが，本書の基本テーマである。日本の精神科医療の個々の技術自体は，決して世界にひけをとるものではないレベルにあると思っている。それでも，日本の精神科医療は入院中心の形を抜けきれない課題を抱えており，特に地域の精神科医療チームの形成が立ち遅れていると言わざるを得ない。

　一方で，日本の医療保険制度は世界的に見ると優れたシステムとして評価が高いが，欧米の公的制度とは違って民間経営を軸に置いた特別なシステムである。

　さらに，国民皆保険制であり自由開業制の元にフリーアクセスが保たれている。これは「来るもの拒まず，去る者追わず」の姿勢で，受診する患者を「待っている」医療だった。一般の店舗と同じようなもので，受け身的な姿勢が基本だった。しかも医療機関が宣伝をすることは制度的に制限されてきた。"本人が望まない治療をしないこと"は，人権の尊重と共に医療倫理の基本であり，本人の自発性を「待つ」ことは重要である。一方で，受け身的な診療形態では，引きこもっている患者，病状が重く通院中断している患者や，長く入院していて地域に帰って来ることのできない患者等には，これまで支援が行き届かなかった実態がある。そのために，病状が重かったり社会的条件に困難な問題があった患者は，退院できないままに長期入院になっていることが多かった。支援はどのようにすればいいか？　本人の人権や自発性を損なわないことに配慮しつつ，支援施設が持てる機能を十分に活用する必要がある。近年ようやく退院促進と精神科地域ケアの時代が訪れ，地域に責任を持って精神保健を担う拠点が必要になって来たのである。

日本の制度にしばられて精神科外来医療が"待ち"の姿勢であったことも，日本が入院中心のシステムを変えられなかった理由の一つではないだろうか。
　欧米では地域ケアの基本はキャッチメントエリア（責任担当地域）が決まっており，家庭医を通して専門医が紹介されるシステムであるから，保険診療を受けようとすれば患者自身が専門医を選ぶことには制約がある。一方で，日本の市民は病気になった時には，まずどこの医療機関に受診しようかと医療機関もしくは医師を「選ぶ作業」から始まる。そして，さまざまな情報から良さそうだと思ったところか，知人に勧められた医療機関を受診することが多い。そこで主治医と相性が合わない場合や納得がいかない時には，他の医療機関に移ることも簡単にできるのが，日本の利点である。一方で，重いリスクを持った患者たちへの医療の提供が，後回しになってしまう問題があった。それでも一般の救急医療においては，日本でも担当地域を決めて実施している。加えてこの隙間は，キャッチメントエリアを形成している保健所・保健センターの存在が埋めていたのだった。しかし，近年はこの地域保健体制は変化し，保健センター縮小の方向に進んで来た。こうして，日本においては保健センターが果たしていた地域支援機能を，徐々に民間が荷わざるを得なくなって来ている。例えば保健師の訪問支援は，医療機関の訪問看護や民間の訪問看護ステーションに肩代わりされてきているのが実情である。
　そこで，私たちは今日の日本の自由開業制の良さを生かしながら，同時にハイリスクな患者たちに対しても地域に責任を持ってケアするためには，「緩やかなキャッチメントエリア」を想定する必要があるのではないかと考え始めている。「緩やか」の意味は，例えば，筆者の診療所であれば，どこの地域からの患者もこれまで通りフリーアクセスで自由に診療を受けるが，同時にキャッチメントエリア（責任担当地域）と決めた墨田区の南半分の地域については，緊急時対応やハイリスク患者の受け入れや退院促進事業を含めて，地域に責任を持って支援できる体制を持つという考え方である。

II　私たちの目指すもの

　私たちは地域における精神保健活動を展開しながら，何を目指しているのか，私たちの活動が目的にかなっているのか，を常に再確認する必要がある。
　第一には，「街の中で，自尊心を持って暮らすこと」を大切に考えている。

障害を持っているからといって，差別されない街を作る必要がある。心の病気があっても街で一人の人間として，卑屈になることなく堂々と生きて行こう。東京下町はアノニマスな大都会の特徴から，私たちは市民への啓蒙運動は考えず，当然のようにそこで暮らし，街に拠点を作ることから始めたのである。当時の共同作業所も普通に事務所を借りて，事業所を始めた。近隣の住民は，何ができたのか知らないまま，利用者の出入りから少しずつ精神障害者の通所施設ということを理解したようであった。複数の拠点があちこちにできてくると街に溶け込み，何だかここが自分たちの街のように思えてくるのだった。一つの施設に通うのではなく，街に広がる複数の場があることで，街が平面として馴染んでくるのが実感だった。

第二には，「再発しない生活を維持すること」が，重要である。再発を予防して，平穏で幸せな生活を続けたいというのが，利用者の自然な希望と言える。自分のストレスを一人で抱え込むのではなく，誰かに語ることができて仲間の支えを上手に得ることができれば，街での生活は怖くない。その支えの上で，自身の病気を理解して，専門家の支援や必要な薬等を再発予防のために活用することが大切なのではないだろうか。

第三には，「どんな場面でも，自立の可能性を探ること」が必要である。困ったことや自分にできないことを，仲間や専門家に手伝ってもらうことは必要なことだが，少しでも自分でできることは自分でする努力が必要である。専門家の側も，この人は障害者だからと保護し支援をするだけでなく，その方自身が一つでも，自分でできることを見つける努力に協力し，自分で生きて行ける力を身につける方向の支援が必要なのではないだろうか。

失敗を繰り返しても少しずつ，そこから学ぶ機会が大切と言える。

第四には，「生きて良かったと思える人生を，お互いに」つくっていきたいものである。やはり，生きてきてよかったと思える生活を実現したい。それは，利用者にとって大切なことだが，等しく，関わる専門家にとっても同じことが言える。専門家も自身を肯定的にとらえられれば，他人に対しても肯定的になれるのではないだろうか。

III　入院中心から地域ケア中心へ

近年は「入院中心から地域ケア中心へ」と言われながら，なかなか地域移行（退

院促進）が進んでいない。いまだに精神科病床は30万床近くもある（図1）。それでも，日本においても近年は精神科病院への入院日数が短くなっている実感がある。当院から入院紹介した患者は，1～2週間から長くても2カ月間以内に退院するものが多い。2013年に，佐々木が欧米の平均入院日数の計算基準に従って，日本の精神科病院の平均入院日数を計算して国際比較したものが図2である。日本の平均約55.6日間というのは，まだ長いが精神科診療所で働く私たちの実感に近い。何よりもイギリスの平均入院日数に近づいているのがうれしい。このように入院期間を短くする努力がなされるならば，日本の精神科医療が地域ケア中心になる日も近いと言えよう。

　そこで，もし日本が本気で地域移行を実施したならば，10万人から20万人の入院患者が地域へ帰ってくる可能性がある。実感をもって見るために，自分の地域で何人が対象になるかを推計してみよう。もし，全国で10万人が精神科病院から退院すると仮定すれば，人口1万人に対して約10人である。人口10万人の街では100人である。この現実に対して，今の精神科外来診療体制で対処できるのだろうか。例えば，人口26万人の墨田区には，少なくとも260人が帰ってくることになる。この方たちの多くは，入院病棟で何人もの看護師に見守られて医師の当直もある環境で暮らしていたのである。編者は，墨田区の福祉事務所の嘱託医をしているが，生活保護費で入院中の方たちの入院要否意見書も審査している。そこには，「単身生活は困難」との記載が多く，地域移行も一筋縄ではいかない病状の方が多い。この方たちが，地域に帰りグループホームかアパートに一人で安心して暮らせることが可能になるためには何が必要なのだろうか。墨田区には複数の精神科外来があるので，260人すべての方が私のクリニックに来るわけではない。この内半分の方を当院が診るとしても130人である。この方たちは長く退院できず，それぞれに重い課題を持った方たちである。可能な限りは，この方たちに病院にいた時よりも質の高い生活を送って欲しいと思うものである。加えて，新たな入院患者を少しでも減らすために，入院に頼らず地域で支援していく努力も必要になる。そのためには，外来支援体制の質を根本的に引き上げなければならないと考えている。

Ⅳ　多機能型精神科地域ケア（診療所）とは何か

　精神科診療所を大雑把に分けると，うつ病や不眠症等を主たる治療対象とした

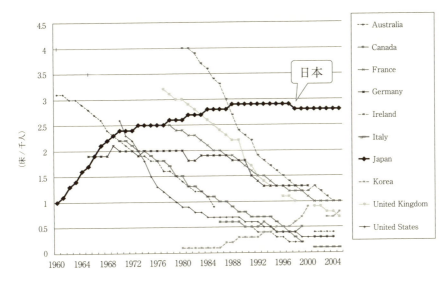

図1 病床数の推移（諸外国との比較）

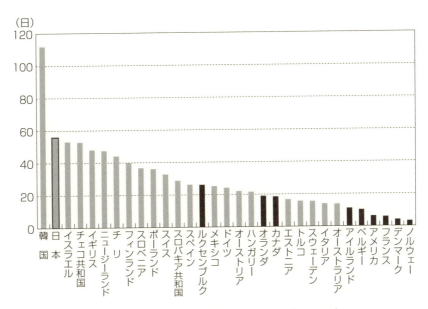

図2 各国の平均入院日数の比較（佐々木，2013）

単機能型の精神科外来診療を行っている「メンタルケア型診療所」と，統合失調症等の精神障害の地域ケアを目指して，デイケアやアウトリーチ等を併用する多機能型の「コミュニティケア型診療所」に区別することができる。実際にはこの中間型が多数あり，両方を半々程度に実施しているところも数多くあり，当院も同様である。日本の精神科診療所の内，コミュニティケア型を意識しているところは30％程度ではないかと推測する。上記の２種類の診療所機能は，対立するものではなく地域でお互いに補い合う役割を取っている。このコミュニティケア型診療所がデイケアやアウトリーチ等を併用し，自立支援事業所とも協力し合いながら発展したものが，多機能型精神科診療所と呼ばれるものである。

「多機能型精神科地域ケア」や「多機能型精神科診療所」とは，医療チームとして可能な限り持てる力と方法と場を，精神科地域ケアに投入しようという試みである。特別なことをしようと言うのではなく，日常実践の積み重ねの発展が基本である。そして，精神科外来の活動範囲を，診察室の中に止めずに，必要な支援は多職種で協動し，また地域の中に活動を広げていこうということである。

初期の精神科診療所は，医師一人に受付職員が一人いれば何とか成り立っていた。元々，精神科に限らず外来医療は，医師と患者の個人面談が基本である。しかし，医師一人でできることには限界があるにも関わらず，重症な患者や家族支援を要する患者や，引きこもったままの患者や対人関係の訓練を要する患者など，ハイリスクな患者を外来でケアする必要性が増えてきた。特に，引きこもった患者や長期入院から退院促進事業などで地域に帰って来た患者には，アウトリーチ支援やデイケアなどの通所サービスを始め多様な支援が求められている。これらの支援は医師一人で実践するより，多職種協働のチームで実践する方がより良い仕事ができる。

特に，この多機能型精神科診療所が生まれるきっかけになったのは，1988年度の診療報酬改訂で，診療所でも精神科デイケアが実施できるように改正されたことだった。このおかげで，徐々に精神科デイケアを実践する精神科診療所が増えてきたのである。これまで医師と受付の職員しかいなかった精神科診療所に，看護師や精神保健福祉士や作業療法士や心理士等が勤務している多職種の職場が生まれてきたのであった。こうして豊富になったコメディカルの力を背景に，訪問看護に出かけることが可能になり，また多様な相談支援活動が実施されるようになった。2006年には障害者自立支援法が制定されて，社会福祉法人やNPO法人ばかりではなく株式会社・医療法人においても自立支援事業所を開設しやすく

なり，同時に障害者雇用促進法が改正されて精神障害者にも障害者就労が可能になった。さらに，同年に在宅療養支援診療所の制度が生まれており，医師のアウトリーチも実施しやすくなった。

　今日，地域ケアが必要とされている疾患は，糖尿病等の生活習慣病や高齢者の認知症や統合失調症などいずれも慢性疾患であり，治療においても生活のレベルを含む包括的な視点を持ったケアが求められている。このような患者の求めに応えようとすると，普通に精神科診療所を運営しているだけで，徐々に地域ケアの機能が増え，複数の機能が自然に備わって来る現象が生まれてきた。外来診療に加えて，コメディカルによる相談支援活動，精神科デイケア，精神科ナイトケア，訪問看護，訪問看護ステーション，往診，在宅療養支援診療所，自立支援事業所，相談支援事業所，24時間電話相談，グループホームの実践等々が支援の方法に加わり，気が付いたら「多機能型精神科診療所」になっていたのである。これらすべての機能を実施している精神科診療所は少ないが，日本精神神経科診療所協会（日精診）による平成25年度の調査によると，複数の事業を展開している精神科診療所は，全精神科診療所の内に30％以上あった。その中心には，精神科デイケアを実施している精神科診療所が450カ所程の数に上っていた。さらに，精神科デイケアを実践している診療所の内で訪問看護を実践している診療所は，67.9％に上ることが同調査で分かった。またこの調査で，全体の精神科診療所の中では，訪問看護等を実施している診療所は30％を超えていた。加えて，自立支援事業所や訪問看護ステーションを併設しているところもある。また，地域の精神科診療所の医師は，保健センターや福祉事務所や高齢者施設等の嘱託医や企業の産業医や学校医など，さまざまな役割を背負って地域社会に貢献していることも分かった。この嘱託医としての機能は，精神科医療と地域をつなぐ重要な役割を果たしている。

　そこで，以下に「多機能型精神科地域ケア（診療所）」の条件を考えてみた。

V　「多機能型精神科地域ケア（診療所）」の条件

　ここで，多機能型精神科地域ケア（診療所）の条件を検討しておきたい。どの程度の機能があれば多機能型と言えるのか。調査研究のためにもその点を検討した。多機能型の条件を標準化しておきたいのでここに整理するが，これでなくてはいけないわけではない。取りあえずの理念像とご理解いただきたい。

ここにあげた多機能型精神科地域ケア（診療所）の条件は，一部のモデルであり絶対的なものではない。とりあえず外来診療と精神科デイケアを実施しているところも多機能型である。地域での支援を発展させて，少しつ機能が積み重なり，気がついたらチームの形成と情報の共有を意識するようになると理解している。その時には，チーム内の情報共有の必要性が生まれてくるのである。この条件は，おおよそのものであり，患者への支援が精神科外来の診察室の外に一歩踏み出せばそれは，多機能型精神科診療所への第一歩となるのである。
　そこで，このような多職種で多機能型の精神科診療所を発展させれば，欧米で人口約10万人に一カ所程度配置されている「地域精神保健センター」と同等以

必須条件
1. 精神科外来診療の実施
2. 精神科デイケア等の通所サービスの実施
3. 訪問看護及び訪問診療もしくは往診の実施
4. 24時間電話対応（今後の予定も含む）
5. コメディカルによる相談支援活動
6. 職員ミーティングが，週一回以上定期的に行われている。

図3　多機能型精神科診療所の条件Ⅰ

推奨項目（以下の2項目以上）
1. 複数医師（非常勤含む）の勤務
2. 在宅療養支援診療所の実施
3. 軽い緊急時の避難に用いる入院施設，もしくはGHがある
4. 自立支援事業所との密接な連携
5. 訪問看護ステーションとの密接な連携
6. 相談支援事業所との密接な連携
7. 精神科ナイトケアの実施
8. 医療観察法の指定通院医療機関の指定を受けている
9. 就労支援活動の実施
10. 包括的個別担当者（ケースマネジャー）がいる

　「密接な連携」とは：医療法人等で直接運営しているか，実施団体の運営に何らかの形（役員等）で関わっている場合を言う。

図4　多機能型精神科診療所の条件Ⅱ

上の役割を果たせるのではないかと考えたのである。欧米の地域精神保健センターとの違いは，欧米は公的施設であるが，日本のシステムは精神科診療所等が民間経営と言う点である。もっとも，米国ではすでに地域精神保健センターの民間への委託が進んでいると聞いている。欧米とのもう一つの違いは，日本では地域医療にキャッチメントエリアが決められていない点である。さらに，緊急時の対応の場についても日本はまだまだ脆弱な点が多々あると言わざるを得ない。

VI 「地域精神保健センター（案）」の設置へ

　ここに述べてきたさまざまな機能を地域の医療チームが十分に果たすことが可能になってこそ，入院ばかりに頼らない地域ケアが実現すると思われる。しかし，「多機能型精神科診療所」を定着させても，包括的地域ケアは不十分であり，重い課題を抱えた入院患者を地域に迎えるためには，さらに「地域」に力をつける必要がある。実際には多くの課題があるが，その一つは，地域の活動が個々バラバラであるということがある。近年は地域に社会福祉法人，NPO法人，医療法人，株式会社とさまざまな法人が運営する自立支援事業所が生まれている。それぞれに独創的な工夫を凝らして，百家争鳴の感があり，この自由さが日本の良さでもあるが，一方で，同じ地域にあっても法人が違うと情報の流通量は極端に少なく，隣の事業所がどんなシステムで運営されているのかまったくわからないことが多い。数は多くても，実際は個々バラバラというのが日本の地域精神保健の実態である。これでは，力のある利用者には場を選ぶことができて良いが，多職種の連携を要する重い課題を持った患者には，利用しづらい現実がある。

　このような現状から，医療チームが多機能垂直統合型として包括的地域ケアを実現することが必要と考えたが，編者はこれまでの日本に発展してきている多機能型精神科診療所を「民間の地域精神保健センター」として区市町村から委託を受ける道があるのではないだろうかと考えるに至った。公的な予算で今から新たに全国に数百カ所も地域精神保健センターを作るのは，経済的に無理がある。それならば，現在，福祉系の「地域活動（生活）支援センター」が，人口10〜20万人に1カ所の割合で区市町村から年間約2,500万円で委託を受けているのにならい，これと横並びに医療の地域のセンターとして「地域精神保健センター」を民間の多機能型精神科診療所等の外来チームに委託する道が考えられるのではないだろうか（図5）。この医療系のセンターに対しても福祉と同等の2,500万円

> 多機能型精神科外来を
> 「地域精神保健センター」に
>
> ● 福祉拠点＝「地域活動支援センター」
>   　既設置，人口10〜20万人に一カ所
>   　市町村からの年間約2500万円の委託費
>   　日本独自のもの
>
> ● 医療拠点＝「地域精神保健センター」
>   　未設置，人口10〜20万人に一カ所を，日本
>   　の精神科外来の約10％の医療機関が手を挙
>   　げて，委託の予算がつけば可能

図5　外来を「地域精神保健センター」にするために

程度の委託料がつけば，24時間電話対応や夜間の緊急時の訪問支援の人材確保，措置入院等のハイリスクな退院患者の支援や長期のひきこもり者への支援が可能となる。また住宅探しの同行や個別の就労支援等の地域生活に関わる支援等にも対応でき，そのための何人ものコメディカル職員の確保も可能となると考える。区市町村の委託を受けることがその地域に責任を持つことになり，そこを中心としたキャッチメントエリアができあがるのではないだろうか。さらに，この委託の責任として医療観察法による入院患者の退院後の支援を受け入れることを条件とする事も可能だと考える。さらに，医療強化型のグループホームを持って，緊急的な一時休息用のショートステイを確保することも有効であると考えられる。

　こうして，地域で「必要な人に必要なケアや支援を届ける」ことができ，地域に責任を持った精神科医療を展開するためには，自由に地域を動けるある程度の数の地域ケアの職員が必要になる。診療報酬にとらわれずに，住居探しを手伝い，ケア会議に参加し，就労を支援する等の活動を実施するためには，精神保健福祉士，看護師，心理士等のコメディカル職員が必要であるが，診療報酬にはこのような活動は手当てされていない。そこでその地域の多機能型精神科医療拠点を軸にして，「地域精神保健センター」と言える医療拠点を作ることが一つの方法と提唱した。そこで，日本の現状を振り返れば，精神科診療所という民間の外来精神科医療がすでに4000件近くに育って来ている。さらに，全国には精神科病院の外来や総合病院の精神科外来も数多くある。これらの中に，すでに精神科デイ

ケアや訪問診療・訪問看護等を実践して多機能型精神科外来と言える高機能な精神科外来チームが育っている。

そこで考えられるのが，多機能型精神科外来チームに成長した精神科外来の中から意欲のある医療機関が手を挙げ，民間の「地域精神保健センター」として区市町村から事業委託をしてはどうかとのアイデアである。そして，ここでいう「地域精神保健センター」は民間の医療機関を活用しようというアイデアだが，これを指導・監督する機関としては，県単位にすでにある公的な「精神保健福祉センター」が担うことが適任であると考えている。

Ⅶ　民間の「地域精神保健センター」の構想

ここに「地域精神保健センター」の構想のイメージを整理しておきたい。

1　予算措置：その地域で，精神科診療所・精神科病院の外来・総合病院の外来等の中から，手を挙げた多機能型精神科外来実践を行っている医療機関を選び，区市町村が「地域精神保健センター」を委託する方式が望ましい。現状では，福祉系の「地域活動（生活）支援センター」に委託費として年間約2,500万円を補助しており，医療と福祉を対等に処遇するとすれば，これが一つの基準になると考える。また，個々の診療行為は診療報酬制度に従うものとする。

ここで，「委託」という形が重要なのは，責任と役割が生まれるからである。

2　設置単位：人口約10～20万人に1カ所。地域活動支援センターと同じ人口比率毎に作れれば，福祉と医療の連携が期待できると考える。可能な範囲で，区市町村単位で区分けすることが望ましい。これが，責任担当地域になる。

3　任命・委託：「地域精神保健センター」としての任命・委託は，区市町村が行う。年に1回会計報告と事業報告を，当該自治体に対して行う。

4　監督機関：各地域にできる「地域精神保健センター」は，各県単位の「精神保健福祉センター」が，指導監督の任を果たすことが適切と考える。

5　施設の概要：各外来診療機関内に専用の部屋を持つか，もしくは外来医療機関から100メートル以内の所に独立した部屋を確保し，そこを「地域精神保健センター専用室」とするが，機能は各外来医療機関の中に組み込むこととし，その医療機関全体が「地域精神保健センター」としての役割を負う。

6　職員の配置等：地域精神保健センター業務を専任できる若干名の看護師・精神保健福祉士・作業療法士・心理士等の職員を雇用する。これに加えて，外来

医療機関の職員及び医師も兼務可能とする。職員は，必要な患者に個別支援・グループワーク及び同行外出等の支援を適宜提供する。

7 期待される事業内容（診療報酬制度の中では扱いにくかった事業）

A 多職種による，包括的精神科地域ケアを実施する。
B ハイリスクな患者（措置入院等からの退院者・福祉事務所等に保護され精神障害がある者等）の外来診療の引き受けを積極的に行う。
C 未治療の引きこもり者への訪問等の支援を行う。
D 住宅確保のための同行訪問や，近隣との関係調整を支援する。
E 個別の就労支援やハローワークへの同行訪問や就労継続支援等を行う。
F 「医療強化型のグループホーム（仮）」を設置し，そのショートステイ機能を活用して緊急一時保護等を行い，入院を回避する助けにする。
G 何らかの形で，24時間の電話対応支援を実施する。
H 地域のケア会議を，積極的に提案し実施する。
I 困難事例には，ケースマネジャーを定めて，支援と情報の流れを良くする。
J 地域移行支援事業及び地域定着支援事業，計画相談事業等も実施可能とする。
K 近隣の精神保健関連機関との連携を保つ様，情報交換を行う。
L その他訪問活動等，必要に応じた機能を果たすこと。

ここに記したのは，あくまでもアイデアのレベルである。地域精神保健センターの予算で自由に動ける専門職員を確保出ることによって，地域で暮らす精神疾患を持つ当事者への支援を，多様に積極的に実践できる機能が持てる道が開かれることを期待している。

地域精神保健・医療・福祉の課題を包括的に支援できる活動を同一法人の中で展開するのが，現実に効果的な道と考えている。このような同一法人が一つの医療チームを形成することを「多機能垂直統合型精神科外来チーム」と呼ぶことにする。このように同一法人内に医療チームとして統合できれば，カルテを共有できてコミュニケーションの良さを保つことができる。ここでケースマネジャーを決めて，包括的支援を提供することが可能になるのではないだろうか。

この事業は，全ての医療機関が実施する必要はない。日本全体には精神科診療所と精神科病院外来と総合病院精神科外来を合わせると，5,000カ所を超える精

神科の外来拠点がある。この内から，意欲のある10％程度の医療機関の外来が手を挙げて，そこに市町村が事業委託すれば，600〜700カ所の民間の「地域精神保健センター」が誕生することになる。この多機能型精神科外来チームが，日本方式の「民間の地域精神保健センター」として責任を果たせるようになれれば，日本の精神科地域ケアは大きく発展すると期待できるのではないだろうか。

　ここで論じている市町村からの業務委託とは，制度としてはまだ何も決まっていない。それでも，市町村からの委託という形がキャッチメントエリアとして程良い人口のサイズであり，地域の医療チームに責任と役割を負うことができる単位ではないだろうか。これに対して別の制度として，委託ではなく診療報酬制度で支えられる構造で，地域で多機能型の個々の機能に加算をつける制度も考えられる。しかし，診療報酬制度では包括的精神科地域ケアにはなりにくく，ハイリスクな患者を診る地域の責任が伴っていない欠点がある。いずれにせよ，地域に責任を持つ地域精神科医療を生み出してゆく必要があると考えている。

　2015年より「認知症疾患医療センター診療所型」がスタートしたが，これはキャッチメントエリア方式に近い。これは委託料が年間500万円と少額ではあるが，診療報酬で加算をつけており，この方式も一つの可能性として評価できる。

Ⅷ　欧米との違いとキャッチメントエリア（担当責任地域）

　このように「民間」の精神科診療所が，多職種・多機能化して包括的に地域ケアを担おうというのは，世界的に見ても前例がない。では，欧米で日本のコミュニティケア型の精神科診療所と同じような役割を果たしているのは何処か，と現地を見学して考えてみると，それは「地域精神保健センター」だった。

　精神科外来医療の欧米との違いを検討してみると，第一には，かつてカナダのバンクーバーを見学した時には街の中の一軒家で外来診療やデイケアを実施し，そこのアウトリーチチームが積極的に訪問診療に出向いていた。訪問看護でのデポ剤の使用にも積極的だった。セスナ機を使って看護師が，遠方に暮らす患者に月一回の頻度で注射をして回っているのは，さすがと思ったものであった。これは，日本の精神科診療所の発展形だと思ったが，違いは欧米にはキャッチメントエリアが決められていて，その地域の患者はその地域のセンターが受け持つことが決められている点であった。当時の私は，キャッチメントエリアの存在に対しては，患者が住居地域に縛られて患者自身が医師を選べないことは不自由だと感

じて，否定的に見ていた。日本の自由開業制の方が患者は医者を選ぶことができて良いと思い，地域の責任制にまでには頭が回らなかった。しかし，その後「診療所は軽い患者を選んで重い患者を診ない」「公的精神科救急利用者には診療所の通院患者が多い」「精神科診療所は地域に責任を持っていないではないか」と，精神科病院や行政の方から批判されることがあったが，当時の私には「地域に責任を持つ」ということの意味がよくわかっていなかった。

　2008年に，墨田区の退院促進支援事業に関わり，長期入院していた患者の地域生活支援や，重い課題を持った患者や，引きこもった患者たちの支援にぶつかってみると，日本にはキャッチメントエリアが無いことで，医療機関には対象地域が限定されず，責任と役割が曖昧な点があることに気づいてきた。これでは自分の力で受診できる患者しか見ないという外来体制ができあがっていたのである。現状の日本でキャッチメントエリアを持つ場としては地域の「保健所，保健センター」があるが，近年にできた制度としては精神障害者への支援機関として人口10～20万人に1カ所程の頻度で，区市町村の委託を受けている福祉系の「地域活動(生活)支援センター」がある。医療においてもこれと同様の形をもって「地域精神保健センター」ができれば，その市町村への責任が生まれてキャッチメントエリアが結果として形成できるのではないかと気づいた。実際，各地域に福祉系の地域活動支援センターはあるにもかかわらず，医療系のセンターがないことは不合理と言わざるを得ない。これまでの日本の精神科地域ケアは，外来医療チームの未成熟のために日本の入院中心の現状に対して地域の力不足があったと反省せざるを得ない。地域支援において福祉と医療とが等しく並び立ってこそ，互いの連携が上手く機能するのではないかと考えるようになった。このように，多機能型精神科診療所に，民間の地域精神保健センターの役割を区市町村から委託をすることによって，キャッチメントエリアを定めることになる。その地域の精神保健に対して責任が生まれ，半公的な事業として，引きこもりの患者や困難事例への支援にも対応可能になる。委託事業になることによって，責任と役割が生まれるのである。そして，一般の外来診療においては，これまで通りフリーアクセスとして，どこからの患者さんも引き受ける診療体制を維持すれば良いのである。これを「緩やかなキャッチメントエリア」と呼んではどうかと元国立精神神経センターの福田らが提案した。

　地域精神保健センターが生まれれば補助金で雇用された職員は，診療報酬に縛られず比較的自由に動けるが，自由に動ける代わりにキャッチメントエリアのハ

イリスクな患者を支援する責任が生まれる。診療報酬上の訪問看護では自宅への訪問しか認められていないが、委託事業になることでコメディカル職員が患者の職場へ訪問することや、アパート探しに不動産屋に同行するなどの生活支援活動も可能になるのである。

　第二に検討すべき欧米との違いは、日本の医療機関が民間経営という点である。民間経営は働いた診療実績に応じてコストが支払われるために、公的な医療・保健機関のようには一律の経費はかからず、コストパフォーマンスが良いことが利点と言える。また多くの診療所は院長自身が経営者であるから、お役所仕事にはならず意欲を持って仕事をする効率の良さがある。欠点としては、全国各地に一律に設置はできず、地域差が生じざるを得ない点である。

　第三の欧米との違いとしては、日本では緊急時の休息のための入院に変わる居住施設（レスパイトケア・ショートステイ等）がほとんど無い点である。日本の医療制度には19床以下の有床診療所と言う制度があるが、これは医師や看護師の当直が必要なために、資格職種の確保が大変困難である割には診療報酬が低い点や、診療所の土地建物の確保が高額で容易ではない等の事情のために、精神科の有床診療所は実際の数は少なく全国的には徐々に減って来ている現状がある。そこで、考えられるのはグループホーム等の支援体制をより強化して、ある程度重いケアの必要な患者も受け入れられる体制を組むことである。加えてショートステイを、軽い緊急時の休息の場に活用できないかと考えている。例えば、精神科病院を無くした、イタリアのトリエステでは、各地域精神保健センターには約6ベッドがあり、緊急時にはそこに休息入所（入院ではない）をしている。看護師の2人当直3交代制はあるが、医師はオンコール体制で当直はしていないので入院とは呼ばず、ベッドは建前として全開放で運営している。イタリアでは精神科病院を全廃しているので、グループホーム機能が入院の代わりを果たしていると言える。この考え方ならば、日本でもグループホームを医師がオンコールで対応し、当直者を置けるような「医療強化型のグループホーム」の制度を作り、街の中にこれを作れば、イタリアと同様に入院施設までは無くても、欧米の地域精神保健センターレベルの緊急対応が可能となり得る。さらに、日本の精神科診療所での24時間電話対応の実際は、日精診の調査によれば、2013年現在で約17%の精神科診療所が行っていた。今後、夜間対応加算が引き上げられれば、多くの場で実施可能となる。

以上，多機能型精神科診療所の可能性について述べてきたが，最大の利点は誰でもどこでもやる気があればできるという点である。外来診療機能だけで精神科診療所を始めて，患者の必要に応じて必要な機能を少しずつ増やしていけば良いのである。積み上げ方式なのである。問題は，そこまで多機能化して来た時には，今度は全体のチームとしての連携機能をどうするのかという点が，課題として生まれると考えている。チームミーティングが全体に機能しているのか，各機能間の情報の伝達はスムースなのか，各々のケースに責任を持って対応するケースマネジャー職員が決まっているのか。支援全体が上手く機能するようにチーム内の調整ができているのかが，次に問われてくるのである。

　多機能型精神科外来チームになることで，患者の日常行動における自己選択の幅は広がり，支援活用の可能性は増える。しかし，お互いの機能間で実践している情報が伝わらず，大切な支援の機会を逃してしまうなど，多機能であるがゆえの連携ミスが出る可能性がある。それでも，同一法人の中での実践は，これまでの医療と福祉の壁を越えて，はるかに相互に使いやすくなり，情報の交流が容易になる。連携を維持する努力としての職員ミーティングを定期的に開き，お互いに感じたことをオープンに話し合える環境を作ることが重要である。

Ⅸ　地域における多職種チームの形成と「垂直統合型」

　ここで「垂直統合型」と表現するのは，精神科外来が発展してさまざまな機能を積み上げたものを，「医療チーム」として包括的に機能させようと言う考え方である。医療も福祉も，同一のチームの中で実践しようという考え方である。

　これまで，日本の精神科地域ケアは，医療機関では外来診療を軸に訪問診療・訪問看護とデイケア・ナイトケア等の診療報酬がついている活動に対象は限られており，地域生活支援やグループホームや就労支援等の生活のレベルの支援は，福祉系の自立支援事業所等に任されており，医療と福祉の機能は２つに分けられていた。しかし，退院促進が進み地域で重い症状の方の支援や引きこもりへの支援を実施しようとすると，医療と福祉を区分けしていることが足かせになって，機能的なチームを上手く作れない限界があった。医療と福祉の拠点が，現状ではそれぞれが一種の独立国になって壁を作っている場合が多く，拠点相互の連携がとりにくい場合も増えていたのである。

　また，1980年代以降には日本の精神科医療が入院中心で来たことを批判し，

医療を「悪」だとする見方が生まれ，地域福祉の現場では医療と福祉を区分けしようとする考えが一部にあった。このためか，医療関係者が生活支援を考えようとすると「医療は生活まで口を出さなくて良い」と言われることもしばしばであった。「医療は診察と処方をして病気を治してくれればよい。生活支援は福祉がする」と，外来医療を生活支援から排除するような言われ方をされることもあった。しかし，地域医療の質を良くして行こうとすれば，当然に社会や生活の場を視野に入れなくてはならず，医療と福祉は本来一体的に提供される必要があったのである。むしろ「生活の場がわからない医療はいらない」と言ってもいいかもしれない。編者は，本来医療と福祉は，それぞれの立脚点がありながらも，重なり合う部分が大きくあってしかるべきだと思ってきた。

　例えば，就労支援については，就労移行支援事業所に紹介するばかりではなく，外来や精神科デイケアに就労支援員を配置することができれば，診療所から直接就労につながれる患者を増やすことも可能になる。一方で，精神科デイケアで就労意欲が高まった者には就労移行支援事業所へ勧めるのが効果的である。それぞれの病状に応じた，層別の支援を実践すれば良いのである。また急性期からの回復途上にある患者にとっては，医療も福祉も一緒に支援できる1つのチームがあれば，サービスを利用し易くなる。欧米の地域ケア実践を見ると，この段階で医療と福祉を区分けしてはいないのである。医療と福祉の間に壁を作っているのは日本だけの現象ではないだろうか。この壁を乗り越えたいものである。

　実際には，日本の精神科外来医療の場は，地域で暮らすほとんどの患者が定期的に訪れる場であり，最大の情報の接点なのである。外来診療の場こそが，通所サービスにも就労にも一番つなげ易い場なのである。そこで提供される医療が「生活の感覚が分かる医療」であってこそ，質の高い地域支援につながるのではないだろうか。医療と福祉を包含した医療チームの形成の必要性を，福田は2011年7月の日本精神病院協会精神医学会で「多機能垂直統合型」と表現した。さらに，2013年5月の日本精神神経学会福岡大会でも「精神疾患患者は症状が揺らぎやすく……生活支援や雇用支援などにおいても医療が常にセットで提供されていることが地域生活を継続させる……それは同一医療法人が行う垂直統合型である方が，はるかに有利で容易である」と報告している。

　職員ミーティングも同じ法人内の方が，同じ時間に一緒に開き易い。何よりも，情報系路が同一であることが，運営理念や方針を共有できてリーダーシップの発揮し易さがあり，効果的なチーム運営につながる。そのような精神科地域支

援を受ける中で，自身の障害を受け入れ，自発的に支援を求めるように成長すると，そこで福祉系の自立支援事業所が必要となるのである。錦糸町においても多機能型精神科医療チームと，社会福祉法人おいてけ堀協会による福祉の地域支援とが「水平連携」の形で，共に街の中に散らばって存在していることで，互いに支え合っている。

　このように，精神科外来が「多職種多機能」であり同一法人で「垂直統合型」であることが，福祉法人の活動と「水平連携」をしながら地域で責任を持った活動を展開できる条件だと考えているのである。

2 多職種・多機能型精神科診療所の展開

窪田　彰（錦糸町クボタクリニック）

I 「錦糸町モデル」の実際

　既述したように，既に日本には数百カ所の多機能型になっている精神科診療所をはじめとした精神科外来がある。しかし，それは一つの基準を目指したものではないので，個々それぞれに独創的な実践を行っているのが現実である。そこで，一つの事例として，多機能型精神科診療所と表現している「錦糸町モデル」の諸活動について，概要を伝えたい。それによって，多機能型精神科診療所の具体的なイメージを示そうと思う。

　ここで言う「錦糸町モデル」とは，精神保健・医療・福祉等の小さな関連施設が一つの街にいくつも散らばって存在し，当事者はそれらを自分の生活スタイルに合わせて必要に応じて選択し，インフォーマルな仲間の力も利用して自由に堂々と街で暮らせることを目指した街づくりである。このような形を取ることで，自然と街に溶け込み，街を自分たちの街にして行く試みである。

　図1の「錦糸町モデルマップ」と図2の「錦糸町モデルの拠点」に示したように，錦糸町駅近辺の徒歩10分圏内には，多様な精神保健関連の支援拠点がある。駅の南口には，1978年11月に日本で最初に精神科救急事業を始めた「都立墨東病院精神科」がある。昼間の一般精神科外来診療と共に，東京東部地域の夜間休日の精神科救急を実施して来たが，2004年に東京都が三次救急体制に移行した後は，対象患者を警察官が登場するようなレベルの緊急医療（三次救急）に限っている。病棟は，現在精神科30床と精神科救急保護病床4床があり，この他に精神科デイケア，総合病院内のリエゾン精神医療等を実施している。また，救命救急や一般救急への精神科対応にも力を入れている。

　錦糸町の福祉系活動は，編者が都立墨東病院に勤務していた1979年頃に始まり，現在では「社会福祉法人おいてけ堀協会」に発展した自立支援事業所群が，

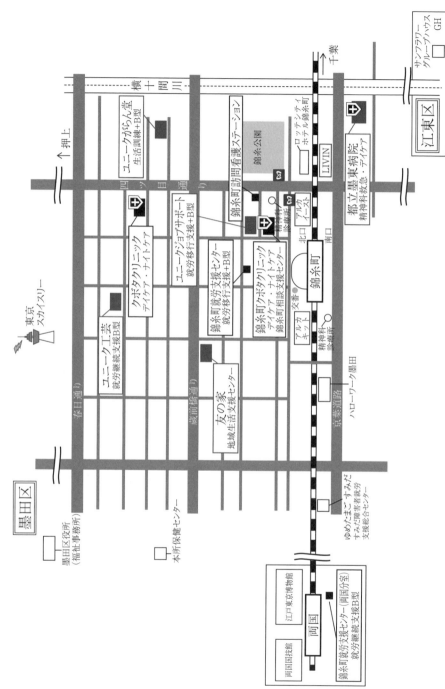

図1 「錦糸町モデル」精神保健福祉マップ

```
社会福祉法人おいてけ堀協会（理事長：窪田彰）
  1．「すみだ地域活動（生活）支援センター・友の家」（墨田区からの委託）
  2．「ユニーク工芸」就労継続支援B型事業所
  3．「ユニークがらん堂」生活訓練事業所
  4．「ユニークかっぱ堂」就労継続支援B型事業所
  5．「ユニークジョブサポート」就労移行支援事業所
  6．「ユニークジョブサポートB」就労継続支援B型事業所

医療法人社団草思会（理事長：窪田彰）
  1．「クボタクリニック」外来，精神科デイケア，ナイトケア
  2．「錦糸町クボタクリニック」外来，精神科デイケア，ナイトケア
  3．「錦糸町訪問看護ステーション」
  4．「在宅療養支援診療所」
  5．「錦糸町相談支援センター」計画相談，地域移行支援事業，地域定着支援
  6．「錦糸町就労支援センター」就労移行支援事業，就労継続支援B型事業
  7．「錦糸町就労支援センター両国分室」就労継続支援B型事業

(有)クボタ心理福祉研究所（所長：高林健二）
  1．錦糸町カウンセリングルーム
  2．研修会：地域精神保健講座，成田善弘精神療法セミナー
      北山修精神分析セミナー，精神療法事例検討会，集団精神療法セミナー

関連機関（顧問医等）
  グループホーム，福祉事務所，保健センター，特養，知的障害者施設，他
```

図2　「錦糸町モデル」の活動拠点群

錦糸町の街に散らばって展開している。これらの事業所と連携する形で，クボタクリニックは生まれてきたのであった。おいてけ堀協会の活動は後に述べる。

　編者の医療法人は，錦糸町駅近くに二つの精神科診療所を開設している。その一つは「錦糸町クボタクリニック」であるが，錦糸町駅北口を出て徒歩1～2分のところにある。外来診療（3～4診体制）と共に精神科デイケア（大規模2単位）およびナイトケアと訪問看護および訪問診療，そして相談支援事業等を実施している。精神科デイケアは，図3にあるように10以上のさまざまな小グループを形成して，それぞれの病態レベルや疾患に応じたプログラムを提供できるように配慮している。また，2012年度からは「錦糸町相談支援センター」を開設して，自立支援事業所を利用する者に，計画相談を実施しケアプランを作成する相談支援事業や，精神科病院へ長期入院した患者たちが地域へ帰ることを支援する地域移行支援事業と地域定着支援事業を実施している。

	月	火	水	木	金	土
9F	実践的就労プログラム	仕事ミーティング	パソコンサロン	発達障害	パソコン中級講座	パソコン入門講座
8F（工芸室）	ひだまり工房	ひだまり工房	ひだまり工房	ウッドワーク		
8F（調理室）		グルメ工房Sky		下町はいからカレー		
7F	こもれび					こかげ
7F	ナイトケア					
6F	あじさい					

図3　デイケアナイトケア週間予定表

　さらに，駅の北側の徒歩約8分のところに，もう一つの診療所として1986年4月開業の「クボタクリニック」がある。こちらが元々の本院ということになる。ここは二つの診察室体制の外来と共に，精神科デイケア・ナイトケアを小規模1単位で実施している。診療の基本姿勢は錦クリと同様であるが，受診者は駅前の錦クリの便利さを選ぶ者と，住宅街の中の小さなクリニックの特徴を選ぶ者とに分かれている。初めにできたクボタクリニックが，駅から遠く，狭かったので，その反省から駅近くに多少大きめの診療所を作った結果，2カ所の診療所になってしまったのである。2カ所に分かれているメリットは，患者が通いやすい方を「選べる」ことにある。職員にとっては，両方の情報を共有するために，双方を行き来する手間は大きいが，それでも，2カ所になって私たちの活動が街に広がっている感覚を持てるのも良いと思っている。

　このように，止むを得ず2カ所になったのであり，診療所のチェーン展開をしようとは思っていない。結果として診療所が2カ所になり，その利点を探してきたところである。私たちは，あくまでも錦糸町の精神保健を良くしようと「錦糸町モデル」の完成を目指しており，錦糸町に質の高いチームが生まれれば，日本の精神医療に新しい可能性が示せると考えている。

当院ではコメディカルの重要な役割として，外来診療における診療前面接（ミニインテークと呼んでいる）がある。医師の診療の前に20分以内の面接を行って，患者の語る近況や問題点を聞き取り整理するのである。これは，サービスの1つであり特に料金は請求していない。もしも，入院が必要な緊急事態にあれば，インテークの段階で対処を始めることができて，診療全体の流れを保つことができる。このように，医師以外のコメディカル職員が外来で診察前面接をすることが，医師の診察に対する大きなサポートになっている。さらに，コメディカル職員が担当になり，その患者の面接を継続することによって，医師だけが密室で診察をするのではない，複数の治療者が関わることのできる構造になっている。この構造によって，外来でも治療チームが形成されやすくなっているのである。

　この他，「クボタ心理福祉研究所」を別組織で有限会社として開設しており，心理士等による私費のカウンセリングルームと共に，ここを中心としてさまざまな研究会を開催している。私たちのカウンセリングルームは，専門的な心理カウンセリングを特に希望する者に限って，臨床心理士を中心に有料で対応している。研究会としては，「地域精神保健講座」を1年間毎月2回のペースで，各分野の第一線で活躍している講師を招いて開催しているが，25年間も続き，毎年20人程の卒業生を送り出している。「成田善弘精神療法セミナー」と「北山修精神分析セミナー」では，広く臨床実践をしている専門家の受講者を受け入れて，事例検討を中心にした1年コースの研修を行っている。この他，毎月第1火曜日に「精神療法研究会」と名づけて事例検討会を開いている。ここでは年間に3回は鈴木純一先生にスーパーバイザーをお願いして職員等の研修に務めている。この他にも必要に応じてさまざまな勉強会を適宜開催している。

II 「錦糸町モデル」の発展の歴史

　編者が活動して来た東京下町の「錦糸町モデル」の発展の歴史を振り返り，幾度かの転機を経て「多機能垂直統合型精神科診療所」に至ったプロセスを，5期に分けて説明したい。

第1期：精神科地域ケアの萌芽期

　1978年11月に，日本で最初の精神科救急事業が都立墨東病院精神科に発足した。筆者はその時に当時の部長の西山詮先生に誘われて都立墨東病院に着任した

が，東京下町の錦糸町周辺は日本で最大の精神科病床過疎地であり，墨田区・江東区・江戸川区合わせて約140万人という県一つに相当する人口に対して，精神科病院は一つもなかった。同時に精神科医療・福祉の支援機関についても当時はほとんど何もなかった。精神科デイケアを作ること自体が施設基準が厳しく難しかった。また共同作業所は制度自体がまだ生まれていなかった。この地域には，当時は19床を持つ精神科有床診療所が3件あったが，その後1990年までの間に院長が亡くなられ，閉院したのが2件，ベッドを閉鎖したのが1件あり，その後は都立墨東病院の精神科救急の病床以外はほとんどなくなってしまった。それでも，墨東病院以外に精神科外来は総合病院の精神科外来1カ所と精神科診療所10カ所弱とわずかだが，この人口140万人の地域に存在していた。

　このような状況で，1978年11月に錦糸町に都立墨東病院の精神科救急事業が，28床と救急保護室4床に看護師21名，医師7名，ソーシャルワーカー1名，心理士1名の構成で始まったのであった。私たちは県1つに相当する巨大な人口を前にして，わずかな医療・社会資源で立ち向かうことになった。社会資源が何もなく専門家の数も少ない途上国の現場に立ったような思いであった。それでも病床のない地域で精神科地域ケアとして，どれだけのものができるのかを試してみようと思ったのであった。

　精神科救急病棟がスタートして分かったことは，興奮の激しい急性期の精神科救急患者でも2週間もあれば，その大半はある程度の落ち着きを取りもどし，1カ月前後で退院が可能になるということであった。1970年代後期の日本においては画期的であった。しかし，短期間で退院した患者たちにとっては，退院後の行く場がどこにもなかった。すぐに戻れる職場もなく，当時は街に居られる場もほとんどない状態であった。家に引きこもっていると，親の目が気になり，また自尊心が傷つき，服薬中断に陥って再発再入院を繰り返す患者も出て来た。幸い患者たちには入院時の体験が好評で，退院後も外来受診時に病棟に遊びにくる者が多かった。看護職員を始めとした多職種の支援を支えにして立ち直った患者たちにとって，都立病院の精神科病棟の職員が自分たちの拠り所となり，しばしば病棟ホールは外来からの来訪者でいっぱいになってしまった。一方で救急で入院したばかりの患者にとっては知らない者が集まっているために，部屋からホールに出て来られないとの苦情が出始めてしまった。退院したものの，いかに行く場がないのかがよく分かる体験だった。そこで，病棟へよく遊びに来る外来の通院者たちに声をかけて，夏のハイキングを企画した。

1979年8月末の日曜日に，飯能の河原で豚汁パーティを実施した。任意の活動で職員には何の手当もなかったのだったが，医師・看護師・心理士・精神保健福祉士等の10名程の職員と学生が参加してくれて，総勢約50人のハイキングになった。そこで，この会を「墨東友の会」と名付けた通院者クラブが発足し，当面は月に1回の頻度で外来の一室を用いてミーティングを開き，そのミーティングでは，四季折々の活動の計画を立てながら，近況を語り合うようになっていった。

第2期：クラブハウス「友の家」設立（1981年）

　そのような集まりを開いているうちにメンバーから「月1回ではとても少なくて不十分」との意見が出された。そこで，そのような要請にどう応えるかを都立墨東病院精神科の「社会療法会議」と呼んでいたコミュニティケアを検討する多職種ミーティングで検討した。振り返ると，このような会議の存在が地域活動を活発にした側面があった。しかし，都立病院としては精神科デイケアを開設するには，そのスペースもなく経済的にも成り立ちにくい。そこで「寄付を集めて街の中に部屋を借りてしまおう」というアイデアが生まれたのだった。公務員としては無謀なアイデアだったが，自由に使える部屋を確保するのは楽しみでもあった。このような夢を語り合っている時に，墨東病院近くの「三政」というおそば屋さんが出前に来た際に「病院の近くで安く部屋を借りることはできないだろうか」と聞いたところ，「それならば自分のそば屋の建物の3階に16畳程度の部屋が空いているし，皆さんが借りてくれるならば月あたり5万円で良いよ」と言ってくれたので，急に現実味を帯びて来たのだった。そこで，これまでの墨東友の会という院内組織から脱皮して「友の家を支える会」と名づけたボランティア団体を立ち上げたのだった。メンバーと話し合い近隣の関係者や職員に協力を求めたところ，多くの人々が寄付を出してくれて，1～2カ月の間に約90万円の寄付が集まった。このような事情でスタートしたため，誰かが経営者になるのではなく，関わるものが皆一人一票で参加し，重要な決定事項は会議を開いて，メンバーを含めた皆で話し合って決めることにした。まさに治療共同体というような団体であった。日常的に都立病院の職員がこの部屋にいる訳には行かなかったので，学生ボランティアを集めることにした。当初は，月，火，金，土，の週4日だけ開いていたのだが，それは休みの日があった方がこの場だけが居場所になることなく，閉まっている日には，他の居場所を探すことで自立へのきっかけになると考えたのだった。実際の運営としては，鍵を墨東病院の病棟が預り，曜日ご

とに違う学生ボランティアが来て，鍵を開けてその場に居てくれることになった。ボランティアには，上智大学の臨床心理学科，東京大学の保健学科，日本大学の臨床心理学科等々の学生が集まってくれた。学生には「居るだけで良いから，特にカウンセリングをしようと思わないで欲しい」，街に居られる場を作るのが目的なので「何もしなくて良い」と伝えたのだった。そして，学生たちは「何もしない」ということが大変難しい関わりであることを間もなく知るのだった。それでも学生たちはこの課題に当惑し，自分なりに関わり方を工夫していた。私たちは利用者にとって，まずは何もできなくても何もしなくても，とにかく生きていることが大切だと考えたのである。振り返ると，当時の患者たちは今よりももっと「自分が生きていてはいけないのではないか」という思いが強かったように思える。まだ，差別や偏見が強く支援が何もなかったからかもしれない。

　このように，当時は精神科地域ケアはボランティア活動としてしか行えない時代だった。幸いなことに，友の家開設の2年後に地元選出の都議会議員の桜井武さんが，都の精神医学総合研究所に出していた私たちの研究テーマ「下町の地域精神保健の研究」を，都の予算会議の席上で見て「こうしたものに予算をつけてはどうか」と発言してくれた偶然の出会いから，助けを得て墨田区議会に働きかけることができた。その結果，区議会に精神障害への地域支援の必要性を発言する機会を与えられて，友の家に家賃相当の補助金を決議していただいた。その後長く，地域生活支援センターの補助金が出るまで，墨田区から支えていただくことができた。また1981年頃より，東京都の共同作業所への補助金事業が始まり，働く場を作りたいと希望した患者と学生ボランティアを中心に，第二の拠点の共同作業所を作ったのだった。初めは利用者の仲間の兄がTシャツ会社を経営しており，部屋を貸してくれた上に私たちの共同作業所に仕事を出してくれて，またその会社に人手が足りない時は，利用者を工場のアルバイトに雇ってくれる時もあった。こうして共同作業所で内職の仕事を始めて数年後に，今度はお店を開いた方が街の住人と交流の場が増えるのではないかと皆で話し合い，店舗の形の第二の共同作業所を開くことも始めた。この街に徐々に拠点が増えてきたのである。

第3期：街に小さな拠点が数多く生まれて選べる場に

　十数年が経つうちに，東京都からの共同作業所への補助金が徐々に増額されて街に拠点が増え，気づいた頃には給与を受けている職員が十数名になり，ボランティア団体のつもりが職員によって運営されている福祉施設に発展していたの

だった。2004年にはこれらの事業所を合わせて「社会福祉法人おいてけ堀協会」に組織を統合した。社会福祉法人の活動拠点は錦糸町駅周辺に4カ所に増えていた。現在は，6事業所になっている。

　精神科診療所については，編者が異動を示された機会に都を退職し1986年4月に「クボタクリニック」を開業した。さらに1998年12月に，錦糸町駅近くに「錦糸町クボタクリニック」を作った。いずれも精神科デイケア・ナイトケアを併設しており，「錦糸町モデル」の地図（図1）にあるように，それまでに生まれていた共同作業所と共に，拠点のほとんどが錦糸町駅から徒歩10数分以内にある。いずれも小さな拠点であるから，目立たずに散らばっているのである。おかげで，自然と街に溶け込んでおり，振り返るとこの三十数年の間には，一度も地域の反対運動はなかった。

　福祉系の自立支援事業所が地域にいくつもあることで，当事者にとっては通う場に選択の幅ができた。錦糸町にもたくさんの拠点ができ，それに伴い当事者だけで集まっているインフォーマルな場も含めて，当事者は自分の気持ちにあった場所を選んで暮らすスタイルが可能となったのである。この"選ぶ"ということが，この街が"自分たちの街"と感じられることにつながった。こうして，街に馴染み，街に溶け込み，街で暮らしていくスタイルになったのである。2008年に，この活動が一つの地域ケアモデルとして日本精神神経学会から表彰された。この時に初めて「多機能型精神科地域ケア」という言葉を使い始め，それを機に，私たちの地域ケアのスタイルを，「錦糸町モデル」と呼ぶことにしたのである。こうして，精神科外来診療から始まった診療所が，必要に応じて精神科デイケアを実施し，その余力から訪問看護を実施し，地域ケアの必要に応えるために複数の医師が勤務する診療所となり，診療がうまく機能するために精神保健福祉士や心理士が相談にのる，といった機能を持つようになってきたのであった。

　元々，私たちの活動はお金がなかったから，小さな拠点を借りて場を作り，何年か経ってから，必要になった場をまた借りて作る形で尺取り虫のように一歩一歩進んだのだった。お陰で，徐々に事情を知った近所の方たちからは「精神障害と言っても，普通の人だね」という評価を受けて，時々は不要の物を，バザーの時に寄付していただくこともあった。地域住民を啓蒙しようというような活動はせず，近隣との間に自然なお付き合いが生まれるのを大切にしてきたのだった。このように，街に小さな拠点が散らばっていくつもあると，何だか「この街は自分たちの街だ」と言いたくなる思いが徐々に生まれてくる。もしも私たちにお金があって，広い土地に大きな建物を建てていたら，その建物の中で全ての機能を

果たすことができたなら，周囲からは精神障害者のための特別な場と見られることになったかもしれない。私たちはたまたま，お金がなかったから小さな部屋しか借りることができず，その結果が，「錦糸町モデル」と呼ばれる大都会の中に小さな拠点が散らばって存在し，患者が自分の意志で場を選ぶスタイルの地域リハビリテーションの街づくりができたのだった。つくづく「小さいことは良いことだ」（スモールイズビューティフル）と感じている。

第4期：アウトリーチ活動の発展と退院促進支援事業

　第4期に進んだ背景には，2000年に介護保険法が施行されて，訪問看護が当たり前に行われるようになり，訪問に行きやすい時代が訪れたことが挙げられる。1970年代以前は，精神科病院への強制入院の手段として往診が使われていたため，そのようなことへの批判が起きて，長らく往診や訪問看護が行きにくい時代が続いていた。2000年に「訪問看護ステーション」という制度ができたが，看護師を少なくとも3名は雇用する必要があり，そのためにはある程度の訪問実数が集まっていないと成り立たなかった。当院でも，当初の7〜8年間は診療所からの訪問看護を実施していた。そして，月間の訪問実数が200件を超えた頃より，ようやく訪問看護ステーションの設立が具体化し，2009年8月1日に開設したのだった。

　また，2006年の診療報酬改定で，在宅療養支援診療所の診療報酬制度が生まれ，当院でも2008年頃より医師による訪問診療を少しずつ始めていた。この制度では，自力で通院が困難な患者に対して計画的に訪問診療を実施する場合に，4,000点の診療報酬が加算されるものである。当院でも，高齢化して一人では通院できなくなった患者は，家族に介護されて来院するが，時には家族の都合で受診できない場合もでてきた。また，統合失調症に糖尿病を併発して，糖尿病性網膜症に発展し視力が極端に乏しくなった患者も一人では通院困難になり，在宅療養支援診療所の対象患者になったのだった。この報酬を受けるためには，緊急時の対応ができる病院の確保と24時間電話対応が必要とされている。当院では，半日単位で3つのチームが訪問診療を受け持っている。訪問コーディネーターの職員がカルテの準備をして，効率よいルートを工夫して車を運転し，医師を患者の元へ送る役割を担い，2人のチームで訪問を実施しているが，診療報酬では医師の分しか請求はできない。こうして，診療所の機能はますます多職種・多機能になってきたのである。

　2009年4月より，墨田区では退院促進支援事業を始めた。この時に，医療法

人社団草思会と社会福祉法人おいてけ堀協会が共同で，墨田区から事業の委託を受けることになった。このように医療と福祉が協力しあって委託事業を受けるのは珍しいことであった。これは，東京下町には精神科病院がほとんどなく，精神科病院は電車で1時間以上かかるような遠くにあるため，この事業で退院する場合は，外来は精神科診療所を紹介されることが多くなると予測された。それならば，始めから退院促進事業に医療が加わる必要があると考えた。福祉系のチームが退院の方針を決めた患者を，当方の外来が受け身的に支援するよりは，当方の地域医療チームが入院中から関わって支援した方が納得がいくと思ったからである。こうして，医療機関としては珍しく，退院促進支援事業を行うことになった。当院にとっては，初めて区の委託事業を受けることとなり，貴重な経験を得た。

　退院促進支援事業とは，区からの委託に基づいて遠くの精神科病院へ出向いて墨田区の住民で何年も入院している患者を探し，退院の意欲がある患者を支援するものである。実際には，前もって電話で予約をして行くのだが，病院への訪問には「墨田区から退院促進の事業委託を受けてきました」という理由が必要であった。つまり，委託という形で民間の精神科診療所が，公的な役割を担うことになったのである。私たちの仕事は，精神科病院に長期入院している墨田区の患者全体を把握して，「必要な支援を必要な患者に提供する」責任があった。この事業により，初めてそのような考え方を体験することになった。それまでは，診療所の医師は来院する患者を待ち受けて診療する，というスタンスだったので，支援を必要としている患者がどこにどれだけいるか，ということは把握していなかった。この委託事業は，委託の形をとることで公的な役割を診療所が果たすことが可能であることを，私たちに教えてくれた。残念なことにこの委託事業は2012年3月で終わり，同年4月からは，国の個別給付事業として相談支援事業所の地域移行支援事業として引き継がれたが，これでは診療報酬制度と同じで，行った行為に報酬が支払われるだけで，責任も役割も権限も付いていない，実施しにくいものになってしまったのである。

第5期：地域への責任性と「医療チーム」の必要性の自覚

　私が，地域に責任を持つということを実感として感じ始めたのは，クリニックで墨田区の委託事業として，年間350万円で退院促進支援事業を引き受けた時だった。区からの委託の退院促進支援事業を開始して見て，この活動はこれまでの私たちの関わりと全く違うものであることに，気づいたのだった。区からの委

託を受けることによって，私たちは墨田区の住民に対して責任が生まれたことを自覚した。つまり，これまでの日本の医療は患者が求めてくるのを「待っている医療」だった。これに対して，退院促進支援事業は積極的にこちらから退院を勧めに赴くものだった。言うなれば，「営業に行く」のであり，必要な支援を積極的に提供するスタイルは，これまでの日本の医療にはほとんどないものだった。これは，必要とする支援が得られずにいる患者たちには，画期的なものだったと実感した。

　さらに，長期に入院していた患者たちが街に帰ってくるためには，多面的な支援を連携する必要があった。これまでは，精神科診療所と精神科デイケア・ナイトケアがあり，その周囲に自立支援事業所が散在しており，それらの拠点を患者たちが自分に合ったところを上手に活用して，オーダーメイドのリハビリテーションを選んでもらっていたが，これでは地域に複数の拠点があることで「緩い」「選べる」関係が患者の自発性を育ててきたものの，自分から訪れることのできる者が利用できるレベルに止まっていたのである。一方で，急性期の患者や，重い課題を持った患者には，十分な支援が機能しない限界があるものだった。ここで医療と福祉が「水平連携」して待つだけでは限界があることに気づいた。ハイリスクな患者に対しては，むしろ医療チームを強化し，同一医療法人の中で多職種・多機能垂直統合型の支援で関わった方が情報の流れも良く，緊急時の対応もスムーズに行くものとわかった。そこで，外来の精神科診療所に始まって，精神科デイケア・ナイトケア，訪問診療，訪問看護，自立支援事業所，相談支援事業等の多面的な支援を機能的で包括的医療チームとして提供することとした。こうして「多機能垂直統合型精神科診療所」という概念が生まれたのだった。

　退院促進支援事業の場合は，支援が多職種・多機能の必要があるため，良好なチームが求められる。しかも，より重い患者になるほど，職員のチームミーティングが必要になる。つまり，外来医療と連続した支援関係ができていることが重要なのである。そこで私のクリニックでは，それまでは医療法人と社会福祉法人とが，水平連携の形で対等な立場で協力し合っていたが，重い課題を持った患者については，医療法人でも相談支援事業所を持って地域移行支援事業を実施することにした。医療と福祉の壁を取り払って，垂直統合型のチームを作り上げたのである。さらに就労移行支援事業所と就労継続支援B型事業所も合わせて立ち上げて，医療法人のチームとしてもケアマネジメントを実施することにした。

　この「垂直統合型」というのは，医療チームが中心となって，同一法人の同一

治療理念によるチームを作り，毎日の全体職員ミーティングを可能とすることにより，地域で重い患者への支援が成り立つとの考えである。こうして，急性期や重い課題を持った患者については，この「垂直統合チーム」で支援を進めていくことにした。そのことにより精神科デイケアの就労準備グループで就労意欲が高まった患者が，同じ法人内の就労移行支援事業所につながり易くなった。これまでの医療と福祉を分離して別々の法人が実施してきたスタイルに比べて，就労への人の流れもスムーズになったのである。

　諸外国を見ても，地域精神保健チームを日本のように医療と福祉に区分けはしていない。イタリアでは，精神科病院をなくすことにより，元々精神科病院で働いていた医師や看護師，PSW や心理士が地域に場を移し，地域精神保健センターを中心に救急センター・グループホーム・アウトリーチが1つの包括的チームとして機能している。そして，この医療チームの外側に社会協同組合といった就労の場を作っている。

　精神科地域ケアが本物になるためには，キャッチメントエリアを定めて，困っている患者にはいつでも手を差し伸べられる拠点でなくてはならないのである。その地域の患者であれば，断らずに診療をする機関でなくてはならない。例えば，当院は墨田区にあるが，現状では墨田区の精神科医療に対して特別の責任は持っていない。受診を希望して来院した患者に，適切な診療を行うのが今の責任のあり方である。しかし，このような受身的な診療だけで良いのか。現実にはもっとさまざまな形で困っている患者は多数おり，この課題に答えることができてこそ，包括的地域ケアといえるのではないか。ここに，キャッチメントエリアの必要性が生まれる。地域でさまざまな課題を持った患者たちを支援するならば，その地域に責任を持つことのできる拠点が必要になる。しかし，求めてくる患者をすべて受け入れるのは現実的には困難があり，そこで担当地域を決めて対象を限定する必要がある。対象人口を 10 万人に限って初めて成り立つシステムである。このキャッチメントエリア体制に加えて，日本の医療体制の利点であるフリーアクセスを保って，昼間の外来では，責任地域外からも自由に来院する患者は受け入れれば良い。これが日本独自の「緩やかなキャッチメントエリア」のイメージである。

　目指すのは，医療と福祉が部分的に重なり合いながら，医療チームによる精神科地域ケアがスムースに機能し，医療と福祉がそれぞれの機能を果たしていくための，包括的精神科地域ケアの実践である。

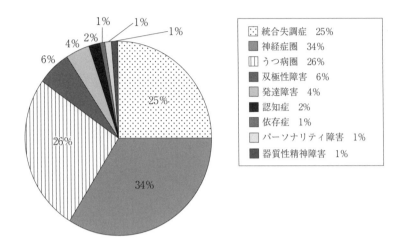

図4　2014年11月〜2015年1月の新患の診断割合

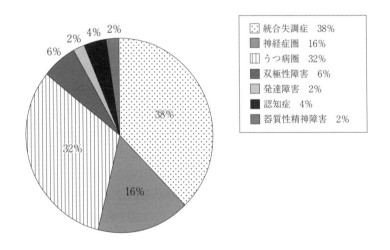

図5　1年後通院継続患者の診断割合

III 「錦糸町モデル」の現在

　2015年現在の「錦糸町モデル」について説明したい。当院は，1986年開業であるから2016年には30周年目を迎える。図1のように，医療チームの拠点は2つの精神科診療所であり，クボタクリニック（クボクリ）と錦糸町クボタクリニック（錦クリ）の間は徒歩7分程度の距離にある。クボクリが2診体制でカルテ数が約800人分，錦クリが3～4診体制でカルテ数が約1,700人分の合計約2,500人のケアを受け持っている。患者の診断も病状もさまざまであるが，当院は「アルコール・薬物等の依存症」は得意としていない。長く通っている再来患者は，統合失調症が多い。

　2014年11月から2015年1月の間の統計を見ると，図4の通り，初診時の診断比率は神経症圏が約34%，うつ病圏が約26%で，統合失調症は約25%である。この患者たちの約1年後の2015年12月現在の通院継続者の割合を見ると，図5の通り，神経症圏約16%，うつ病圏約32%，統合失調症約38%へと変わっている。一般的には，精神科診療所の初診時の統合失調症比率は10%以下のところが多い現状からすると，当院は初診時から統合失調症患者の比率が高い診療所と言える。通院継続率を見ても統合失調症の患者に高く，神経症圏の患者は1年以内に終了もしくは中断している者が比較的に多い。統合失調症の患者は再発リスクがあり再発予防が重要なため，一般的に精神科診療所を運営していると，年月の経過とともに統合失調症の患者の比率が高くなってくる傾向が認められる。当院においても，同様の傾向から再来患者の中では統合失調症の比率が高く，統合失調症患者の地域ケアを目指して運営してきた特徴がある。一方で，当院はJR線の駅前で精神科診療所を開業していることから，神経症圏やうつ病圏の患者も多く来院している。こうして，メンタルケア的な役割と，コミュニティケア的な機能を共に備えた，包括的な精神科地域ケアが可能な精神科診療所を目指さなくてはならない状況にあるのである。

　当院の職員は，医師以外では，看護師，精神保健福祉士，作業療法士，心理士，事務職員等がおり，全体で常勤約40人・非常勤約40人近くが働いている。医師は，常勤医師4名に加えて，週1～2日の非常勤医師が10数名おり，これでクボタクリニックの2診体制と，錦糸町クボタクリニックの3～4診体制で診療を行っている。往診や訪問診療として，アウトリーチに行くためには複数の医師が必要であった。また医師が緊急に休む時があっても，医師が複数いることで診療

継続が可能になっている。安定した地域支援の体制を組むために，複数診療体制を確立してきたのである。医師が増えると患者にとって，選択肢が増える利点があるが，一方で情報の伝達に支障が生じる危険がある。そこで，医師の勤務体制を表にして刷り込んだものに，さまざまな情報を載せた「クボクリニュース」を発行して，待合室に置いている（図6）。

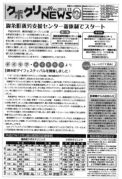

図6　クボクリニュース

Ⅳ　日本における精神科診療所の歴史

　ここで，改めて精神科地域ケアの歴史を振り返ってみたい（図7）。日本における精神科診療所の萌芽は，大正年間に松沢病院で作業療法を実践した後に，自宅で精神科診療所を開いた加藤房次郎（1925）や，精神分析を実践するために開業した古沢平作（1934）など，先駆的な開業がいくつか散見される。第二次世界大戦が終わり，1952年にフランスで抗精神病薬（クロルプロマジン）が発見され，これが瞬く間に世界に広がり，日本においても1955年には使い始められ，当時の「精神分裂病」がようやく治療可能な疾患になった。おかげで，1950年代後半には病状の回復と共に精神科病院を退院する者が増えて，精神科の外来診療所の存立が可能になったのである。こうして横浜と神戸に，パイオニア的な現代的意味での診療報酬を基盤にした精神科診療所が登場している。元来日本の一般的な診療所は，看護師や事務職員を伴って開業しており，始めから小とはいえチーム医療であった。その後，全国各地の大都市を中心に精神科診療所が，徐々に増えて来たのであった。当時は，精神科診療所といっても，精神科専門の技術料がまだ認められておらず，内科の診療所の延長のような状態であったため，診療報酬は内科と同じ点数しか請求できなかった。脳波検査や19床以下の入院施設を設けるなどの，さまざまな経営的努力をしてようやく存立していた時代である。

　1972年に，ようやく診療報酬制度に精神科の専門療法の点数が新設され，「精神科通院カウンセリング料」（40点）が認められた。少額ではあったが，精神科の専門技術料が認められたことは，時代を画することであった。そして，1974年には約150カ所の全国の精神科診療所が参加して，日本精神神経科診療所医会

[日本の精神科医療・保健・福祉の歴史年表]

1945年（昭和20年）	第二次世界大戦終結
1949年（昭和24年）	日本精神科病院協会設立
1950年（昭和25年）	精神衛生法施行（私宅監置の禁止，医療保護入院，措置入院）
1954年（昭和29年）	精神衛生法改正（精神病院等の設置に2分の1補助）
1955年（昭和30年）	日本にクロルプロマジン導入
1958年（昭和33年）	国立精神衛生研究所で精神科デイケア開始
1964年（昭和39年）	ライシャワー駐日米国大使刺傷事件，東京オリンピック開催
1965年（昭和40年）	精神衛生法改正（精神科通院医療費公費負担制度） 全国精神障害者家族会連合会（全家連）発足
1968年（昭和43年）	世界保健機関（WHO）が，クラーク勧告を，日本に宣告した「入院から地域へ」
1972年（昭和47年）	精神科通院カウンセリング料が点数化（40点）
1974年（昭和49年）	診療報酬制度に精神科デイケアが点数化（60点） 日本精神神経科診療所医会（後に協会に）結成
1978年（昭和53年）	都立墨東病院に日本で最初の精神科救急事業発足
1981年（昭和56年）	東京都より共同作業所への補助金が開始された
1984年（昭和59年）	宇都宮病院事件，精神科入院医療への反省
1986年（昭和61年）	精神科ナイトケア（300点），精神科訪問看護指導料点数化
1987年（昭和62年）	精神保健法施行（精神保健指定医，社会復帰施設の法定化）
1988年（昭和63年）	精神科デイケアが大規模デイケアと小規模デイケアになり，診療所が実施することが認められた（大規模330点）
1993年（平成5年）	全国精神障害者団体連合会（全精連）結成
1994年（平成6年）	精神科デイ・ナイトケア点数化（10時間1000点）
1995年（平成7年）	精神保健福祉法施行（精神障害者保健福祉手帳）
1990年代後半より，地域生活支援センターが各地に設立	
1996年（平成8年）	全家連・「ハートピア喜連川」ホテル開業
1997年（平成9年）	精神保健福祉士法制定
2000年（平成12年）	介護保険法が制定，訪問看護ステーション明文化
2001年（平成13年）	大阪池田小学校児童殺傷事件
2002年（平成14年）	精神分裂病が病名変更で「統合失調症」に変わった 精神障害者居宅生活支援事業（ホームヘルプ・ショートステイ・グループホーム）が法制化された
2004年（平成16年）	精神科デイケアに回数制限（3年間経過後週5回）
2005年（平成17年）	医療観察法施行・発達障害者支援法施行
2006年（平成18年）	障害者自立支援法施行，障害者雇用促進法改正にて障害者雇用に精神障害者が含まれることになった。就労支援の時代に。在宅療養支援診療所制度が診療報酬制度に新設
2007年（平成19年）	全家連が負債10億円を抱え倒産・解散
2012年（平成24年）	障害者総合支援法に改正された
2014年（平成26年）	精神保健福祉法の改正 保護者制度の廃止，医療保護入院制度の見直し
2015年（平成27年）	日本多機能型精神科診療所研究会が発足した

図7 精神科医療の歴史年表

2 多職種・多機能型精神科診療所の展開

項目＼年	1972	74	76	78	81	84	85	86	88	90	92
通院精神療法*1	40	40	90	110	110	200	200	220	240	300	330
デイケア(大)	―	60	70	100	200	200	240	300	330	450	600
デイケア(小)	―	―	―	―	―	―	―	―	300	400	500
ナイトケア	―	―	―	―	―	―	―	300	330	450	450
新設ショートケア(小)											
新設ショートケア(大)											
デイ・ナイトケア	―	―	―	―	―	―	―	―	―	―	―

項目＼年	94	96	97	02	04		06	08	10*4	12	14
通院精神療法*1	350*2	390	392	370	病院 320 診療所 370		330 360	330 350	330*3	330	330
デイケア（大）	660	660	660	660	660		660	660	700	700	700
デイケア（小）	550	550	550	550	550		550	550	590	590	590
ナイトケア	500	500	500	500	500		500	500	540	540	540
新設ショートケア(小)							275	275	275	275	275
新設ショートケア(大)							330	330	330	330	330
デイ・ナイトケア	1,000	1,000	1,000	1,000	1,000		1,000	1,000	1,000	1,000	1,000

*1 1998年までの項目名は,「精神科通院カウンセリング科」
*2 10月より,370点
*3 病院と診療所同じ
*4 同時に食事加算（48点）廃止

図8　診療報酬の変化

（後に協会となった）が結成されている．その後，日本の入院中心の精神科医療への反省から，世論として精神科地域ケアが求められる時代となり，図8の通り精神科外来医療の診療報酬は徐々に引き上げられてきた．お陰で，1997年には通院精神療法料は392点にまで延びたが，その後，医療費削減の時代になると共に，通院精神療法料は徐々に引き下げられて，2014年現在は330点になっている．

このような精神科外来医療に対する診療報酬の向上にも後押しされて，徐々に精神科診療所は増え，今では全国で 6,481 カ所（2014 年）の診療所が精神科の届けを出している。しかし，この内には内科医や整形外科医等他科の医師による副次的な精神科標榜が含まれており，精神科医が開業している精神科診療所は，半数の約 3,200 カ所と推測されている。この内，日本精神神経科診療所協会に加盟している会員数は，2015 年 9 月現在で 1,647 名である。

V　多職種協働の精神科診療所へ

　日本における精神科診療所の多くは，始めからチーム医療であったと述べたが，1974 年に診療報酬制度の中に新設された「精神科デイケア」には，精神科診療所は実施施設としては含まれていなかった。これが，1988 年に改定されて精神科デイケアの診療報酬を大規模と小規模デイケアに分けられたのである。この時にようやく精神科診療所においても精神科デイケアが実施可能になったのだった。このことが，その後の多機能型精神科診療所の発展に大きく寄与することになったのである。それまでは診察室内での外来診療が精神科診療所の仕事の中心であったものが，精神科デイケアの実施によって地域リハビリテーション活動をも担うことになり，そのために看護師，作業療法士，精神保健福祉士，心理士等の職員を雇用することになったのである。精神科外来診療にリハビリテーションや地域ケアが含まれるのは当然に必要なことであるが，当時は精神科診療所の地域ケア機能に対する軽視が，日本の社会にあったと言わざるを得ない。こうして精神科デイケアを併設した精神科診療所は，2012 年現在で 450 カ所を超えている（図 9）。デイケア施設を実施することによってコメディカルの職員が増えた診療所においては，自然と精神保健福祉士による福祉相談や訪問活動ができるようになり，また心理士による相談・カウンセリング活動も行われるようになった。こうした変化が精神科デイケアを併設した精神科診療所等に，多職種による多機能型の外来チーム形成への道を開いてきたのであった。
　また，2000 年の介護保険法の施行と共に，訪問看護が広く行われるようになり，精神科外来においても訪問看護が実施し易くなった。特に，医療機関からの訪問看護が看護師だけではなく，精神保健福祉士や作業療法士でも行えることになったことが地域支援を発展させた。しかし，訪問看護ステーションの点数は高いが，精神保健福祉士が実施職員になっていないことが残念である。こうして，徐々に

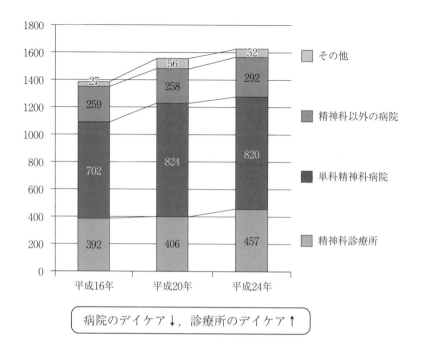

図9 精神科デイケアの実施施設数

外来診療に加えて，通所サービスとしての精神科デイケアがあり，アウトリーチサービスとしての訪問看護・訪問診療を実施できるように外来機能が発展した。

一方で，2000年頃より精神科診療所が急増し，また多くの精神科診療所にはうつ病やパニック障害の患者が増えて，医師による診察室での外来診療が中心の，医師と受付職員だけのメンタルケア型の単機能型精神科診療所が多くなった。一方で，長期入院していた患者の退院促進や統合失調症の地域ケアに対応するために，デイケアの設置や訪問看護の必要性に迫られて，コミュニティケア型・多機能型精神科診療所も，徐々に増えているのが現状である。さらに，うつ病の休職者を対象にした「リワーク活動」を行う精神科デイケア等の実施で，多機能型精神科診療所になっている精神科診療所も増えている。

こうして多機能型精神科診療所の概念が広く認知されるようになり，2015年5月16日に東京で第1回日本多機能型精神科診療所研究会が発足したのである。

3 精神科デイケアは多機能型診療所の核である

原　敬造（原クリニック）

はじめに

　諸外国では，1960年代から病床の削減が始まり，1975年頃からは病床の減少が急速に起こって，地域ケアへの移行が進んだ。地域で，精神疾患を持ちながらも希望と生きがいを持ってその人らしく生きていくことをサポートする体制が整ってきている。一方，我が国においては，国民皆保険のもとで，1960年代から病床の急激な整備が始まり，諸外国とは異なり1988年頃が人口当たりの病床数の頂点であった。1987年には精神保健法が改正され，日本でも地域ケアへの取り組みが法律に明記されたが，病床はほぼ同様の水準を維持しており，地域移行が進んでいない。

　こうした中で，自由開業制に基づいて，精神科の診療所が1988年頃から徐々に増え始めてきた。精神科小規模デイケアの認可基準が出来たことも相まって，精神科診療所にデイケア付設した診療所も現在およそ400カ所ある。こうした精神科診療所は，地域の中にあってリハビリテーションと治療を両輪に，生活支援と医療を結びつけてサービスを提供している。いわゆる多機能型の精神科診療所である。こうした診療所は，福祉サービスともつながりを持ち，ネットワークの核として包括的地域ケアのハブの役割を有している。2004年9月に，精神保健の改革ビジョンが取り上げられ，「入院医療中心から地域生活中心へ」という基本理念が掲げられた。ちょうど10年が経過した現状は，地域の社会資源の偏在がみられ，精神科病床の削減は遅々として進まない状況であるが，多機能型精神科診療所を核にした包括的地域ケアのネットワークの形成によって，重度の精神疾患を抱える方の地域生活支援が可能になる。

　この章では，多機能型精神科診療所の核になる活動である，精神科デイケアのエビデンスについて触れる。

「精神保健医療福祉の更なる改革に向けて」と題した，平成21年9月24日付の今後の精神保健医療福祉のあり方等に関する検討会の報告（以下あり方検討委員会報告）では，「デイ・ケア等は，日中活動系の障害福祉サービスよりも相当多くの利用者に利用されており，精神障害者の退院後の生活支援を含め，地域移行における受け皿の機能を果たしている。」[1]と評価しつつも，そうした地域生活を支える重要な資源の一つである，多職種による精神科デイケアへの風当たりが強まっている現状がある。いまだに精神科病床が多い我が国にあって，多職種多機能型精神科診療所は，地域生活を支える包括的地域ケアの重要な柱である。重度の精神疾患を抱える方の包括的地域ケアにとって，外来治療の強化と精神保健諸機関，福祉施設との連携は欠かせない。外来治療とリハビリテーション機能，アウトリーチ機能が結び付き，他機関との連携機能が備わっている多職種多機能型精神科診療所は包括的地域ケアの中心的役割を果たす。その核になる活動が，精神科デイケアである。

　この論文では，精神科デイケアの新規入院予防，再入院予防，再入院回数の減少と再入院期間の短縮効果，精神科デイケアの長期利用によるリハビリテーション効果についてのエビデンスを示す。

　精神科デイケアのエビデンスを示すことにより，重度の精神障害を抱える方を地域でサポートするための社会資源の一つとして，多機能型精神科診療所が位置づけられることを示す。

　今回のデータは，筆者らが，日本精神神経科診療所協会，及び日本デイケア学会で行った調査をもとにしている。なお平成20年度厚生科学研究費補助金「精神保健医療福祉の改革ビジョンの成果に関する研究」，平成20年度障害者保健福祉推進事業「精神科医療の地域移行に関する効果的介入方法検討」を参考にした。データは，プライバシーに抵触することがないように統計処理されたものであることを確認している。

I　精神科デイケアのエビデンス

　あり方検討会報告によると，「精神科デイ・ケア等について，① 精神科デイ・ケア，ナイト・ケア，デイ・ナイト・ケア，ショート・ケア（以下，「デイ・ケア等」という）の実施目的としては，再入院・再発予防，慢性期患者の居場所，生活リズムの維持等があり，利用者の利用目的としては，生活する力を高める，周囲の

人とうまく付き合うこと等がある。②デイ・ケア等は，日中活動系の障害福祉サービスよりも相当多くの利用者に利用されており，精神障害者の退院後の生活支援を含め，地域移行における受け皿の機能を果たしている。③発症早期，急性期等の患者を対象に，目的，利用期間等をより明確にしたデイ・ケア等の取組が行われるようになってきているほか，うつ病患者への復職支援を行うプログラムなど，多様なデイ・ケア等が試みられている。④デイ・ケア等の利用期間の制限はなく利用が数年にわたっているが，症状の改善が終了の理由となることは少なく，再入院まで利用が続く場合も多い。デイ・ケア等の効果については，入院の防止等に一定の効果があるとの研究もある一方で，特に慢性期のデイ・ケア等については，治療効果のエビデンスが確立されているとは言えない。」[1]と指摘し，デイ・ケアの一定の役割は認め，新たな可能性を示唆してはいるが，一方ではエビデンスがないとデイ・ケアに否定的なメッセージを発している。本当にデイ・ケアのエビデンスはないのか，以下に先の文献からデイケアのエビデンスについて論究する。

1. 精神科デイケアのリハビリテーション効果にはエビデンスがある

　精神科デイケア学会では，精神科リハビリテーション評価表を作成し，GAF（Global Assessment of Functioning）と LASMI（Life Assessment Scale for the Mentally Ⅲ：精神障害者社会生活評価尺度）との比較検討を行い，評価表の妥当性を検討し，妥当性ありとの結論を得た。その評価表を使い，多施設で統合失調症患者の精神科デイケア利用前途利用後の評価を行った。精神科デイケア利用前の総合得点は合計で 27.5 点（50 点満点）で，デイケア利用後の総合得点は合計で 38.2 点と顕著な改善がみられ，対象になった患者の利用期間はまちまちで，利用期間の長短によらず精神科デイケアにはリハビリテーション効果があることが示された[1]（図1）。

　2013 年 11 月 29 日の中央社会保険医療協議会に提出された慢性期のデイ・ケア利用に治療効果のエビデンスがないとの根拠に使われた，「精神科デイケアの利用期間と IADL の推移」の図表に関しては，出典の記載がなく再現性のないものになっている。その図表では，一年以上のデイ・ケアの利用により IADL に変化がないとの結論を導いているが，この図から読み取れることは，デイ・ケア利用 90 日以内の 17 名で IADL に問題のないと答えた方の割合が一番高く，5 年超のデイ・ケア利用者 413 名においても IADL が維持されていることであり，

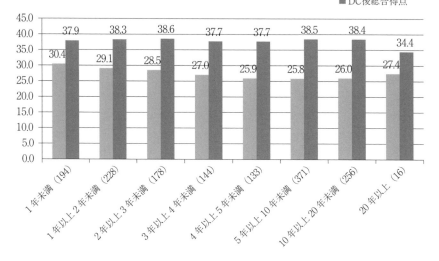

(N=1520 ICD-10：F2) 2013年調査より作成

図1 日本デイケア学会リハビリテーション評価に基づくデイケア実施前と調査時の総合得点の変化

デイケアが慢性期の患者のIADLを保つ効果があるとのエビデンスを示している。またIADLだけで慢性期のデイ・ケア等の評価を行うということはできず，日本デイケア学会の精神科リハビリテーション評価表のようにトータルに変化を明確にするべきである。中医協が提出した「IADLの推移」のデータは根拠に乏しいと言わざるを得ない。

日本デイケア学会の調査によると精神科デイケアはIADLの改善だけでなく生活の自己管理（一部IADL相当），病気の自己管理，病気の症状，社会的・対人的能力，社会的活動への取り組みや社会資源の活用の各項目でも利用期間の長短にかかわらず改善がみられる（図2）。

2. 精神科デイケアの新規入院抑止効果にはエビデンスがある

日本精神神経科診療所協会（以下日精診と略す）の調査によれば，精神科デイケア参加前に入院歴がない方が精神科デイケア参加後に新規に入院されたのは

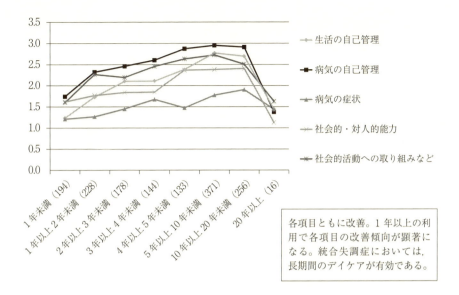

（N＝1520　ICD-10：F2）2013年調査より作成

図2　日本デイケア学会リハビリテーション評価表に基づくデイケア実施前と調査時の各項目の点数差（プラスが改善）

8.4％と極めて低い。日本デイケア学会の調査でも精神科デイケア参加前に入院歴がなく，精神科デイケア参加後に新規入院された方は9.1％と低く，ほぼ同様の結果が得られている。日精診の調査が精神科診療所だけなのに対して，日本デイケア学会の調査は，精神科病院，総合病院精神科等を含んでいる。従って，精神科デイケアにおける新規入院防止効果は，精神科病院，精神科診療所ともに同様であるといえる。

精神科デイケア利用前の入院経験を持つ方が，日精診の調査で47.7％，日本デイケア学会の調査では82.5％であることに鑑みると，新規入院予防効果は極めて大きいといえる。このことから精神科デイケアを積極的に利用することで，精神科病院への入院を抑止することができる。より積極的な精神科デイケアの活用によって外来治療の幅を広げ，入院医療費の抑制をはかることが可能になる。

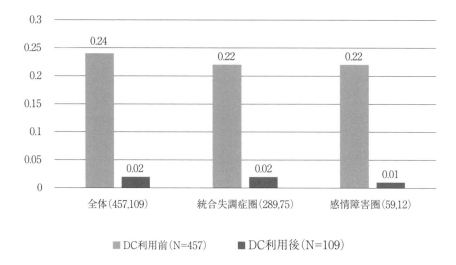

図3 平成25年度障害者総合福祉推進事業「精神科診療所における生活支援に関する実態調査」より

3. 精神科デイケアの再入院防止効果にはエビデンスがある

　先にのべたように日精診の調査で47.7％，日本デイケア学会の調査で82.5％の方が精神科デイケア利用前に入院経験がある。それぞれ再入院率は24.6％，48.9％である。日本デイケア学会の調査は，精神科病院，総合病院精神科等を含んでいるので再入院率が高くなっている。日本デイケア学会調査での精神科診療所の再入院率は36.6％であり日精診調査よりも若干高率ではあった。

　日精診の調査では，精神科デイケア利用前後の一定期間での入院期間は利用前が0.24年で，利用後が0.02年になっている（図3）。また同様に入院回数も，精神科デイケア利用前が0.59回／年で利用後は0.07回／年であり，入院期間と入院回数が大幅に減少している。精神科デイケアの利用によって，再入院の減少のみならず，期間や回数の減少もはかることができる（図4）。

　入院回数の減少が可能であることを示すもう一つのデータは，日本デイケア学会の調査である。調査によると入院回数は精神科デイケア利用前が平均2.3回，入院歴のある方だけでみると平均入院回数は2.8回，精神科デイケア利用後の平

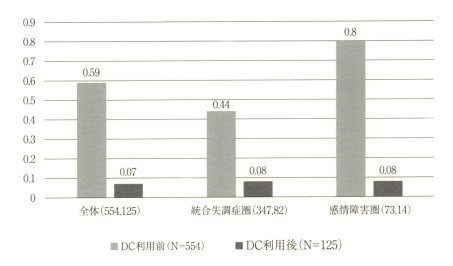

図4 平成25年度障害者総合福祉推進事業「精神科診療所における生活支援に関する実態調査」

均入院回数が1.0回で，入院歴のある方の平均入院回数が2.5回であった。精神科デイケア利用後入院回数が減少した方が49.8%，増加した方が14.3%，変化のない方が35.9%で入院回数の減少にも精神科デイケアが効果的であった。利用期間ごとでは，1年未満の方で入院回数の減少した方は45%，1年以上3年未満の方で入院回数の減少した方は51.6%，3年以上5年未満の方で入院回数の減少した方は51.2%，5年以上10年未満の方で入院回数の減少した方は48.6%，10年以上の方で入院回数の減少した方は51.7%で，それに比較して入院回数の増加は，1年未満の方での入院回数の増加は10.0%，1年以上3年未満の方での入院回数の増加は11.3%，3年以上5年未満の方での入院回数の増加は12.2%，5年以上10年未満の方での入院回数の増加は17.0%，10年以上の方での入院回数の増加は20.3%であり，入院回数の増加に比較して減少が明らかに勝っており各利用期間においても入院回数の改善がみられることを示している。

4. 精神科デイケアの利用目標について

　精神科デイケアの利用目標は複数ある。その中で居場所の確保が重要な要素であることは明らかである。多くの精神疾患を抱える方の発症は，思春期である。思春期の大きな特徴の一つは仲間集団の中での活動である。精神疾患を思春期に発症した方は，仲間集団で差別と偏見にさらされ，孤立し，深い傷つき体験を持ち，集団への恐怖を強く抱いている。そうして引きこもっていた時期を多くの方が体験し，そうした体験から集団への参加に強い不安と居心地の悪さを感じている。居場所を失った体験を持つ方々に安心した居場所の提供は，治療のベースになる。また入退院を繰り返し，地域や家族からも孤立した状態では居場所の持つ効果が治療にとって重要なことも明らかである。デイケア利用の目標に居場所の率が高いのは，孤立した生活を送っている方，集団への恐怖感を持つ方が多いことを表し，地域の差別と偏見がいまだに強いことの一方の表れでもあるともいえる。そうした意味合いからも差別と偏見に対する取り組みを障害者権利条約の批准を機に推し進めていかなければならない。障害を持つ方が，安心できる心地よい居場所が地域に存在するような社会の実現が求められている。

5. 精神科デイケアのエビデンスを支えるプログラムについて

　デイケアの重要な目標は，リハビリテーションにある。リハビリテーションの効果を支えるのがプログラムである。精神科デイケアを受けようと考えたメンバーの目的・目標には，生活リズムの改善，他者との交流，生活の場の拡充，病状の回復，気分転換等があげられる。こうした目標は日常生活がいかに不規則で孤立した状況にあるのかが伺える。こうした状況が社会参加を困難にしているのである。

　デイケアのプログラムはこれらのことを改善できるように組まれている。心理教育や当事者研究などで病気への理解を深め，SSTやスポーツなどで対人関係の改善をはかり，調理やレクリエーションに取り組むことで日常生活な改善や時間の過ごし方を体得し，作業やゲームなどを通して課題遂行能力の改善をはかることができる。また就労や就学への援助，復職への支援にも取り組んでいる。こうしたことで，リハビリレーション効果が上がり，社会参加が可能となる。

6. 精神科デイケア後の転帰について

　転帰をどの時点でどうとらえるかによってデータが変わってくる。

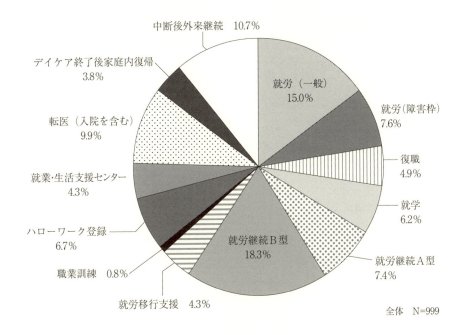

図5 平成24年9月からの1カ月のデイケア利用者の平成25年9月30日現在の転帰について

　中医協に出されたもう一つの否定的なデータは修了者を一定期間で見たデータが日本精神科看護協会（以下日精看）の調査である。それによれば「平成20年4月から9月までの6カ月間に利用を終了した利用者は482人であった。各施設での平均終了者数は17.2人となっており，月に3人弱が終了していることになる。終了理由で最も多かったのは再入院で，47％を占めていた。復学・復職での終了は5％，他のサービスの利用での終了は9％と少なかった」このデータは対象が，精神科病院に偏ったネガティヴデータであった[2]。このデータが，第18回今後の精神保健医療福祉のあり方等に関する検討会（平成21年6月4日）に提出され，中医協に提出されたときには，デイケアの転帰に再入院が多いように印象付けるために用いられている。
　先にも述べたようにデイケア参加前に再入院を経験している方は，日本デイケア学会の調査で48.9％である。しかし退院後デイケアを再利用しながら社会参加を目指していくのである。この調査の登録人数は2,919人で日本デイケア学会の

3　精神科デイケアは多機能型診療所の核である　　55

調査で，精神科病院の精神科デイケア利用者の88.3％に入院歴があるとの結果から推計すると2,577人に入院歴があり，デイケア通所後の調査時点では226人の再入院となる。実際の調査時点での再入院率は8.8％で極めて低いことが分かる。数字の綾である。

日精診では，ある月の利用者が一年後にどのような転帰を取ったかを調査した。それによると，平成24年9月から1カ月間のデイケア利用者の平成25年9月30日現在の転帰について調査し999名の回答があった。一般就労が15.0％，障害者枠での就労が7.6％で合わせて22.6％の方が就労していた。復職は4.9％，就学は6.2％で合計33.7％の方が就労または就学していた。就労継続A型利用者は7.4％，B型利用者は18.3％，就労移行支援利用者は4.3％，就業・生活支援センターの利用は4.3％と，何らかの形で就労系福祉サービスに結び付いた方が34.3％であった。デイケア終了後家庭内復帰した方は3.8％，デイケア中断後通院継続中の方は10.7％，再入院を含む転医は9.9％であった[3]（図5）。

このデータから，精神科デイケア利用者が一定に期間内にどのように精神科デイケア外の活動に結び付いていくのが分かる。およそ3割超の方が就労者就学，福祉系サービスの利用も3割超で，9割の方が通院を継続し，1割の方が入院を含めて転医されている。再発の大きな要因に医療中断があげられるが，多職種がかかわる精神科デイケアの利用により，極めて高い医療継続が再発を防止している。

II 多機能型精神科診療所の定義

筆者らは，多機能型精神科診療所（以下多機能型診療所）を外来診療以外の機能を付加した診療所と定義づける。すなわち，精神科デイケア，訪問看護，集団精神療法，その他障害者総合支援法の事業所などを付設した診療所である。多機能型診療所は，デイケアなどを付設しているため一般の診療所より規模が大きく，ビル診よりも一戸建てが多い傾向にある。障害者総合支援法の事業所と強い結びつきを持っているところが多いのも特徴である。各多機能型診療所によって，結びつきには垂直統合型や水平統合型がある。精神科デイケアや訪問看護，総合支援法の事業所などを展開しているので，多職種の連携による運営がなされている。多機能型診療所は往診や訪問診療，アウトリーチ活動にも積極的で，特に訪問看護は精神科デイケア等との連携の中での取り組みがなされている。また地域との

連携，繋ぐ役割にとって大切なケアマネージメント（個別支援）や地域のケア会議，院内ミーティングなど個別支援との連携を重視した取り組みを行っているところも多い。

III 多機能型精神科診療所の形

　多職種・多機能型精神科診療所はどのような形をしているのだろうか。原クリニックの場合は，外来はもちろんのこと，精神科デイケアを軸に，訪問やアウトリーチ支援を行う地域医療部，カウンセリングや心理検査，デイケアメンバーの心理アセスメントなどを行う心理部門，総合支援法の事業所の就労移行支援，就労継続B型を同一法人で運営している。同一法人の利点は，理念と人材，歴史を共有していることにある。さまざまな職種が，同一理念で働くことにより，提供するサービスの質が高まる。こうした理念のもとでの診療所を多機能垂直統合型精神科診療所と位置付ける。それに対して，極めて近い関係にある別法人とともに連携を取っていく形を，多機能水平統合型精神科診療所と位置付ける。どちらにも長所と短所がある。垂直型の長所としては，理念の共有があり，短所としては風通しが悪くなることがあげられる。水平型の長所は，各施設での独自性，特徴を発揮できること，短所としては，情報の共有が困難で臨機応変の対処が難しいことがあげられる。当院の経験から，垂直統合型は就労支援やケアマネージメントのノウハウを蓄積しているため，他機関との繋がりがスムーズで，他機関の特徴を把握しやすく，連携を取りやすいといえるだろう。結果として，他機関を利用する方も多くなっている。総体として，開かれた関係を築くことができ，精神科デイケアからのスムーズな移行が可能になっている。

IV 多機能型精神科診療所のサービス対象者

　病床調査の結果から，統合失調症患者における ADL（Activities of Daily Living：日常生活動作：食事，入浴，移動等）や IADL（手段的日常生活動作：買い物，薬の管理，金銭管理等）への支援の必要性と退院可能性の関係をみると，ADL や IADL への支援の必要性が高まるほど，「状態の改善は見込まれず，居住先・支援を整えても近い将来退院の可能性なし」とされる割合が高くなる傾向が明らかとなっている。統合失調症患者の年齢との関係については，高齢になるに

したがって，ADLやIADLへの支援，特にADLへの支援の必要性が高くなっている。先にも述べたように，精神科デイケアには，IADLの改善だけではなく，社会生活を送ったり再発を予防したり，対人関係を改善したりといったリハビリテーション効果も認められている。

おわりに

多機能型精神科診療所の核となる活動である精神科デイケアのエビデンスを示した。重度の精神疾患を抱える方の地域生活を支えるには，治療とリハビリテーションそして上質な住居がなければならない。また一時的な病状悪化に対処できる医療型のレスパイトサービスなども整備されるべきである。そうした地域力によって地域移行・地域定着をはかることができる。多機能型精神科診療所は福祉サービスとの結びつきにより重度の精神疾患を抱える方の包括的地域ケアの要になることが可能である。全国にある多機能型精神科診療所の高度の機能を生かしたサービスがより良い地域を作っていくことになる。

文　献

1) デイケア実践研究 vol.18
2) 平成20年度障害者保健福祉推進事業「精神科医療の地域移行に関する効果的介入方法検討」
3) 平成25年度障害者総合福祉推進事業「精神科診療所における生活支援に関する実態調査」

4 多機能垂直統合を精神科医療政策との関わりから考える

福田　祐典（元国立精神・神経医療研究センター精神保健研究所）

I　精神保健医療福祉施策の近年の動向と今後の分析

　今後の精神保健医療福祉のあり方等に関する検討会報告書[1]（平成21年9月；以下「あり方検討会報告」という）（図1）においては，地域精神医療の強化が明確に方向づけられている。入院医療については，急性期に特化してくことが示され，長期療養の入院患者については，原則として地域生活支援体制整備をすすめる中で，精神科医療機関への入院以外の選択肢を基本とする方向が示されている。長期療養の入院患者，すなわち，オールドロングステイの患者については，今後定義されることになる「重度かつ慢性」の患者を除き，1年以上の入院はさせないという方向が，平成24年6月28日に取りまとめられた「精神科医療の機能分化と質の向上等に関する検討会」の今後の方向性に関する意見の整理において明確に示された。これらのことは，平成26年より施行された平成25年改正の精神保健福祉法及び，改正法に基づく厚生労働大臣指針に具体的には反映され，平成26年診療報酬改定にも反映されている。

　あり方検討会報告書における入院外医療の具体的な強化方向についてデイケア，アウトリーチ（訪問診療，訪問看護等）を中心に考察する。まず，デイケアについては，1年以上継続することによる地域生活定着の効果のエビデンスにかけるとして，デイケアの重点化，が提言された。これは，平成18年の障害者自立支援法の施行により，デイサービスをはじめとするさまざまな地域生活支援メニューが福祉サイドで整備されることとなったことを受け，生活・福祉支援と医療支援の役割分担を求めたものでもあり，従って，福祉サービスでは確保することが困難な医療機関や医療専門職でなければ提供することができない地域精神医療サービスとしての役割に集中することを求めたものと理解できる。その後の診療報酬改定においては，食費の考え方，長期利用の評価の適正化，疾患別プログ

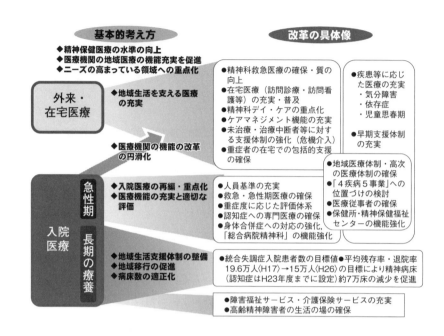

図1　精神保健医療体系の再構築

ラム等の対象の層別化の評価，などに具体的に示されている。今後は，たとえば，DUP（Duration of Untreated Psychosis；精神病未治療期間）の長さなどを含めた治療効果の観点から，対象者の層別化なども，論点となるものと予想される。

次に，あり方検討会において，積極的に評価され，その後の10分の10のモデル事業の実施等を通じ，精神医療の今後の主役となったアウトリーチについて考察する。あり方検討会報告書では，治療への早期アクセスの確保の重要性が認識され，治療継続性が地域生活への移行と定着の鍵を握るという理解から，従来，いわゆる「患者狩り」につながるのではないかという批判等も当事者団体等からもあり，政策としては抑制的に対応してきた「アウトリーチ（医療専門職等による訪問サービス活動）」の強化の必要性を提案している。日本では，アウトリーチが抑制的であったゆえにACTに代表される重症者への包括的な訪問のみが長らく強調され，しかしながら必ずしも普及してこなかった。入院ベッド数を減らした国においては，入院機能の代替の観点も含め，地域の医療的対応の充実のために訪問系サービスを充実させており，たとえば英国では，重症者への包括的ケ

ア，危機介入，早期支援，通常訪問というように，対象者を層別化した上で必要な提供体制を目標値を置いて整備することを通じて，地域における訪問サービスの充実強化を推進していった。アウトリーチサービスの充実は，患者本人への質の高い医療を継続的に提供するのみならず，早期の退院の実現や，家族支援の観点からも有効である。患者が医療の支援のもとで，症状を有しながらも地域生活を可能とし，地域の中で社会生活を送ることは，国民への啓発効果としては，実に優れた手法であったと思われる。精神障害への理解と受け入れの促進は知識教育のみでは効果が十分ではなく，実際に地域で共生するプロセスを通じて醸成されていうものである，という認識が，あり方検討会報告書にも記述されていることは，注目に値する。

その後の効果検証研究では，訪問系の医療サービスについては，ACTのような濃厚サービス提供も，通常サービス量の訪問型サービスも効果には有意差がないという結果や，むしろ医療・生活支援サービスの適切なマネジメントが重要という結果が出された。これを受けて英国では，予算の効率的な運用という国家財政的な要請もあり，ACTなどを特別なシステムとして別に位置付けるのではなく，訪問サービスの基本型であるCMHT（地域精神保健チーム）に対象者・目的別のチームを編成する形で，柔軟にシステムの改良をしている途上との情報を得ている。

また，あり方検討会報告では，医療法に定める地域医療計画に精神疾患を明確に位置付けるべき，という提案がなされた。他の先進国同様，日本においても精神疾患の国民生活や社会経済において占める負荷がきわめて大きいことが背景であったわけだが，一般医療の整備の行政計画である医療計画に精神医療を明確に位置付けるという意味においても，重要な意味を持っていたのである。その後，社会保障審議会医療部会等での審議を経て，平成23年には医療計画への精神疾患の追加が決定され，平成25年度からの医療計画に盛り込まれることとなった。地域において必要な精神医療サービスを検討し，整備していくことが行政計画として位置付けられたことは，地域精神医療の充実を通じて，精神障害者の地域生活の実現を目指すという合意が関係者間で得られたことを意味する[2]。なお，あり方検討会における医療計画への精神疾患追加の妥当性の議論の際には，精神科病院の入院機能，入院外機能の機能分化について，急性期入院医療から，地域生活支援のための入院外の精神保健医療福祉サービスまで同一医療機関がフルラインまたは複数の機能を有することについて，地域医療確保のためには，必要な

ことであり，認めるべきであるという認識が委員の中で共有されたことも，機能分化と連携を基本とする医療計画に精神疾患が追加されることへの追い風となったことを入念的に記述しておきたい。この議論は，医療機関による患者の囲い込みについて懸念する立場から繰り返し提起される問題であったが，障害者自立支援法による障害福祉サービスの個別給付化，すなわち福祉におけるサービス支払いも診療報酬と類似の出来高払い方式が基本となったことを受け，福祉サービスにおける利用者の囲い込みも問題化しつつあり，囲い込みの問題は医療福祉共通の課題として理解されるようになった。多機能サービスを地域で展開することは，患者・利用者にとってもメリットがあるところであり，メリットを最大化し，デメリットを最小化することこそが，地域生活を支える医療福祉の今後の共通の課題と認識されたと理解している。

　平成18年の障害者自立支援法（以下，「自立支援法」という）の施行，あり方検討会報告を踏まえた自立支援給付の見直しや自立支援法の改正によるサービス利用計画策定等の一層の強化の流れをみてくると，障害福祉サービスにおいても福祉分野を中心にサービス内容の充実と財源の明確化がなされていることがわかる。しかしながら，単にそれぞれの部門のサービスの供給量が増えただけでは，精神疾患を有する精神障害者の地域生活支援にはならないことが，自立支援法施行後の状況からみると見て取れる。自立支援法は福祉サービスのサービス計画の作成を求めているが，その動きはむしろ医療との距離を広めてしまっているとの意見も多く聞くところである[3]。

　雇用サービスについては，精神科デイケアからの雇用移行へのモデル事業が平成25年度より開始され，それ以前からハローワークにおけるジョブ・ガイダンス事業が精神科医療機関のデイケアとの連携を図るなど，ある意味，雇用行政や事業主側のほうが，福祉よりも医療との関係強化においては，柔軟性と工夫と積極性が感じられる。障害者雇用促進施策とのさらなる関係強化とそれを可能とする医療サービス側の努力と工夫も必要であると考える。精神障害者にはいわゆるトライアル雇用も柔軟な仕組みとなっており，IPS的な考え方も取り入れた政策も包含している点，高く評価したい。これは，障害者雇用施策が，ひとつには，民間事業者という一般社会そのものを相手としていること，精神保健福祉法においても職親制度に依拠する社会適応訓練事業が予算上，そして法定事業として位置付けられてきたことから，社会適応訓練事業等をつうじた一定の役割と理解を精神障害者と事業主との間に築いてきたことも正の影響を与えているととらえ

こともできよう。デイケアは障害者雇用行政との連携を強化することで，当事者の社会活動をより良い形で支援できる可能性が高いことに気が付くべきである。それは，なによりも当事者の自己肯定感の維持向上に大きく寄与する。ひいては，自己実現にとっても望ましいこととなる。

このように，福祉のみならず，雇用行政におけるサービスも含めサービス・メニューは充実，多様化してきている。重要かつ必要なことは，医療を含むサービスのコーディネーションとマネジメントである。精神疾患を有する精神障害者に対しては，その状態像に応じた形で，医療が一枚かむことで，社会活動，地域生活は，当事者ととっても，周囲の関係する人々にとっても，ずいぶんと医療や福祉などが受け入れやすく行いやすくなることは容易に理解できるであろう。このような場合においては，医療が関与しないサービスコーディネーションやマネジメントは事実上意味をなさないのである。

社会保障に関するプログラム法の議論においても，特に医療介護の連携の中で，地域と主治医機能がキーワードになっている。精神疾患の治療を受けている状態の精神障害者にとって，特に精神疾患の病状の変化しやすさ，第三者からの見えにくさなどを考慮すれば，医療介護の議論と同様，地域における主治医機能の確立こそが，地域生活を支える基本となることは論をまたない。主治医機能とは，基本的に，24時間365日の支援体制をとることであり，公的な精神科救急制度と相補いあって，そのような体制を確立することが強く求められよう。自院受診中の患者についてのミクロ救急を責任を持って対応することが基本であり重要である。

II 精神科医療機関，とりわけ精神科診療所や小規模精神科病院への政策からの期待

今後の精神科医療機関に政策が期待するものは何なのか。それは，①予防・治療・地域生活支援におけるアクセスのしやすさ，②治療の継続性の確保，多様な治療ニーズへの対応，③必要な治療マネジメントの提供・実施の3つの点について，地域サービスの要として機能するということなのである。政策は，平成16年の精神保健医療福祉の改革ビジョンの例をだすまでもなく，「病床削減」，「地域移行」，「地域定着」などの言葉が示すとおり，「地域生活」を実現するための精神保健医療福祉を政策として掲げてきた。平成18年の自立支援法の施行によ

り，地域生活を支える生活支援・福祉支援，就労支援のメニューはそろった。そして，サービス量は拡充されつつある。しかし，地域移行も地域定着も期待されたほどには進んでいないのはなぜだろうか。それは，精神障害者は精神疾患を持っているという事実が自立支援法では軽視されたこと，そして，医療を含むケアコーディネーションが必要な当事者に対する適切なサービスのコーディネーションがなされてこなかったためと考えられる。治療継続性とサービスの多様性は，ケア・プログラムとして，サービス・マネジメントとして適切にコーディネイトされ，マネージされることで初めて地域生活移行・定着の推進力となるのであり，自己実現へと導くのである。

　平成26年度から障害福祉サービスを受ける場合には原則全例にサービス利用計画の策定が必須となった。しかし，自立支援法の成立過程を含む諸事情を勘案すれば，法のルールどおりの範囲にとどまる限りにおいて，サービス利用計画が直ちに医療サービスを含む真に必要な包括的にして簡潔なケアマネジメントを提供することは期待できない。そこで，その役割を医療機関が計画相談事業を行い，そこで医療との連携，すなわち，支援哲学を共有し，支援技術を標準化し，患者・利用者情報を共有化し，効果的にサービスをコーディネートし，マネジすることで，制度の持つ矛盾を運用面から解決できるものと考えている。すでに多くの医療法人がサービス利用計画策定能力を有する事業所を同一法人内に開設，事業展開している。自ら計画相談の事業所を設置することがさまざまな理由で困難な場合の次善のしかしながら優れた成果が，効果的，効率的にサービス提供可能な場として，そしてサービス機能として，デイケアに大いに期待している。デイケアの一環で，そのひとが地域でその人らしく暮らす，ケアマネジメントを創造するのである。それは，医療側からの運用としてのものでも効果的であろうし，当事者自らが作成する「セルフ」計画というかたちをデイケアが支援することで，制度に乗せた形とすることも挑戦の価値があると思う。

　さて，具体的なデイケアの内容を考えるとき，対象者の層別化とそれに応じたデイケアプログラムが準備され，参加と卒業の基準が示され合意される必要がある。従来の地域精神医療の議論は当事者をすべて単一の状態であるかのようにと捉える議論が多く，実質的な解決にならなかった。サービス量，サービスの種類，医療サービスの関与の多寡，同時に提供される福祉や就労支援サービスの内容・組み合わせなど，サービス利用者の特性により層別化されるべきであり，その対象者層に対し，適切な目標と卒業基準，再参加基準等が定められるべきであろう。

対象の層別化を踏まえた，デイケア・プログラムの中で，福祉サービスも含むケアマネジメントが展開されるという選択肢は，今後のデイケアの，そして医療側からのケア・マネジメントのあり方として，評価が検討されるべきものと考えている．

III 多機能垂直統合精神科医療の必要性と合理性

　入院医療の見直しと，諸外国における経験とエビデンスを踏まえ，また，あり方検討会報告やその後の精神保健にかかる厚生労働省の検討状況を踏まえると，入院外精神保健サービスに，抜本的な変革の必要性があることは自明である．

　筆者は，行政における精神保健の実務面の責任者であった経験，さらに検討の場での議論や国内外の優れた施設や取り組みから，「多機能垂直統合型精神科医療機関」が有力な選択肢の一つとなると考えている．イタリア（トリエステ[4]，ベローナ），英国（ロンドン），カナダ（バンクーバー）のサービス提供の骨格と，メニューには，その基本的なところで共通点があると考えており，その基本的なところを日本の制度や実情に合わせて展開していくことが，日本の地域精神医療実現のカギになると確信している．

　多機能とは，外来診療機能，デイケア機能，アウトリーチ（訪問診療，訪問看護）機能，計画・相談支援機能（ケアマネジメント，相談支援，24時間ミクロ救急機能）を基本型とする．これに，就労支援や雇用支援の機能や居住支援機能（特にクライシスハウス的な機能や入所型の生活訓練施設機能なども期待されよう）が加われば盤石であろう．

　垂直統合とは，さながら一つの組織のごとく，よく統合されたサービス提供の機能と体制を持つことを意味する．これは，支援哲学の共有，支援技術の標準化，患者情報の共有化，毎日の多職種チームミーティングの実施，職員のローテイトを含む適正配置などの観点から，同一医療法人における運営が圧倒的に有利であり，合理的と考えているが，地域に応じてさまざまであってもよいと考えている．

　地域に責任を持ち，患者や住民への治療継続性を含めたアクセスの保障を実現している，地域精神保健を実現した国においては，基本的にこのような多機能垂直統合型になっているのである．英国のNHSの例はもちろんのこと，イタリアの地域精神保健センターの例，カナダのバンクーバーモデルの例などをみれば，保健医療を核とした多機能垂直地域精神保健モデルなのである．多機能垂直統合

型のメリットは，特に同一法人の場合には，財源が一種のバスケット型というかプール型として，財源配分すなわち人やサービスの配分が柔軟に実施可能ということである。これにより，医療や福祉の財政的にも効率的な運用が期待できる。出来高と地域予算性のバーチャルな融合を通じて，財源の効率的な活用が図られることになるのである。副次的効果として，経営の安定化にも寄与する。

　この多機能垂直統合型が有効に機能するための条件も考えておく必要がある。一つは，抱え込みが必要でない患者まで抱え込まないことである。これは，患者情報の共有化が図られるメリットを活用して，地域精神医療活動の成果を透明性高く公開していくことで担保することができる。

　次に，ニーズ発生から実際の診療開始までのタイムクロックの設定である。何日以内という設定をして，モニタリングと評価の公表が基本になろう。

　臨床症状が重かったり，生活機能が大きく障害されているために，医療や生活支援サービスのヘビーユーザーである場合はもとより，症状の軽重にかかわらず，発症初期の心理教育等を含む濃厚な治療はその後の予後を大きく改善させるというエビデンスが欧米では定着している[5]。層別化し，適切な内容のケア・コーディネーション（サービス・マネジメント）が医療を含めてなされること，そしてサービス提供のモニタリングが毎朝の多職種チームミーティングで的確にモニタリングされ，フィードバックされていくこと，そのために必要な患者等の情報が容易に共有できること，が運用上の基本になるものと思われる。

　なお，諸外国においては，入院が必要になる場合を含め，自らはサービスを有さないものについては，あらかじめ当該サービス機能を有する他機関と利用契約を結ぶ等の対応がなされているのが一般的であり，日本においても参考となろう。また，精神科救急システムなどのマクロ救急との連携も重要であり，機能分担と連携を通じて，基本的な地域精神医療サービスについては，責任を全うできることを目指すべきと考える。

IV　実現への具体的な道筋

　地域における精神保健の主治医機能を多機能垂直統合型精神科医療機関が担うという，地域精神保健のニュー・パラダイムの実現のための制度的，財政的な観点から具体的なロードマップについて検討してみたい。

　社会保障と税の一体改革とそれに続く議論の中で，精神科医療についても医療

費の充実,地域医療の強化,入院医療の質(人員配置の増等)の強化と平均在院日数の短縮などが示された(平成23年7月閣議決定「社会保障・税一体改革成案について」)。その後の社会保障プログラム法案検討にあたっての議論においては,診療報酬による誘導の限界,医療提供体制改革による抜本的な地域医療改革の実施,財源としての消費税財源の活用などが議論されている。社会保障審議会医療部会や医療保険部会等においても医療法改正や地域医療構想(ビジョン)策定等についての議論がなされているところである[6]。現時点で地域医療構想策定と消費税財源による904億円規模ともされる基金の活用等により地域医療提供体制の具体的なモデルチェインジなどのメニュー事業の可能性などについては,一般病床を中心とした議論になっている。

平成26年6月に社会保障プログラム法に基づく医療介護一括法案が成立した。これにより,医療法改正による地域医療構想の策定や,地域医療基金を財源とし,地域医療に必要な事業の実施が決まった。国会審議の過程で,精神医療分野についても,地域医療基金を活用した地域医療構想を実現するための諸事業の実施が例示された。医療計画では,精神疾患の追加は6年遅れの決定になってしまったが,地域医療構想の活用による地域における最適化モデルの実現の可能性を,今回みすみす見逃してはならないと考えている。多機能垂直統合型精神科医療機関の地域における展開こそが,選択され,合意され,推進されるべきものであることは,明白なのであるから。

文　献

1) 厚生労働省HP(2009)精神保健医療福祉の更なる改革に向けて(今後の精神保健医療福祉のあり方等に関する検討会報告書)について http://www.mhlw.go.jp/shingi/2009/09/s0924-2.html
2) Ito, H., Frank, R.G., Fukuda, Y., et al. (2013) Mental health care reforms in Asia : the regional health care strategic plan : the growing impact of mental disorders in Japan. Psyciatric Services, 64(7), 617-619.
3) 水野雅文・山田紗梨(2014)制度・システムからみた退院支援.精神科治療学,29(1),3-11.
4) 坂本沙織(2013)精神障害者地域生活支援の国際比較—イタリア.海外社会保障研究,182, 16-28.
5) Hegelstad, W.T., Larsen, T.K., Auestad, B., et al. (2012) Long-term follow-up of the TIPS early detection in psychosis study : effects on 10-year outcome. American Journal of Psychiatry, 169(4), 374-380.
6) 内閣官房HP(2013)社会保障と税の一体改革　http://www.cas.go.jp/jp/seisaku/syakaihosyou/

Ⅱ　コミュニティケアを支える技術
錦糸町モデルの理念と実践

1　地域ケアチームの形成のための集団精神療法的視点

窪田　彰

I　毎日のレビューミーティング

　当院では，その日の外来診療が終了したのちに，外来スタッフ（事務職員も含む）・デイケア・訪問看護ステーション・相談支援センター・就労支援センター等の職員が集まって，その日の新患紹介に始まり，気になった事象・心配な患者・明日に積み残しになった問題等を出しあって情報交換をし，方針を検討している。
　欧米の地域精神保健チームの場合は，朝の仕事はじめにチームミーティングを行っている場合が多いと聞く。朝一番に，その日の予定を確認してチームがスタートするのは，その日の全体の予定が見渡せて良いと思うが，一般に日本の外来診療所では朝早くから患者が詰め掛けており，一刻も早く外来をスタートしなければ待合室の雰囲気が悪くなるために，まずは朝の診療からスタートせざるを得ないのが実情である。朝夕の診療の始めと終わりの2回のミーティングが持てればさらに良いが，全体のミーティングが日に1回しか持てないならば，夕刻の方が情報量は多いように思える。何しろさっき会った患者のことだから，印象は鮮明である。
　ミーティングの持ち方としては，なにから始めても構わないが，当院では医師からの新患紹介から始めている。その新患に今後はコメディカルの誰が担当者になるか，どの程度の支援が必要か話し合い，時には入院の検討になることもある。昔，英国のディングルトン病院を見学した時には，朝のミーティングは秘書による前日の外部や患者からの連絡等の報告に始まっていた。当時は，地域チームに秘書がいること自体が驚きであった。また，各病棟に専属の事務職員がいて電話の対応に始まって，医療費請求等を行っており，とても合理的に思ったものである。
　当院では，レビューミーティングへの参加者は，事務部門を含めて外来関係者

は全員だが，他の部門からは，代表が一人ずつ参加していて，各部門から今日起きたことや，今後の課題や，来週開く行事などを伝えている。ミーティング自体には，おおよそ30分から1時間を当てている。報告の仕方は，単に記録を読み上げるのではなく，各職員の気持ちに引っかかりがあったことを重点的に報告するようにしている。その方が，ポイントを突いた話し合いになると感じている。

これらの情報は，レビューノートとして職員室に置いてある1冊のノートに記録してあり，参加できなかった者は，翌朝の一番にレビューノートを見て全体状況を把握してから仕事に入るという流れになっている。これは，電子カルテを用いている医療機関であれば，各自がパソコンを立ち上げれば引き継ぎの重要情報を共有して見ることができるが，紙資料はその場の雰囲気も含めて，一目で分かる便利さがあり，捨てがたいものがある。

II 多職種チームにおける集団精神療法的視点とは

精神科地域ケアの発展を考えた時，診察室での診療に留まらない治療的グループ活動や，さまざまな多職種チームの力が必要になる。そのような中で，編者は日々さまざまなチームミーティングに参加しており，多職種チーム自体が集団の場であり，集団精神療法的視点が欠かせないと考えている。さらに，ハードユーザーへの支援を考えるとチーム内の迅速な情報伝達が重要であり，良好な連携が取れていなくてはチームが機能しないものである。

地域ケアにおいてその役割を果たすために，精神科デイケアばかりではなく，グループホームや訪問看護ステーション等を開設した多機能型精神科診療所のスタイルが求められている。精神科診療所が多機能型になることで，関連職員も増えて支援の道が広がっていく。機能が増えただけではなく包括的な連携が可能になり，より支援の質が高まるならば，多機能にした価値が生きるのではないだろうか。このような，多職種で多機能な医療チームの形成において集団精神療法的視点がどのように役立つか考えてみる。そこで，治療チームに必要な要素を以下に挙げてみた。

第一に，場の全体に漂う安心感や相互の信頼感が重要と考える。スタッフ同士が相争っている状況では治療的に良い結果をもたらすことは困難である。

第二に，このチームの治療の質を高めたいという職員の士気が，漠然としていながらも保たれ共有されている感覚が重要である。この，自分たちの治療の質を

良くしていこうという思いが，多少なりともチームに共有されていなくては，治療の場の改善は望めない。

　第三に，そのチームの一員として働く上で，自己自身の成長につながる体験が得られることがあればさらに望ましい。そこにおける仕事を通じて，なんらかの学習体験や気づきがあってこそ働きがいが生まれるものである。

　第四に，怒りや不安など否定的感情を否認するのではなく，それが検討される機会があり受け止められるチームであることが重要である。職員同士に感情の衝突や，誤解が生じることはしばしばあり，それが何らかの形で互いに語られチームに共有されることにより，自分自身が支えられているという感覚が持てるならば幸いである。

　第五に，これらの基本としてチーム内外に起きていることの情報が十分に共有されていることが大切である。情報が十分に提供されていないところで発言を求められても，状況が分からず何を語って良いか判断できないものである。情報が共有されてこそ，自発的な発言ができるものである。

　多職種チームにおいて，これらの環境を生みだすための一つの視点として，編者には英国に生まれた「治療共同体」における集団精神療法的考え方が基本となってきた。

　治療共同体の理念を簡略に述べると，

① 情報の共有化への努力：参加メンバー同士が自由に自分の意見を語り合うには，自分の置かれている状況がある程度判っていなければ発言はしにくいものである。可能な限り情報を皆に伝える工夫や努力が重要である。
② 上下二方向からのコミュニケーションの尊重：医療機関等ではどうしてもヒエラルキーが生まれて上意下達になりやすい。ヒエラルキーの末端からの意見が，発言しやすく大切にされてこそ，ミーティングが生きてくる。
③ 全員一致の決定：決め事があるときは簡単に多数決にせず，話し合いで十分に意見を出し合って，全員が納得する程度に揉んでからの決定が望ましい。
④ コンフロンテーション（直面化）による学習体験：気になったことを胸の内に秘めて我慢するのではなく，ミーティングの場に表明して皆の意見を求める。そうすることで課題が直面化され，十分な検討を経ることができるならば，それが互いの学習体験になることを期待している。
⑤ リーダーシップの多様化：多様な活動場面がある場合は，リーダーシップが

移り変わるように工夫し，多くの者がリーダーシップを共有し個々に発揮できる機会を生かすことが必要である。
⑥コミュニティミーティングの重視：そのグループ活動に関わる可能な限り全ての者が参加するコミュニティミーティングを開き，その場で起きていることを話し合う機会を定期的に持つことが重要である。その他にも，さまざまな機会をとらえてミーティングを開くことを大切にする。

　これらの課題が，治療共同体の理念として語られてきた。
　しかし，今日では治療共同体が実践された1970年代の英国の精神科病院とは，随分と時代・環境が変わってきており，その理念を尊重しつつ現状の環境の中で応用していると言えよう。例えば，現在の精神科デイケアの場でも，コミュニティミーティングを開くことになるが，地域で暮らす通所者との間での全員一致の決定と言っても，そのミーティングではメンバーは毎回少しずつ変化し，全員が集まること自体が困難である。それでも鈴木は，ミーティングで何か決め事がある時には，すぐに多数決を取るのではなく十分に議論を尽くして全員が納得できるゴールを目指して「揉む」ことを重視する姿勢が必要であること，決めることが大切なのではなく，その話題を巡って十分な議論を尽くすことによって，ミーティングの中で個々人が大切にされている感覚を生み出すものであると指摘している。
　この，治療共同体の考え方では，コンフロンテーション（直面化）が重視されていたが，時には激しいコンフロンテーションにより修復不能な人間関係に陥ることがある。この展開は，チームリーダーの資質によるところも大きく，技術を要するところと言えよう。怒りなどの強い感情を，直接的にぶつけてしまう方があっさりして良い時と，互いを傷つけてしまい悔いが残る時があると思える。編者は，特に統合失調症の患者とのグループでは，直面化にはある程度の配慮が必要と考えている。

III　英国での体験から

　編者は1980年頃に，英国のスコットランド近くのメルローズという小さな町の坂の上にあったディングルトン病院で，治療共同体に接した体験が印象深い。ここは，マックスウェル・ジョーンズの著書『治療共同体を超えて』で日本にも知られた病院であり，1970年代には，イタリアのトリエステで精神科医療改革

を行ったフランコ・バザーリアが見学し，影響を受けたことでも名高い。

　当時，英国から帰国して間もない鈴木純一先生からの紹介で，見学実習をさせていただいた。病院に到着すると，編者が訪問することはすでに院内広報誌で知らされており「日本からいらしたのですね」と，どこでも暖かい歓迎を受けた。この，事前に患者を含めた全員に来訪者の情報も共有されていることが，情報共有への並々ならぬ努力を感じさせてくれた。ここでは，毎朝3つの居住地区に分かれてスタッフミーティングが行われており，そのチームミーティングは各地区の入院担当と訪問担当の職員の合同であったことが，まず驚きであった。日本では，一般的に入院と外来の訪問職員とは，別々にチームミーティングが開かれている場合が多いが，ディングルトン病院では担当地区ごとに訪問活動と病棟運営とが一体になったチーム運営が特徴的であった。病棟も居住地域別に運営されていたのである。見学当時の感想としては，職員自身に臨床活動のグループから学ぼうとする積極的な姿勢が見られ，精神科病院の運営に集団精神療法の視点を入れてミーティングを随所に生かしながら実践しているのは，素晴らしいと思ったものだ。

　あれから30年以上が経ったが，最近の英国のコミュニティケアの現状を英国の精神科医のリー・アンドリュー先生に教えていただく機会があった。1990年代には英国では精神科病院を大幅に削減して，人口数十万人に40床程度の精神科病床を総合病院の中に用意したこと，さらに2000年以降は，総合病院の敷地内の40床はそのままに生かして，組織形態を総合病院から分離して「地域精神保健チーム」（CMHT）（図1参照）に組み込んだ形に変わったと教えられた。例えば，40床の病棟を中心にした地域精神保健チームを形成して，そこで数十万

各精神科専門医（Consultant）は
　●研修医1名
　●臨床心理士1名
　●精神科専門看護師数名
　●精神保健福祉士
　●作業療法士
精神科専門のチームを形成して，決められた地域の患者や住民（2〜3万人）に精神科医療を提供する

図1　英国のCommunity Mental Health Team（地域精神保健チーム方式）

人の対象地域をさらに人口数万人ずつの7地域に分け，担当地域ごとに医師一人と数名の看護師と数名のコメディカルのチームを組み，外来診療と訪問活動と入院治療等の精神科地域ケアを包括的に実践している。人口数万人単位で，外来と訪問と入院を組み合わせた多職種チームで地域支援をしようというのは，かつてのディングルトン病院の地域単位の臨床活動の基本を引き継いでいると感じた。

Ⅳ　臨床現場での多職種チーム

　精神科診療所では，どうしたらチーム医療が成り立つのだろうか。集団精神療法を実践すればうまくいくとは限らない。それでも，集団精神療法の経験と理解を持っていれば，多少は助けになることもある。集団には，さまざまな感情が生じるものだという経験と，感情的やりとりが相互理解の助けになるかもしれないという認識を持つこと，集団は放っておいても自然に動いてゆくものだという楽観主義に立てることが，助けになるかもしれない。

　日常の職場での職員集団の活動は，集団精神療法そのものと言うわけではない。違いの一つに，多くの職員は仕事上での集団の関わりから何かを学ぼうと意識して職員になったわけではない。むしろ職員としての率直な気持ちとしては，自分は他人に責められたくない，恥ずかしい思いはしたくない，争いたくない，できれば褒められたい，といった程度の思いが誰にでもあるものである。当然，職場では感情のぶつかり合いを避けた付き合いが一般的である。それでも，長い付き合いのうちに隠していた本音が，時折ちらっと見えてしまうだろうし，忙しくなれば，ストレスがたまる。そうした中で，職場とはいえ意図せずに感情的対立が起きてしまうことは避けられないものである。

　このような時に，相互理解をどう図れるかが職場の解決力である。日頃から十分な情報の交流があれば，そもそも感情的行き違いは起きにくいかもしれない。また，早いうちに「そのやり方は，私にはつらい」と表明できる環境があれば，争いは未然に防げるかもしれない。また，強力なリーダーがいて「そんなことで争うんじゃない」と一喝することで，表面的にはおさまるかもしれない。さまざまな解決の道があるが，可能ならば互いに納得できて，嫌な思いを残さない解決が望ましい。さらに，そのやりとりをきっかけに，より良いグループ感情が育つことが望ましいものである。

　そこで，多機能・多職種でのチームが成り立つ工夫を考えたい。

第一の工夫は,「職員の相互乗り入れ」である。法人内の複数の職場に勤務することで,互いの現場を体験し相互理解を深めて行く方法である。これについては後で詳しく論じる。

　第二の工夫は,ミーティングを活用することである。編者の診療所では,さまざまなレベルでのミーティングが常に開かれている。一つは既に述べたが,毎日の外来診療終了後に,外来のレビューミーティングが開かれている。この場が日々の診療所活動の集約の場になっているのである。部門ごとの毎日のミーティングの終了後にレビューミーティングに集まってくるのであり,ミーティングは重層的構造になっている。各部門との情報のすり合わせがここでできることになる。

　また,毎週木曜日の昼には,1時間半の管理職ミーティングがある。ここには各部門の部長6人が集まり,全体の臨床活動の方針や人事について検討をしている。この場に,各部門から情報が集約されることで,重要問題は比較的早く対処が可能になっている。新規事業は,何度もさまざまな視点から論じ合って,半年以上をかけて十分に「揉む」ことをした上で方針を決定している。人事採用もこの場で面接をしており,ある程度は人事の苦労も共有できていると感じている。職員の配置は,管理職のチームが配置ミーティングを重ねて工夫・検討している（177ページのコラム参照）。

　毎月1回の午後7時から9時の間には,20～30人ほどの参加者で「デイケア・ナイトケアスタッフミーティング」を開いている。主要な議題を事前に整理して準備し,各デイケア部門の活動報告はレポートを準備している。この夕刻の2時間で,デイケア相互の職員間の情報共有と,事例検討や今後の方向性等の重要課題を検討している。

　この他,月1回の「地域ケア会議」は,訪問看護ステーションと相談支援センターと合同で,方針の検討と共に最近の重要事例の検討を中心に開いている。また,第2火曜日の夜に開かれる「精神療法研究会」は,詳しいレポートを元にした事例検討会である。この他にも地域に呼びかけた勉強会を実践しており,他施設との人事交流の場になっている。このように,さまざまなレベルでのミーティングと勉強会があって,職員はさまざまな考え方に揉まれて成長していく構造になっている。

　第三に,基本の課題であるが「情報の共有」への努力が重要である。職員の相互乗り入れで,毎日それぞれの職場の職員構成が変わるのが当院の特徴である

が，逆に1週間を通して同じ場に勤務している者がいないことになる。そのために，その間の情報をつなぐ努力が大切と考えている。それぞれの職場では，2日以上続けて勤務する職員のリレーで情報をつなげるようにしている。もちろん「レビューノート」があり，毎日の注意すべき事象はそのノートを見れば，共有できるようになっている。それでも実体験からの言葉による情報こそが重要であり，人のつながりを大切に考えている。こうした努力をしても，なお十分に情報が行き渡っているとは言えない。今後も不断の努力が必要と感じている。

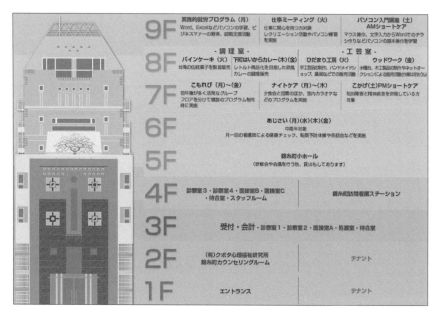

図2　錦糸町クボタクリニック建物図

2 精神科外来医療における コメディカル・スタッフの役割と協働

岩井　昌也（臨床心理士・精神保健福祉士）

はじめに

　精神科診療所には医師と看護師や事務職員の数名で診療している比較的小規模なものから，看護師や事務職員に加えて精神保健福祉士，作業療法士，心理士など多職種のコメディカル・スタッフが協働している比較的大規模なものがある。筆者が勤務する錦糸町クボタクリニック（以下，「当院」と表記する）は後者にあたり，本院・分院と合わせて医師21名を含め総勢70人を超えるスタッフがいる。そのうち精神保健福祉士や心理士，看護師，作業療法士などのコメディカル・スタッフは40名以上おり，この様に多くのコメディカル・スタッフが勤務する民間の精神科診療所は多くはない。

I　外来におけるコメディカル・スタッフの主な業務

　当院の外来診療に関わるコメディカル・スタッフは，看護師，精神保健福祉士，臨床心理士など約25名である。コメディカル・スタッフの業務は多岐にわたっており，例えば，患者が初診で外来受診するとコメディカル・スタッフは初診カルテを作成し，医師の診察の前にインテーク面接を行っている。インテーク面接では病気の経過や現在の症状，治療歴，病気や問題の背景，生育歴，家族歴，身体情報などを時間をかけて丁寧に聞き取り，カルテにまとめて初診を担当する医師へ説明をして診察につなぐ。そのほかにも患者やその家族と会ってさまざまな悩みや困りごとを聞き，労をねぎらい，共に問題解決したり，自立支援医療制度や障害者年金制度，精神障害者福祉手帳などの福祉サービスについて患者や家族に説明し手続きをサポートする。病状が悪化し入院が必要な場合には医師と相談して入院受け入れ可能な病院を探し入院紹介する。福祉事務所や地域の保健セン

ターなどの公的機関と連携を取り患者の生活をサポートしていくなど，コメディカル・スタッフは幅広い業務をこなしている。

　また，当院のコメディカル・スタッフが行う業務の特徴として，医師の診察の前に1回20分程度の事前面接を行っている。当院ではこれを「ミニインテーク」と呼んでいるが（以下は「ミニインテーク」と表記する），そこでは前回の受診時から今日までの間の患者の病状や服薬状況，睡眠などの生活リズム，食欲や体調，生活上の変化や主な出来事，家族との関係や現在困っていること，抱えている悩みなどを聞き，カルテに記載する。このミニインテークは主治医の診察と必ずセットで行われており，保険診療枠なので追加料金は発生しない。ミニインテークをすることで主治医はあらかじめその記載に目を通すことにより診察を円滑に進めることができ，同時に患者側のカウンセリング・ニーズをも満たすことができる仕組みとなっている。

　ミニインテークには一人のスタッフが固定して担当し継続的に関わっていくスタイルと，特定のスタッフに固定せずその時々で心理士や精神保健福祉士または看護師などさまざまな職種の人と話すことができるスタイルがある。特に外来患者数の多い医師が担当する患者については，基本的にすべての患者に対してミニインテークを行っている。

　担当するコメディカル・スタッフの職種によりミニインテークの内容や進め方にも特徴がある。たとえば心理士がミニインテークを行う場合には患者の性格面や家族関係，対人関係，精神力動的側面により焦点を当てた面接や，認知行動療法を応用した面接を行っている。一方で，精神保健福祉士が行う場合には福祉制度の活用や社会や地域との関わりなどが話題となることも多い。看護師が担当すると体調面の話題や健康相談的な内容がメインとなったりする。また，職種に関係なくスタッフそれぞれの個性や指向性が反映されることもある。患者側もそれぞれのニーズに応じて担当者を選んだり，話したい内容に応じてその都度「今日は看護師さんにお願いします」など希望することもあり，フレキシブルな対応が可能となっている点も非常にユニークであろう。

II　患者個人と外来全体を見る視点

　当院の外来ではコメディカル職員は，ゆるやかな担当制を取っている。例えば患者からの希望があったり医師からの指示があると，一人のスタッフが個別担当

として継続的に患者のミニインテークを行うことになるが，それだけではなく障害年金を申請する際には精神保健福祉士が相談に乗ったり，デイケアで困難なことがあったときにはデイケアスタッフと連携を取って対応について検討する。

　最近では福祉事務所や保健センター，地域生活支援センターなどの支援施設やケアプランを作成しているケアマネージャー，児童相談所などから定期的な関係者会議（ケア会議）への参加を求められることが増えてきた。そのような場合にはコメディカル・スタッフが「ケースマネージャー」としてその患者を担当し，会議に参加し，その後も個別担当として継続的に関わっている。

　また，個別担当していなくてもミニインテークで何度も会って話を聞いていると，その患者の日常生活の様子や家族関係，交友関係などが継続的に分かってくることがある。さらに会計や予約の時に言葉を交わすことや決まった曜日に通院する患者とは自然に顔見知りになり，ちょっとした会話の積み重ねでその日の患者の体調や精神状態が分かるようになることも多い。このようにコメディカル・スタッフが個別担当をすることでより細やかな対応をすることができるし，個別担当ではなくても外来で顔を合わせ言葉を交わしたりちょっとした話をすることで患者の様子をよりよく理解できる。そうして診察室以外で知り得た情報は主治医にフィードバックされ，医療チームとしてその患者の治療に役立っていくのである。

　一方，外来全体を見ていくという視点では，当院の特徴として外来の責任番制度というシステムがある。これは各曜日に責任番のコメディカル・スタッフを置き，そのスタッフが各診察室の進行状況を見たり，新患が来たときにどの医師に診察してもらうかを割り当てたり，休憩時のスタッフ交代の順番を決めたりするなど，外来全体の様子を把握し判断する役割をしている。責任番スタッフは待合室や受付の状況について他のスタッフから逐次報告を受けており，外来で何か問題が起きたときにはスタッフに対処の指示を出すのである。その他にも警察から患者についての状況照会が来たときの対応や，外部とのやりとりにおける判断も求められたりする。医学的判断が必要なときには当然ながら医師の指示を仰いだり対応を依頼するが，外来全体を円滑に運営していくためには責任番のスタッフを含めコメディカル・スタッフ一人一人が外来全体の責任を持つ気持ちで業務に臨むことが大事である。

Ⅲ　情報を共有するための工夫

　外来診療に関わるスタッフの数が多いと，お互いに情報を共有したり治療方針についてのコンセンサスを得ることはなかなか大変なことである。そこで当院では毎日の診療が終わった後にその日の外来に従事していた医師，コメディカル・スタッフ，事務スタッフやデイケア部門の責任者スタッフ，その他の部門のスタッフが一堂に会して40分程度のミーティングを開いていると述べた。当院ではこれを「レビュー」と呼んでいるが，レビューではその日の新患や具合の悪い患者について医師から報告があったり，スタッフがミニインテークや待合室で気がついたことを報告したりするほか，デイケアでの患者の様子や訪問看護スタッフから訪問患者の報告も受けたりしている。デイケアの利用を進めたい患者について医師からデイケアスタッフに情報提供したり，ミニインテークの情報などを踏まえながら医師とスタッフで治療の方向性を議論するなど，レビューは単なる報告会ではなく，患者についての情報を共有し治療状況や今後の治療方針についての認識を共有するための非常に重要な機会となっているのである。

　レビューは通常，スタッフルームで行われている。当院にはスタッフルームが一つしかなく，そこはレビューをする場所だけでなくコミュニティ・スペースとして医師もコメディカル・スタッフも事務職もみんなで共有している。そこで見られる風景は，昼休みになると午前の診察を終えた医師や交代で食事休憩に入ったスタッフが顔を合わせて食事をしながら雑談をしたり患者の情報共有をしているのである。そこにデイケア・スタッフが通りかかると，初めてデイケアに参加した患者の様子についてのおしゃべりが始まったり，訪問から帰ってきた訪問看護師がスタッフルームに寄って休憩しながらみんなで訪問の話をすることもある。また，診察の合間に休憩に来た医師とスタッフで情報交換をしたり，事務スタッフが用件を伝えに来ることもある。

　このようなことは，医局や心理室，福祉相談室，看護師の休憩所と各職種ごとに部屋が分かれているような病院ではなかなか見られないことであろう。このような風通しの良さも多機能型精神科診療所の大きな強みである。

IV　職種を超えた多様な業務

　このように外来部門は心理士，精神保健福祉士，看護師などさまざまな職種のコメディカル・スタッフで構成されさまざまな業務を担っているが，当院の大きな特徴としてスタッフ一人一人が自分の職種上の業務を超えてさまざまな業務を多機能にこなしているという点がある。
　例えば心理士は通常，初診患者のインテークやミニインテーク，心理検査などの臨床心理業務を行うのであるが，当院の心理士はそれだけではなく精神保健福祉制度や手続きの仕方を患者本人や家族に説明したり，患者の入院紹介をしたり福祉事務所や保健センターと連絡を取るなど，通常は精神保健福祉士が担当となるような業務もその職種に関係なく行っている。これは精神保健福祉士も同様であり，さらには受付業務や書類作成業務なども職種に関係なくスタッフ総出で行っている。もちろん，看護業務のように特定の資格職種しかできない業務もあるが，多くの業務は多職種が兼任で行っているのである。
　コメディカル・スタッフがその職種に関係なくさまざまな業務を担うことには，いくつかの大きなメリットがある。一つは何かしらのニーズが発生したときに，職種ごとのスタッフを選ぶことなく迅速に必要なサービスを提供できることである。たとえばミニインテークの必要が生じたときに心理士のみが話を聞くのでなく，心理士を待たずにほかの精神保健福祉士もすぐに話を聞くことができるし，入院紹介のニーズが出たときに精神保健福祉士の手が空くのを待たずに心理士が入院先を当たり，日程などを家族と調整し，入院に必要な書類などを整えたり関係機関に連絡を取ることもできる。そうすることにより患者や家族の立場からは必要以上に待たされることが少なくなり，主治医の立場からは指示がより迅速に行われるのである。
　ほかにもその患者をよく知るスタッフや，同じ曜日に勤務していることから受付などで顔見知りであるスタッフがミニインテークをしたり相談業務を担当することで，患者側の不安感がより軽減するというメリットもあるだろう。患者の具合が悪いときなどにあまりよく知らないスタッフに対応されるよりも，普段から顔見知りで話したことのあるスタッフに対応してもらえると患者側もより安心できるかもしれない。
　このように職種を超えた多様な業務をこなすためには，たとえ心理士であっても障害年金の仕組みや精神保健福祉手帳の申請の仕方など精神保健福祉に関わる

諸制度ついて一通りの知識を得ておく必要があり，また精神保健福祉士もカウンセリング技術や精神力動についての一通りの知識を見につけておく必要がある。処方薬の種類や用量，薬効についても最低限の知識は必要であり，生化学的検査の値などもある程度理解しておけばそのことを話題にして患者と語り合うこともできる。精神科外来診療に関わるさまざまな知識を習得しておくことは，それぞれが専門分野の知識だけに留まらず視野を広げて患者を包括的に理解することにもつながっていくのではないかと思われる。

　一方で，たとえば障害年金の申請などは心理士でも比較的容易に説明することはできるが，生活保護の申請について詳しく分からなければ他の精神保健福祉士に頼んで代わりに説明してもらうようにしている。また，神経症圏の患者に対するカウンセリングは精神保健福祉士が担当することができても，境界性人格障害やより重篤な人格障害の患者に対するミニインテークは心理士が担当することが多い。入院紹介の際，患者が内科的疾患を併発している場合には，心理士や精神保健福祉士よりも看護師の方が身体的情報や生化学的情報を入院先の病院により的確に伝えられるだろう。このように専門性がより必要とされる状況ではその専門スタッフが対応しているが，そのことはむしろスタッフの間に相互理解と協力体制，相手の専門性に対する敬意が生まれ，各自の専門性をさらに高め合い，結果的に職種としてのアイデンティティはより一層意識されるようになるのである。

V　精神科外来におけるコメディカル・スタッフの役割

　多機能型精神科診療所の外来におけるコメディカル・スタッフの役割を一言で言うと，それは「繋いでいくこと」である。例えばミニインテークをとって患者から聞いた情報を診察前に主治医に伝えることで，診療が円滑に行われるよう患者と医師との間を繋ぎ，患者の話しに耳を傾けることで，その苦労や病気に対する理解と治療とを繋ぐことができる。また，外来診察の結果をデイケアスタッフに伝えて患者をデイケアに繋げたり，訪問看護スタッフに情報を伝えて精神科訪問看護の導入へと繋いでいく。地域で生活をしたり就労したい患者については地域の生活支援センターや就労移行支援，就労継続支援B型事業所（作業所）に繋いだり，福祉事務所や地域の保健センターとも連携を取り，必要に応じてケア会議などにも参加する。そして訪問看護ステーションのスタッフから聞いた患者の日常生活に関する情報や，デイケアスタッフから聞いたデイケアでの様子を主

治医にフィードバックすることで，診察以外で得られた情報を診察や治療に繋ぎ，院内の各部門と外来を繋いでいくのである。

　このようにさまざまな情報がコメディカル・スタッフのもとに集まり，それを他部署・他職種に繋いでいく「ハブ」のような役割がコメディカル・スタッフには求められているのではないだろうか。そしてこのような役割をコメディカル・スタッフが果たすためには，コメディカル・スタッフが自身の専門性を活かしつつも他職種の業務についても精通し，できる範囲で他職種の業務をともに担い，医師を含めて各種のスタッフと情報を共有することがとても重要である。

3 精神科デイケアの実際

尾崎　多香子（精神保健福祉士）

I　精神科デイケアとは

　精神科デイケアは，急性期の症状がある程度落ち着き，リハビリテーションが必要となってきた時に利用される，グループを活用した治療の場である。病院での入院処遇が中心の時代から，地域ケア中心の時代へと変化してきた中で，デイケアは，患者の退院後の地域生活を支える場として，非常に重要な役割を果たしてきた。

　歴史的には，1988年の診療報酬制度の改定で「小規模デイケア」が医療点数に盛り込まれ，診療所でも精神科デイケアを実施できるようになった。このことをきっかけに 1990 年代にかけて，急速に普及してきた。現在では，精神科デイケアは，全国で約 1,400 カ所を超え，そのうち，精神科診療所のデイケアは 450 カ所を超えてきている。

　精神科デイケアは，当初は，統合失調症のリハビリテーションが中心だったが，徐々に，アルコールや薬物依存症，うつ病，摂食障害，発達障害，引きこもりなど，さまざまな疾患の方を対象としたグループも実施されるようになってきた。最近では，就労支援や復職支援を主な活動としたデイケアも多く実施されるようになっている。

II　デイケアの施設基準

　精神科デイケアを実施するにあたっては，施設基準を満たしている必要がある（図 1）。療法ごとに，施設基準によって，専用施設の面積・従事者・患者数について，細かく定められている。

　専用施設の面積は，内法（内法面積とは：建物の床面積を計算する際に，壁の

図1 **精神科ショートケア・デイケア・ナイトケア・デイナイトケアの施設基準**

基準	精神科ショートケア 小規模	精神科ショートケア 大規模		精神科デイケア 小規模	精神科デイケア 大規模		精神科ナイトケア	精神科デイナイトケア		
患者数（限度）	20人	50人	70人	20人	50人	70人	20人	30人	50人	70人
施設面積（内法による測定）	30m²以上	60m²以上		40m²以上	60m²以上		40m²以上		40m²以上	
患者一人当たりの面積	3.3m²	4m²		3.3m²	4m²		3.3m²		3.3m²	
精神科医師（兼務）	1人	1人	2人	1人	1人	2人	1人	1人	1人	1人
看護師 デイナイトケア経験有								○	○	○
看護師 デイナイトケア経験有							○	○	○	○
看護師 ナイトケア経験有							○			
看護師 デイケア経験有				○	○	○		○	○	○
看護師 ショートケア経験有	○	○	○							
作業療法士	○ 1人※1	○ 1人	○ 1人※2	○ 1人※1	○ 1人	○ 1人※2	○ 1人	○ 1人	○ 1人	○ 1人 2人※3
臨床心理技術者等	○	○	○	○	○	○		○	○	○
精神保健福祉士						1人				1人
栄養士										1人
看護師	1人※1	1人	1人※2	1人※1	1人	1人※2	1人	1人	1人	1人
准看護師										
従事者数計	2人	4人	6人	2人	4人	6人	3人	3人	4人	6人
調理設備								有することが望ましい		

※1 看護師は精神科ショートケア又は精神科デイケアの経験を有することが望ましい
※2 栄養士は含めない
※3 同一区分者の従事者が2人を超えないこと。看護師・准看護師、看護師の代わりに1名に限り看護補助者可

（「eらーる」精神科医療制度基礎テキスト 精神科医療関連の診療報酬について（2014年度4月改訂版）吉富薬品株式会社．を一部改変）

内側の部分の寸法で求められた面積のことである）による測定で，精神科ショートケア（小規模）では30㎡以上を，精神科デイケア（小規模）・精神科ナイトケア・精神科デイナイトケアでは40㎡以上を有し，かつ患者一人当たり3.3㎡の面積を標準としている。また，大規模の精神科ショートケアと精神科デイケアの場合は，内法による測定で60㎡以上の専用施設を有し，かつ患者1人当たりの面積は4.0㎡を標準としている。

　従事者と患者数については，精神科デイケアの小規模なものについては，1日当たり患者30人を限度として行う場合，従事者数は，精神科担当医師1人（兼務可）および専従する2人の従事者（作業療法士，精神保健福祉士または臨床心理技術者等のいずれか1人と看護師1人）の3人が必要である。なお，看護師は精神科ショートケア・精神科デイケアの経験を有していることが望ましいとされている。精神科デイケアの大規模なものについては，1日当たり患者50人を限度として行う場合は，精神科医師および専従する3人の従事者（作業療法士又は精神科ショートケア，精神科デイケアの経験を有する看護師のいずれか1人，看護師1人，臨床心理技術者，精神保健福祉士の1人）の4人が必要となる。1日当たり患者70人を限度として行う場合は，50人を限度として行う場合の4人で構成される従事者に，さらに，精神科医師1人および精神科医師以外の従事者1人を加えて，6人で従事者を構成する必要がある。精神科デイケアと同様に，精神科ショートケア・精神科ナイトケア・精神科デイナイトケアについても，それぞれ必要な従事者と患者数の基準が決められている。

　デイケアに，医師・看護師・作業療法士・精神保健福祉士・心理士といった多職種の従事者が関わることが基準となっているため，デイケア開設が，診療所にもさまざまな職種の職員が勤務するきっかけとなり，多職種チームが形成される流れとなる。

III　デイケアの診療報酬

　診療報酬上の基準では，「精神科デイケアは，精神疾患を有するものの社会生活機能の回復を目的として，個々の患者に応じたプログラムに従ってグループごとに治療するものである」とされている。

　また，「実施される内容の種類にかかわらず，その実施時間は患者1人当たり1日につき6時間を標準とする」となっている。患者1人当たり1日に実施する

標準時間は，療法ごとに定められており，精神科ショートケアでは3時間，精神科デイケアは6時間，精神科ナイトケアは午後4時以降を開始時刻として4時間，精神科デイナイトケアは10時間となっている。患者は標準の時間を，グループに参加していることが求められているため，不安が高く長時間の参加が難しい患者にはショートケアを，日中は自立支援事業所などに通所している患者にはナイトケアを活用するなど，患者の状態や参加目的に合った利用を，制度の枠組みの中で行っていく必要がある。

　また，「治療上の必要がある場合には，病棟や屋外など，専用の施設以外において当該療法を実施することも可能である」とされており，スポーツや美術館見学など外出を伴うプログラムも実施することが可能となっている。室内の活動にとどまらず，公共交通機関を利用し施設外へ出掛けること，外で新しいことに出会う体験が，自信の回復や興味の広がりに繋がることもある。また，体を動かす運動の機会を持つことは，身体的なケアも含め，治療上大切なことである。当院でも，活動全体のバランスを考えて，外出プログラムも適宜取り入れている。ここで，注意が必要なのは，外出の際にかかる交通費・入館料などは，医療機関が負担しなくてはならないということである。その他プログラムを実施する際にかかった消耗材料費等も医療機関が負担する必要がある。

　更に，「実施に当たっては，患者の症状等に応じたプログラムの作成，効果の判定等に万全を期すること」となっている。毎日のプログラムを作成しておくこと，日々の個別記録や活動記録の作成を行い，評価表などを使いデイケアの効果の判定をすることが定められている。当院では，グループ活動終了後にその日に従事した職員全員で集まり，話し合い，記録，評価をする時間を毎日設けている。

　2010年度の改定では，長期入院者の地域移行の更なる支援や，精神障害者の地域移行を促進するため，「早期加算」が新設された。算定を開始した日から起算して1年以内，又は精神病床を退院して1年以内に行われる場合に加算されるものである。

　2012年度改定では，精神科デイケア等は，精神科病院からの退院，地域移行に必要なサービスの一つであるという観点から，精神科デイケアと精神科ショートケアの「大規模なもの」については，多職種が共同して疾患等に応じた「診療計画」を作成して行った場合に算定することになった。精神科デイナイトケアについては，患者の状態像に応じた疾患別等プログラムを実施した場合の評価「疾患別等診療計画加算」が新設された。「疾患別診療計画」は，3カ月に1度短期

目標の達成状況の評価を行い，必要に応じ目標の修正を行うことが必要である。さらに，診療計画に基づいてショートケア・デイケアを提供するごとに，その内容や結果について従事するものすべてで評価を行い，その要点を診療録に記録している場合は，「参加者を少人数に分けて，それぞれに個別のプログラムを実施することは可能」となった。つまり，デイケアの機能分化による小グループに分かれての活動が正式に認められるようになったのである。

また，2012年度の改定では，退院支援の一環として，他の医療機関の退院予定の入院患者（精神科退院指導料を算定した場合に限る）に対して，精神科デイケアおよび精神科ショートケアを行った場合は，所定点数の100分の50を入院中1回に限り算定することができるようになった（図2）。

このように，最近の診療報酬の改定の動向としては，長期入院者の退院促進・精神障害者の地域移行をさらに進めていく方向となっている。

IV　当院におけるデイケア

当院では，1986年の開院当初から，退院後の患者の地域ケアを目的とした週1回の通院者グループを実施し，2年目には，東京都の補助金制度を利用した小規模デイケアをスタートした。その後，1988年の診療報酬の改定をきっかけに，1990年に，デイケア専用のスペースを持つ，デイケア併設型の診療所を新築し移転した。1997年には，本院である「クボタクリニック」に加え，駅近くに「錦糸町クボタクリニック」を開設し，現在は，2カ所のクリニックでデイケア・ナイトケアを実施している。

本院の「クボタクリニック」では小規模デイケア・ナイトケアを，分院の「錦糸町クボタクリニック」では大規模デイケア2単位とナイトケアを実施している。

現在当院は，アウトリーチ活動を行う「錦糸町訪問看護ステーション」，計画相談や地域移行・地域定着支援を行う「錦糸町相談支援センター」，自立支援事業所である「錦糸町就労支援センター」を開設し，外来診療，デイケア・ナイトケア，訪問診療，訪問看護，相談支援，就労支援といった多岐にわたる部門を有する多機能型診療所となっている。デイケアは，その中の一部門として他部門と連携しながら重要な役割を果たしている。

	精神科ショートケア	精神科デイケア	精神科ナイトケア	精神科デイナイトケア
対象者	精神疾患を有する者の社会生活機能の回復を目的に行う精神科専門療法 ・厚生労働大臣の定める施設基準に適合している保険医療機関に限り算定可		入院患者以外の精神疾患を有する者	
標準実施時間 （1人1日）	3時間／日	6時間／日	4時間／日 （午後4時以降開始）	10時間／日
点数	小規模 275点／日 大規模 330点／日	小規模 590点／日 大規模 700点／日	540点／日	1000点／日
大規模	精神科退院指導料を算定した入院患者に対して、退院支援の一環として、精神科デイケア及び精神科ショートケアを行った場合は、所定点数の100分の50を入院中1回に限り算定可			
疾患別 診療計画加算	多職種が共同して疾患等に応じた「診療計画」を作成した場合のみ算定可			多職種が共同して疾患等に応じた「診療計画」を作成した場合 ＋40点／日
早期加算	20点		50点	
算定上の留意点	・治療の一環として治療上の目的を達するために提供された食事の費用は所定点数に含む ・当該療法の算定を開始してから1年以内又は精神病床を退院して1年以内の患者が対象 ・当該療法の要点及び診療時間を診療録に記載 ・治療上必要がある場合は、病場や診療時間など専用施設以外においても実施可 ・同一日に行う他の精神科専門療法（他の医療機関、居宅または社会復帰施設等において実施するものを含む）は算定不可 ・精神科ショートケアに引き続き、同日に、居宅または社会復帰施設等において精神科訪問看護・指導等を行う場合は、退院後3カ月以内に限り、精神科訪問看護・指導料を算定可 ・同一の保険医療機関で精神科デイケア等のいずれかを最初に算定した日から起算して1年を超える場合は週5日に限り「デイナイトケア」を同日に同一施設内で実施可 ・「ショートケア」「デイケア」「ナイトケア」「デイナイトケア」を同日に行った場合は、「デイナイトケア」を算定 ・「ショートケア」「デイケア」「ナイトケア」又は「デイナイトケア」を同時に同一施設内で実施可（患者ごとの合計は「デイケア」又は「デイナイトケア」の届出日数			

図2　精神科ショートケア・デイケア・ナイトケア・デイナイトケアの算定基準

（「e らぽ～る」精神科医療関連の診療報酬について（2014年度4月改訂版）吉富薬品株式会社．を一部改変）

V　グループを選べるということ

　当院のデイケアの大きな特徴は，さまざまな活動内容のグループを複数展開しているという点である。

　例えば，分院の「錦糸町クボタクリニック」では，大規模デイケアを実施しているが，1単位のデイケアの中で大グループと課題別の小グループの両方を用意することにより，デイケア通所者が，より多くの選択肢の中から，場を選べるような工夫がなされている。疾患や病状，本人の思いに，より合った場を選ぶことができるようになっているのである。

　大グループとしては，若年層中心のデイケア「こもれび」と中高年者中心の「あじさい」があり，この2つのグループは，週5日実施され，緩やかな枠組みの中で，毎日さまざまなプログラムが組まれている。年齢層に合わせて，「こもれび」では，スポーツなどより活動的なプログラムが多く取り入れられ，一方，「あじさい」では，年齢的な問題から来る身体疾患のフォローや健康に着目したプログラムが多く取り入れられている。どちらに参加するかは，基本的には，本人の希望に従っている。

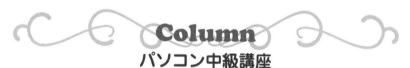

Column
パソコン中級講座

岩崎大輔

　障害者雇用促進法の一部改正に伴い，ハローワーク・地域障害者職業センターなどで公的な支援整備がされていく中で，デイケアも積極的に「就労支援」に取り組む時代となってきた。

　その流れの中で，当院では「実践的就労プログラム」というパソコン技術の向上，ビジネスマナーの習得などを目的としたデイケアグループを開始した。

　また「パソコンを使ったことがないので就職ができない」という患者の声に応えて，初心者のための「パソコン入門講座」を開設。その後の更なるスキルアップの場としてのパソコン中級講座も開設した。

　パソコン中級講座というデイケアの小グループは，「就職の準備のため」「パソコンを習うため」と，活動の目的が明確で，従来のレクリエーションを通して対人関係・生活機能改善を目指すデイケア活動とは少し異なっている。「パソコン教室」とでもいうような特別の雰囲気をもつことになった。その結果，これまで外来でデイケアを勧められても拒否していた患者が，パソコン中級講座には訓練のために参加するという動きがみられている。外部機関ではなく院内に「パソコン教室」があるという身近さ故に，ひきこもりがちな生活を送っている患者にとって外につながる契機となり，また就労の

月曜日から土曜日まで様々な活動を組み合わせて参加できます。
医師・看護師・精神保健福祉士・作業療法士・臨床心理士・外来講師などが担当します。

DAY デイケア 9:30〜16:00

こもれび（月火水木金）
スポーツや、音楽、レクリエーション等の幅広いプログラムがあり、体調や雰囲気に合わせて活動を選んで参加することができます。若い人を中心に幅広い年齢の方が参加しています。月1回、下町はいから組カレーの調理販売活動を行っています。

あじさい（月火水木金）
調理やお茶会、カラオケなどのプログラムをみんなでゆっくりと取り組んでいます。体力に自信のない方や中高年の方も安心して参加できるようなレクリエーションや季節のチェアやオリジナルの体操による健康チェックやアロマの体験販売活動を毎月行うなど、健康維持にも心がけています。

ひだまり工房（月火水）
布、革、ビーズなどの手工芸品を製作しています。バザードやショップなど（ラフマ3階・薬局1階）での販売活動の他、スカイツリーソラマチ5階のバザーにも出品しています。

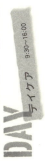
革のカードケース

ひだまり工房製作作品

SHORT ショートケア AM or PMの3時間

こかげ（土）
話し合いやパソコンの練習から外出しての幅広い活動を通して、仕事向けの心ならしを行っています。
第1・3土曜日 13:00〜16:00

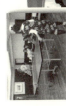
こもれびの様子

パソコン入門（土）6月ごとの募集
パソコンに慣れていない方のための初心者向けグループで、ミーティングとレクリエーションを少人数でゆったりと、グループ活動を体験して頂きます。（保護者同伴可）

実践的就労プログラム（月）
パソコンの基礎から実践まで、障害者就労へのサポート活動を行っています。

仕事ミーティング（火）
話し合いやパソコンの練習、外出しての幅広い活動を通して、仕事向けの心ならしを行っています。

グルメ工房 sky（水）
実習しい厨房菓子キャンパスへの調理販売活動を行っています。（月2回）

パソコンサロン（水）
各自課題を持ち、楽しみながら取り組んでいる各自目標のグループです。

発達障害（水）
発達障害と診断された方を対象に、コミュニケーションスキルの向上を目指します。

ウッドワーク（木）
木工製品の製作、インターネットオークションによる販売スキルの学習を行っています。

パソコン中級（金）6月ごとの募集
パソコンの基本的な知識をお持ちの方を対象に、初歩からExcelの学習をしています。

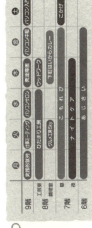

NIGHT ナイトケア 16:00〜20:00（月火水木）
皆で食事を準備し夕食会をします。夕食後は、レクリエーションやスポーツ、趣味の活動等も行っています。どうぞお気軽に参加してみませんか。仕事帰りの方を対象にしており、初めての方や、初めての方でも楽しく仲間と過ごしませんか。

	月	火	水	木	金	土
9階 工業系	実践的就労	仕事ミーティング				
8階 調理系			グルメ工房sky		下町はいから組	
7階 夜	こもれび			ナイトケア		こかげ
6階				あじさい		パソコン入門

図3 当院デイケアの活動

ための一歩を踏み出すための足掛かりとなっている。

パソコン中級講座を修了した患者の一部は就職し、また一部は当院関連機関の就労移行支援事業所等に通所している。パソコン講座に参加したことで人と一緒に活動することの楽しさを知り、あるいは就職するには体力をつけなければと気付いて、他のデイケアグループに参加している患者もいる。新たに開設した小グループ「パソコンサロン」に課題を持参し、自分のペースでパソコンの学習を継続する患者もいる。院内・関連機関に多くの選択肢が用意されていることで、患者は抵抗なく次の目標に移行できている。

外来・デイケア・就労に向けての活動をさまざまな形で橋渡しする役割を担ったパソコン中級講座。その講座で一定のスキルを獲得した患者が、自信をつけて就職に向かう。時代に即して診療所が持つことになった新たな機能の一つである。

一方、小グループでは、就労支援のグループ、手芸品・木工製品などを製作する作業中心のグループ、パソコンを学びたい方のためのパソコン講座、発達障害の方を対象としたグループ、などが実施されている。これらの小グループは、参加者のニーズに合わせて徐々に増えてきた活動で、いずれも週に1～3日程度の実施となっている。小グループに週に1日だけ参加する人もいれば、週2日は小グループに参加して残りの日は大グループに参加するなど、参加の仕方も選べるようになっている。このように、いくつかの選択肢の中から、参加する場や活動内容を選べるようになっており、そのことが、大きな特徴の一つとなっている（図3）。

本院の「クボタクリニック」では、小規模デイケアを実施している。開設当時から、1グループ1プログラムの活動を長く続けてきていたが、現在は、患者のニーズの多様化に合わせ、ショートケアの制度を活用した、複数の小グループ活動を、既存の活動に並行して実施するようになった。このことをきっかけに、これまで、デイケアに繋がることができなかった人も徐々に参加できるようになってきている（詳しくは後程述べる）。

デイケアの治療を必要としている患者にとって、目標・年齢・興味などに合わせて、より参加しやすい場を選べるということは、初期不安を乗り越え、参加を継続するためにも、とても重要なことである。当院では、患者のニーズに合わせてさまざまな活動を展開することにより、多くの選択肢が生まれ、そのことにより、デイケアの場も多機能化してきたのである。

実施枠	プログラム名
月・午前（毎週）	パソコン入門講座
火・午前（毎週）	パソコンエクセル講座
水・午後（月1～2回）	かわいいものづくり（女性限定） シルバーアクセサリー作り
木・午前（月1回ずつ）	かんたんあみもの 手話講座　健康講座　運動療法
金・午前（毎週）	パソコンワード講座
実施可能な午後（週3回程度）	裁縫クラブ

※既存のデイケアプログラムに並行して実施
※既存のメンバーも一緒に参加することも可能

図4　ショートケアプログラムの導入

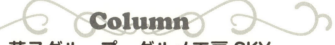

Column
菓子グループ・グルメ工房 SKY

窪田光子

　スカイツリーの見える8階の調理室で，約8名のメンバーと，月2回，スイーツや焼き菓子を製造・販売している。
　調理室は，保健所から菓子製造業と飲食店営業の許可を取っている。
　1回目は，主にゼリーを主としたスイーツ作り。アガーという寒天の粉末を使うことで，短時間で室温で固まる手軽さは，ジュースの種類を変えて何層にもでき，フルーツを挟んだり，クリームを入れたりと目でも楽しめるよう工夫している。約100個作り，デイケアや，ナイトケア，外来スタッフのおやつとして販売。
　2回目は，台湾の元スタッフからのレシピで作るパイナップルケーキ。餡は，台湾から送ってもらっている。生地つくりからスタート。「本場で食べたのよりおいしいね」と言われるのが，メンバーの誇り。予約販売の他，待合室等でも販売している。
　この作業の合間をぬって昼食作りもする。菓子が焼きあがるのを待つ間に，食材を切ったり炒めたり。材料準備から，製造，ラッピング，販売，会計を1日でこなす。
　メンバー同士の仕事内容と分担の自覚と，手順，互いの仕事の流れのフォローが，時間内の作業を円滑にしている。"体調が悪い時は無理せず，作業中は職人さん，そして，おいしいものを作って喜んでもらえる嬉しさを共に感じよう"を，大切に活動する。
　忙しくとも，時間内に終えられたことの達成感，充実感，販売を通して，他者とつながり話題も広がっていくことの楽しさがメンバーの中でも大きな位置を持つ。
　体調が悪い時は，外来をすぐ受診できる安心感や，大規模デイケアの中で分かれた多機能のグループがあることで，メンバーは，上手に次の日は，ゆったりとしたプログラムのデイケアに参加したり，パソコンのグループに参加したり，なじみのメンバーに合うことで，日々の仕事のよりどころとしていたりと，一日の生活を上手に工夫していくようにしている。

Ⅵ　グループへの導入〜まずはデイケアに繋がること〜

　デイケアに初めて参加する人の中には，これまで自宅に引きこもっていたり，学校や職場での人間関係でうまくいかなかったりした経験を持っている人も多い。また，グループの場に慣れておらず，そこで長時間過ごすとなれば，大きな負担を感じることになる。医師やスタッフがデイケアでのリハビリテーションを勧めても，「人が集まっているところは緊張してしまうので行けません」「知らない人と一緒に過ごせない」など，さまざまな理由で，デイケアの見学や参加を断られてしまうことが多くある。たとえ，勇気を出して，デイケアの見学に来たとしても，雰囲気に圧倒されてしまったり，また，活動内容・男女比や年齢層などのグループの構成が自分に合わないと感じてしまい，参加に至らなかったり，参加が継続しないことも多くある。

　小規模デイケアを実施している，本院の「クボタクリニック」（以下，本院デイケア）でも，数年前までは，新規見学者が思うようにグループに繋がらず，デイケアを必要としている人に，参加する機会を適切に提供することができていない状況があった。本院デイケアが開設して以来，その間，近隣に新しく通所できる場が増え，利用者の選択肢の幅が広がってきていた。一方，本院デイケアでは，活動のマンネリ化や参加者の固定化が課題となり，人数も徐々に減少してきていた。また，中高年層の男性の割合が圧倒的に高かったため，若い人や女性などには，利用を勧めづらい状況となっていた。一方で，外来には，デイケアを勧めてもなかなか参加に至らず，自閉的な生活を送っている人がいた。ニーズのある人に，どのようにしたら参加してもらえる場にできるか，ということが大きな課題となっていたのである。このような状況の中，グループ構造の改革に乗り出した。改革の大きな柱は，「新規利用希望の人が参加しやすい場を作ること」「継続利用者にとっても引き続き安心して参加できる場であること」，この２つを両立できることであった。

　そこで，ショートケアの制度を活用した，活動内容が明確で短時間の活動を，既存のプログラムと並行して，取り入れることにしたのである。内容は，緊張の高い利用者同士が無理に会話しなくても参加でき，わかりやすい枠組みの中でスタッフが手厚く関わることができるよう，作業中心や講座形式のものとし，そして，少人数の活動とした。また，若い人や女性も参加しやすいものとなるよう工夫をした。新しい利用者がグループに馴染むまでの間は，職員との関係を頼りに

なんとか通っていたり，デイケアでの居場所が見つからなかったりと，大きなストレスや不安を抱えている。このような初期不安を軽減し，グループに参加しやすくなる枠組みを考えたのである。

具体的には，パソコン初心者から参加できる「パソコン入門講座」などのパソコン関連のプログラム，女性を対象とした「かわいいものづくり」，作業中心の「シルバーアクセサリー作り」や「裁縫クラブ」などの活動である。

これらの活動の導入をきっかけに，これまでは参加に至らなかった人が徐々に参加するようになった。医師やスタッフも，プログラムの選択肢が広がったことで，さまざまなニーズを持った人に，より合った活動を勧めることができるようになり，参加者にとっても選択の幅が広がったのである。

これまで自閉的な生活を送り，対人緊張の高かった男性メンバーAさんは，パソコンが習えるなら，と参加し始め，参加を重ねるうちに，いつの間にか隣の席のメンバーに教えてあげる姿が見られるようになった。また，女性だけのグループなら参加できると「かわいいものづくり」に参加し始めた若い女性メンバーBさんは，料理にも挑戦してみたいと，最近はデイケアの調理プログラムにも参加するようになった。ショートケアプログラムに参加したことをきっかけに，他の

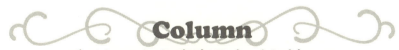

Column
デイケアから東京スカイツリーへ

関口由紀

東京スカイツリーを訪れる機会があれば，ぜひソラマチ5階の「すみだ　まち処」に足を運んで欲しい。精神科デイケア「ひだまり工房」の製品が，一般の商品に並んで販売されている。

平成15年，精神科デイケアで金銭授受を伴うプログラムが可能になった。錦糸町クボタクリニックでは平成21年4月，「ひだまり工房」を大規模デイケア内の小グループとして立ち上げた。ハンドメイドの雑貨を製造・販売し，メンバーには工賃が支払われている。

ソラマチには，スカイツリーを手描きした「本革パスケース」や，猫の形をした「ねこティッシュケース」を卸している。スカイツリー開業から1年で100万円売り上げた人気商品である。数にすると，1年間でパスケース約400個，ティッシュケース約1,200個。多くの発注をこなすのは大変だったが，分業化し，ひとつひとつ行程の精度を上げることで結果的にグループの技術力が大幅アップした。

本革パスケースは新聞にもとりあげられ，患者家族や関係各所，地域の方々からたくさんの応援をいただいている。他県の患者から励ましのお便りが届いたこともある。作ったものが売れる成功体験が，デイケアの枠を越えて大きな自信につながっていった。

最も慌ただしかった平成24年の夏，あるメ

ンバーが「こうして仕事があることは，なんてありがたいこと」と何度も口にしていたのが印象に残っている。

「働きたい」という願いは，人間の健全な欲求の一つだと思う。東京スカイツリーという「日本一の売り場」での販売は，メンバーの自尊心を育み，生活を豊かに感じさせる効果があった。そして，ひだまり工房で自信を付けたメンバーが自立支援事業所や障害者就労へつながるケースが増えている。すぐに一般就労するのは難し

くても，最初のステップとして，医療の枠で支えられればチャレンジできる患者がたくさんいるのである。

当院のデイケアは小グループがいくつもあり，メンバーが目的に合わせて選択することができる。サポートする側も目的によって細やかな支援が可能となる。このような体制があったからこそ，メンバーの「働きたい」願いに寄り添うことができたのだと実感している。

人と自然に交流できるようになったり，活動の場が広がったりしたのである。

また，うつ症状が出ることで，参加が途切れがちだった，30代男性のデイケアメンバーCさんは，パソコン講座のプログラムに参加し始めたのをきっかけに，定期的に通所できるようになった。パソコンの上達やグループでの交流をきっかけに自信をつけ，約1年間，参加を継続した後，就労という新しい目標に向けて，地域の就労移行支援事業所に通い始め，デイケアを卒業した。新しい活動が既存のデイケアメンバーにとっても，これまでとは違う新しい体験をする場，リーダーシップを発揮できる場となったのである。ショートケアプログラムが，「新規利用者の導入の場」としての役割だけでなく，デイケア全体の活動の活性化や，既存のデイケアメンバーの個々の治療効果にもつながったのも，新たな発見であった。

デイケアは，一定期間通所を継続することで，治療効果が得られる場であり，そもそも参加できなければ，デイケアにおける治療の機会を得ることができない。まずは，デイケアに繋がることができるということが治療の第一歩となるのである。そのために，デイケアの導入については，それぞれの場に合った工夫が必要となる。

VII デイケアの場の機能

では，デイケアは，利用者にとってどのような場であるだろうか。

第一に，デイケアは，医療的なサポートを受けながら「日中，安心して他者と

ともに過ごせる場」である。症状が重く，就労をしたり，趣味や外出の機会を自主的に持ったりすることが，すぐには難しい人が，自宅以外に一定時間過ごせる場があるということはとても重要なことである。メンバーの中には，仕事や学校に行くつもりで毎日通ってきているという人もいれば，誰かと一緒に過ごしたい，家族と離れる時間が必要，などの理由で通所している人もいる。いずれにしても，自分の所属する場所があるということがメンバーにとって大きな心の支えにもなっている。退院後や比較的病状の重い方にとっては，医療の中に，通所できる場があることが，安心感をもたらし，そのことが再発予防にもつながっている。また，日中決まった時間に通うことで，生活リズムが保たれる効果もある。

　第二に，デイケアは，「保護的な環境の中，さまざまな活動に挑戦できる場」でもある。プログラム活動を通して，さまざまな体験を積む中で，時には，失敗するような体験もあるかもしれないが，スタッフやメンバーに支えられて何とか乗り切ることができたり，自分一人では不安なことでも，まずはデイケアの中で挑戦してみることができたりするであろう。デイケアは，このような体験を通して，メンバーが少しずつ自信を取り戻し，自尊心を回復させていく過程の場でもある。

　第三に，デイケアは，「仲間と出会える場」であり，「病気・障害を隠さずにいられる場」でもある。「病気で悩んでいるのは，自分だけではないことがわかってほっとした」「デイケアでは病気のことを隠さず話せるから気持ちが楽になる」「友達ができてから，人と過ごすことが楽しくなった」といった声がデイケアのメンバーからよく聞かれる。同じ病気を持った仲間との出会いは，病気や障害の受容にもつながり，そのことは，治療において重要な役割を果たす。デイケアは，グループ活動であり，治療者との関係だけではなく，メンバー同士の関わりや相互交流が，治療的な効果をもたらすことが大きな特徴といえる。

　第四に，デイケアで自信をつけたメンバーに対する，就労など次のステップへの支援も重要である。利用者をデイケアで抱え込もうとするのではなく，その時の利用者の目標やニーズに合わせた関わりや場づくりが大切なのである。

Ⅷ　診療所デイケアの特徴と多機能型診療所における治療とサポート

　では，診療所デイケアの特徴はどんなところにあるといえるだろうか。
　まず，第一に挙げることができるのは，もともと住んでいる地域，生活の場

より近いところで，医療的なサポートを受けられるということにある。当院も，ほとんどの参加者が近隣の地域から通所しており，デイケアから自宅へ戻れば，地域で自分なりの暮らしを続けている。言い換えると，生活のごく身近なところに医療があることにより，安心感を得ながら，暮らしていけるということである。また，デイケアは，長時間，スタッフとメンバーが一緒に過ごす場であることから，診療や訪問看護など限られた時間の関わりの中では見えづらかった，メンバーのちょっとした病状の変化に気づくことができる場合がある。デイケアでの日常的な会話の中から，病気以外の，生活のこと，家族のことなどメンバーを取り巻く状況に気づけることも多くある。逆に，デイケアではあまり語られなかった，病的体験が外来診療で語られたり，訪問看護で生活の場に行くことで初めてわかることもあるだろう。

　第二には，このようなそれぞれの場での気づきを，共有し連携することで，メンバーの治療に生かすことができるということである。

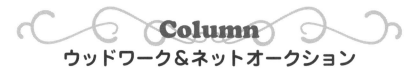

Column
ウッドワーク&ネットオークション

上原栄一郎・末吉優子

　ウッドワークはネットオークションで，木工自主製品（木製 90 センチ水槽台）や依頼商品を販売しているデイケアグループである。壊れた電化製品や時代遅れのフロッピーディスクなど，誰もがゴミに思うものに命を吹き込み商品に変える。メンバーはまず清掃し，写真を撮り，商品説明文を作成，そして梱包する。早くて半日はかかる作業の成果は，「え！100 円で落札されたの？」と落胆するが，意外に高値に落札される商品も少なくない。水槽台はデザイン性や加工精度を高める工夫を繰り返したオリジナルデザインで，メンバーらの自信作で取引評価にもクレームがない。

　オークション導入時，メンバーはヤフーオークションの複雑な出品スキームは理解できないと思っていた。今ではパソコンを得意とするメンバーがオークション管理をこなしている。木工加工は，作り直しが難しいがスタッフと試行錯誤しながら，失敗も責任も成果も，共に味わっている。メンバーは自分たちのデイケア活動を"仕事"と表現している。週 1 回のウッドワークグループ参加時は，小さな木工リサイクルショップの店員になっている。上手な商売人の判断を学ぶにはメンバーもスタッフもまだまだ時間がかかる。リアルな商売は難しい。ネットオークションの利用はメンバーに社会参加の体験を近づけた。「今日の仕事は疲れたよ」と家族に話せば，きちんと繋がっていく。

ここで，事例として，デイケアメンバーDさん，50代男性，統合失調症の方について紹介する。Dさんは，病状の悪化のスピードが速く，家族への暴力なども見られ，これまで，たびたび急変による入院を繰り返していた。一番最近の入院では，退院に向けて，当院の相談支援センター職員が関わり，グループホーム入所の手続きなどをはじめとする生活全般に関わる相談支援を行った。退院後も関係諸機関と連絡を取りながら現在も支援を継続している。一方，診察時には，主治医の他に担当の精神保健福祉士が定期的に面接し，病気の症状だけでなく生活全般に関わる様子にも目を配るようにしている。デイケアには週3日参加し，デイケアスタッフは，その日の表情や参加の様子がどうかを気にかけ，関わりの中で，病状のちょっとした変化にも気づけるようにしている。デイケアを休む日には，当院の訪問看護ステーションの看護師が訪問をし，服薬の支援，生活の場で必要な支援を行っている。このようにさまざまな部門・多職種の職員が関わり，密に連携をとることで，時々調子の波はあるものの，再入院には至らず何とか経過できている。デイケアが医療チームの一員であることで，効果的な連携がとれているのである。

　当院は，多部門を有する多機能型診療所であり，デイケアだけでメンバーを支えようとするのではなく，外来診療・訪問看護・相談支援などのさまざまな部門の職員が関わっていく中で，メンバーの生活を支えていくことが可能になっている。

　また，それぞれのサポートの利点を生かして活用していくことが，多機能型診療所における治療であり，それが，生活を支える治療となりうるのである。

おわりに

　デイケア開設が，診療所にもさまざまな職種の職員が勤務するきっかけとなり，診療所にも，多職種チームがつくられてきた。

　外来診療では，医師の診療によるサポートの他に，看護師・精神保健福祉士・心理士などの多職種が関わることにより，より生活に寄り添ったサポートが可能になる。また，訪問看護を始めとするアウトリーチ活動では，患者の生活の場に直接行くことで，生活状況がよくわかり，それに応じた直接的な支援ができること，自閉的な生活を送っている人にも関わる機会が持てることに利点がある。服薬の支援も，残薬確認を一緒にするなど直接的な方法で支援することが可能である。

　一方，デイケアは，通所の場であることから，利用者に参加したいという気持

ちがあり，ある程度の自発性が求められる場である．自発性を引き出す工夫や，参加に繋がる工夫も欠かせないことは，当院でのショートケアプログラムの活用のところでも，述べた通りである．また，多職種の専門家の医療サポートの中で，実施されていることが，利用者にとって大きな安心感につながっている．また，デイケアは，グループ活動であり，仲間との出会いがある場である．そこに，成長のチャンスがあり，当事者同士の関わりが治療において，大きな効果をもたらすことに，デイケアの利点がある．デイケアは，今後も，医療チームの一員として，重要な治療の場，生活を支える場として必要とされていくであろう．

当院は，多部門を有する多機能型診療所である．外来診療・デイケア・訪問看護・相談支援などのさまざまな部門の職員が関わり，それぞれのサポートの利点を生かしていくことが可能である．ケースによっては，日中の多くの時間を利用者と過ごすデイケアスタッフがケースマネージャーとなり，それぞれの部門を繋ぐ役割を果たすことが求められることもあるだろう．デイケアスタッフは，より開かれた視点を持ち，支援にあたることが大切である．

メンバーは，地域の中で暮らしているのであって，その生活を支える，一部としてデイケアは機能している．デイケアがメンバーの生活のすべてではなく，また，サポートのすべてでもないことを，デイケアスタッフは常に意識し，自閉的にならないことが，地域における支援の上でとても重要である．

参考文献

1) 「eらぽーる」精神科医療関制度基礎テキスト 精神科関連の診療報酬について（平成26年度4月改訂版）吉富薬品株式会社．
2) 窪田彰（2004）日本における精神科診療所デイケアの現状と課題．精神神経学雑誌，106(11)，1393-1401．
3) 窪田彰（2007）精神科デイケアが提供するもの．現代のエスプリ 487, 159-173．
4) 窪田彰（2013）包括的地域ケアにおけるデイケアの機能分化．デイケア実践研究，17(1)，130-134．
5) 窪田彰（2014）包括的精神科地域ケアにおける医療の役割．精神科臨床サービス，13(4)，430-435．
6) 尾崎多香子（2004）デイケアにおける初期不安．集団精神療法，18(1)，17-20．
7) 尾崎多香子（2015）診療所デイケアにおける治療的効果と生活支援―多機能型精神科診療所の小規模デイケアの実践から考える．デイケア実践研究，19(1)，99-104．（一部より抜粋）
8) 尾崎多香子・窪田彰（2008）問題行動を繰り返す困難事例への支援．精神科臨床サービス，8(1)，88-91．

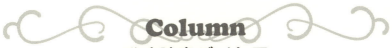

Column
発達障害デイケア

染谷かなえ・山外佑紀

　錦糸町クボタクリニックでは，成人の発達障害の方を対象に週1回のデイケアを行っている。

　成人の発達障害の方を対象にしたデイケアは全国的にまだ数少なく，特に40代以上の方が参加できるグループが周辺の他機関では少ない現状である。そのため，当院では年齢制限は設けておらず，40・50代のメンバーの定着率が高いことが特徴である。

　プログラムは，一日にコミュニケーションのスキルアップを目指すプログラムと，ゲームやお菓子作りなどお楽しみプログラムの2つのプログラムを組合せて行っている。コミュニケーションプログラムはもちろんのこと，お楽しみプログラムもメンバーから好評である。それは，ほとんどのメンバーが幼少期から一人で過ごすことが多く，トランプの七並べなど当たり前のことをやったことがない。そのため，プログラムで初めて体験することが多く，デイケアという安心できる場では積極的に新しいことに興味を示す。そうするとメンバーの発語量が増え，「今度，ゼリー作るんだ」など家族やメンバー同士の会話のきっかけにつながっている。当デイケアの参加を通し，「皆で何かをして，うまくいった，楽しかった」という体験を得て，次のステップにつなげるようプログラムを工夫している。

　メンバーは他機関で不適応となり紹介されてきたり，自分で専門のデイケアを探し参加される方が多く，これまでの社会経験から障害特性に向き合い，改善していこうというモチベーションが高いような印象を受ける。そのため，多少のつまづきがあっても，スタッフと相談しながらグループの参加を続ける方が多い。

　また，メンバーは社会復帰をしたいという意識が高いものの，障害特性として想像力の欠如から高い目標を掲げては失敗するという経験を繰り返している。多機能型診療所である当院は社会復帰へのステップがメンバーにも見通しやすく，メンバーの特徴と希望に合わせ，メンバーと共通目標を持って支援できる。そのためには，生活支援など複数の横断的な支援が必要だが，メンバー自身の能力ではスムーズに支援が受けられないことも多い。この点で，訪問看護や相談支援などのスタッフと情報共有し，今後の支援のあり方を相談できる場がある多機能型診療所は支援者側にもメリットがある。

4 精神科ナイトケアとは

古川　弘子（精神保健福祉士）

　ナイトケアの時間帯は午後4時からの4時間と規定されている。したがって，活動中に夕食を提供することを前提とし，デイケアに比べメンバーの生活により密着したグループになってくる。地域生活支援の色合いが濃くなるのである。
　時代背景的にもナイトケアが施行された1990年代は，入院から社会復帰施設へ（1987年精神保健法），さらには地域へ（1993年同法改正）と，精神保健にノーマライゼーションの気運が高まってきた頃で，精神障害者が，後遺症によるさまざまな生活障害を抱えた「障害者」であると，初めて規定されたのもこの時代であった（1993年障害者基本法制定）。当法人に初めてナイトケアが設立された1995年，精神保健法が精神保健及び精神障害者福祉に関する法律（精神保健福祉法）に改称され，厚生省は，法律上の「精神障害」の概念について，疾患（医学的側面）と障害（福祉的側面）の二面性があると説明している。ナイトケアは，精神障害者の治療には地域生活の支援を含めた福祉的ケアが不可欠であると認識され始めた時代に発足された，医療と福祉の複合的要素を持ち合わせたサービスの先駆けといえる。
　ナイトケア利用者は，昼間はデイケアや作業所，家の用事，アルバイトなど，各々の社会参加や仕事をこなし，1日の終わりに仲間の顔を見てホッとしたり一緒に夕飯を食べたりするために通ってくる。あるいは，昼間の活動性の高い時間帯には気後れして外には出られず，夕方になってようやく他の人たちと過ごせるようになる人も少なからず通っている。また，入院治療中心の時代であったなら地域での生活は到底送れなかったであろうと思われるような，障害が重く生活能力に欠ける単身生活のメンバーも，デイケアとナイトケアの併用（デイナイトケア）の生活を送ることで定期的な服薬と生活リズムを維持し，病状悪化による再入院を防いでいるのも実情である。

ナイトケアの実際

　当法人には，クボタクリニック（以下，本院）と錦糸町クボタクリニック（以下，分院）にそれぞれ趣の異なるナイトケアがある。患者は自分にあったグループを選んで利用し，自分の居場所としている。各々の活動の様子を紹介しながら，ナイトケアの実際に触れたい。

　この当時は，精神科デイケア及びナイトケアでの給食については，1食当たり48点の食事加算があった。しかし，この様な料理教室方式の場合は給食とは認められず，食事加算は請求できなかった。ところが2010年の診療報酬改定で，精神科デイケアにおける食事加算は廃止となり，代わりにデイケア及びナイトケアの診療報酬が40点の増点になった。結果としては8点のマイナスであったが，給食という枠がはずれたおかげで食事の形態が自由になり，職員と通所者で一緒に料理を作るプログラムが，実施し易くなったのであった。

　本院のナイトケアは1995年の開設以来，毎日メンバーと一緒に調理をして「手作りの家庭料理」を夕食にしている，全国でも珍しいスタイルのグループである。毎日の参加者は平均14〜15人程度で，メンバーは圧倒的に単身者が多く，デイケアよりも平均年齢は高めで病歴は長く慢性化しているのが特徴である。ほぼ全員が生活保護や年金で生計を立てていて，ナイトケアを生活の一部として毎日通ってきている人の割合が高い。単身生活者以外のメンバーも，家族が高齢や病気で食事の仕度ができない，家族との折り合いが悪く家に居場所がない，早くから家庭が崩壊しているなど，複雑な生活環境・生育歴を持つ人は少なくない。メンバーは，将来の不安ばかりか，今現在を地域で暮らす心許なさや孤独感を折に触れ打ち明けてくる。

　「夕方薄暗くなってくると不安になってくる。怖くなる。それでナイトケアを紹介された。ここに来て少し不安が減った」

　「ナイトケアがない日の夕食はお金がかかっても必ず食堂へ行く。知らない人たちでも一緒だと淋しさが紛れるから」

　いずれも印象的で忘れることができないメンバーの吐露である。世の多くの人々が家族とともに過ごす時間帯に不安や孤独感は増すのであろう。そのような時間帯に集ってくるメンバーのニーズは，単に食事だけではないのである。

　さて，そうはいっても，夕食がメンバーにとっての一番の楽しみであり関心事には違いなく，活動の中心は調理作業と食事会になっている。作業中心なので人と接することが苦手なメンバーでもそれ程苦でなく居られる構造となっている。

しかし，ほとんどのメンバーはナイトケアに来るまで調理などしたこともなく，食材の値段など誰もが無頓着で，ナイトケアに来て初めて包丁を持ったという人も多い。そんなメンバーたちと一緒に，栄養バランスがよく自分たちで作れそうな献立を決め，予算内・時間内に調理するのだから，メンバーもスタッフも毎日本当に苦労して自分たちの夕食を用意することになる。それでも，手作りの夕食はメンバーたちに好評で，オリジナル料理やメンバー各々のお気に入りの料理がいくつも誕生し，繰り返しリクエストされている。メンバーたちの調理の腕も知識も格段に上がり，そこまでに至る長い過程において，メンバー各々は自信や役割に対する自負を身につけてきた。同時に，活動を通じて育まれたメンバー同士の関係，仲間の存在は，互いの地域生活の支えとなっている。
　このように，メンバーの成長や相互交流を促進させるというグループワークの点でも，また，手をかけた家庭料理の提供という点でも，調理プログラムによる夕食の提供は，ナイトケア施行当初から評価されてしかるべき援助であったが，給食ではないということで長らく食事加算の対象ではなかったのが残念であった。しかし，2010年（平成22年）度の保険点数改定時に食事加算が廃止されてナイトケアの点数本体が包括評価されたことにより，ナイトケアにおける食事提供そのものがメンバーの支援であると実質的に再評価されたと解釈できるであろう。
　調理プログラム以外にも，コミュニティーミーティング「話し合い」やイベントプログラム「誕生会」「外食」などもあり，メンバーに大人気で毎回参加者も多い。イベントプログラムの日には，普段ほとんど感情表現のないメンバーが「愉快だね」と口にしたり，誰よりも食べることに集中して全く会話しなかったメンバーが「自分は食事よりも皆との団欒を大事にしているんです」と言ったりする。
　メンバーの9割以上が慢性統合失調症のこのグループでは，日常の食事でも外食でもパーティーの時も，会話が弾んだりいかにも楽しそうに盛り上がったり，とは云い難いのも特徴のひとつだが，メンバーは口々に「楽しかった」と言う。団欒とは共にひとときを過ごす時に各々の心に生じるものなのだと感じさせられるのである。
　分院のナイトケアは，調理作業はしないで仲間と一緒に楽しめる時間を過ごしたい人たちが通えるようにと設立されたグループである。本院のナイトケアに比べると，メンバーの病態や症状，生活状況，年齢層はより幅広いのが特徴で，毎日の参加者数も平均25人くらいと規模が大きい。生活の一部として毎日通ってくる人の割合は低めで，自立訓練として週何度か利用している人，仕事のない日にふらっと立ち寄る人などもいて，利用者のニーズはさまざまである。もちろん，

このナイトケアがあることで何とか地域生活を維持できている人も少なくない。

食事は，業者の給食を利用したり弁当を買ってきたりして提供しているが，スタッフ心尽くしの一品が副菜として添えられ，炊きたての御飯と手作りの温かい味噌汁とともにメンバーに好評である。食事の支度は，動けるメンバーがスタッフを中心に手際よくこなし，手伝えない程に病態の重い人やのんびり過ごしたい人は，TVを観たりお喋りしたり，各々好きなように過ごして食事を待つ。その他，「外食」「お楽しみ弁当」など，イベント的食事もメンバーに大好評なのは本院ナイトケアと同様である。食後は，合唱やゲームなどの日替わりプログラムの他に，フロア別にアロマ，DVD鑑賞，室内カラオケなど，思い思いに楽しみ，くつろぎの時間を過ごす。季節ごとのイベント（納涼会・忘年会・お花見など）も盛んで，のんびりと流れる日常に適度な刺激とリズムを加えている。

おわりに

日本の精神保健は，30年近くの歳月をかけて入院中心から地域へと着実に歩みを進め，精神障害者が利用できる福祉施設や新たな事業が次々と整備されてきている。この流れはもはや留まることはないであろうし，さらに，今後はより重篤な障害をもつ精神障害者が地域で暮らしていけるサポート体制が必要になってくると思われる。

精神障害者の地域生活には，生活支援と医療的ケアの両方が不可欠である。しかしながら，精神障害者が集える場や利用できるサービスが増えてきているものの，それらはすべて福祉的サービスであり，医療と福祉の複合的ケアは，いまだ医療機関のデイケア・ナイトケア等だけである。また，医療と福祉的サービスの密接な連携が必要であるにもかかわらず，サービスが多岐にわたるのに比例して連携がより困難になってきているのも実情であり，大きな課題であろう。しかも現状では，生活支援，特に毎日の食事に関する支援がまだまだ不十分であるのは否めない。健康に配慮した食生活を維持するためには高い生活技術が必要であり，なおかつ，食事とは単に食べ物があれば良いというものではないことは周知のことであろう。

医療と福祉の複合的要素を持ち合わせたナイトケアは，他の福祉的サービスとは一線を画すものであると認識され，精神障害者，特により重篤な障害者の地域生活支援の一つとして，今後ますます活用されるべきものである。

5 訪問看護ステーションの実際

井上　新（看護師）

I　錦糸町訪問看護ステーションの概要

　錦糸町訪問看護ステーションは2009年8月に設立された。現在，稼働開始から8年目を迎えている。現在の職員数は常勤3名，非常勤4名の計7名（常勤換算3.4名）である。非常勤職員は錦糸町訪問看護ステーションでの勤務日以外は，同じ法人内のクボタクリニック，錦糸町クボタクリニックでの勤務となっている。
　2014年12月の訪問看護利用者は131名，訪問件数は303件であった。看護師一人当たりの訪問件数は月89件，一日当たり4.7件であり（常勤換算3.4，稼働日数19日で計算）。利用者一人あたりの一カ月の訪問利用回数は2.3回であった。
　利用者（131名）の疾患名による内訳は，統合失調症が最も多い（表1，図1参照）。男女比は男性55％に対し女性は45％であった（表2，図2参照）。年齢構成は表3，図3の通りである。
　訪問看護ステーションでの訪問看護は医療保険だけでなく，介護保険による利用も可能であるが，介護保険による利用者は現在1名のみである。これは，従来は介護認定を受けている利用者は原則的に介護保険による訪問看護の利用であったが，2014年4月の医療保険の報酬改定により，精神疾患患者への訪問看護は医療保険によるものとなった（主傷病名が認知症の場合は除く）ためである。
　利用者の居住区は墨田区が最も多く，江戸川区，江東区，がこれに続く（表4，図4参照）。
　利用者の通院先は錦糸町訪問看護ステーションと同じ法人の精神科診療所である。錦糸町クボタクリニックが最多で76名，やはり同じ法人内の精神科診療所のクボタクリニックに通院する利用者が33名で，この二つの精神科診療所に通院する利用者が全体の約83％であった（表5）。当法人以外の医療機関に通院中の利用者は22名であった。

表1

疾患名	人数
統合失調症	108
気分障害	16
神経症	2
発達障害	2
その他	3
合計	131

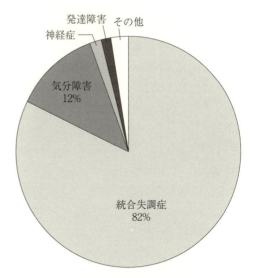

図1　利用者の疾患別内訳

表2

性別	人数
男	72
女	59
合計	131

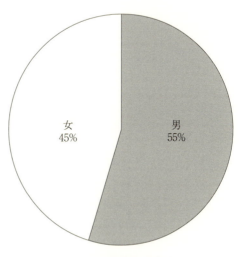

図2　利用者の男女比

表3

年齢	人数
20代	10
30代	12
40代	36
50代	47
60代	23
70代	2
80代	1
合計	131

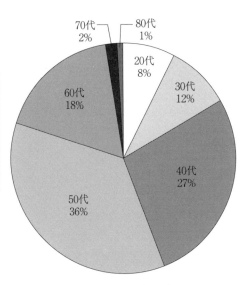

図3　利用者の年齢構成

表4

居住区	人数
墨田区	65
江戸川区	32
江東区	29
葛飾区	2
荒川区	1
足立区	1
中央区	1
合計	131

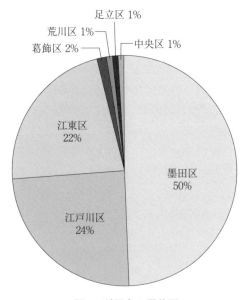

図4　利用者の居住区

表5　利用者の通院先

医療機関	人数
錦糸町クボタクリニック（墨田区）	76
クボタクリニック（墨田区）	33
同愛記念病院（墨田区）	3
都立松沢病院（世田谷区）	2
大内病院（足立区）	2
真銅クリニック（江戸川区）	2
東京大学附属病院（文京区）	2
その他（各1）	11

II　精神科訪問看護の導入

　錦糸町訪問看護ステーションでは，同じ法人内のクボタクリニック，錦糸町クボタクリニックからの訪問看護導入の依頼が多い。外来での診療を通じて，①自宅での病状や生活状況がよくわからない，②自宅の片づけができず，生活技術，家事能力などの支援が必要である，③内服（服薬管理）ができていない，④自閉的な生活を送っていて社会的に孤立している，などの問題点が明らかになり主治医から訪問看護の導入が検討される。

　主治医から訪問看護ステーションに依頼があり，次に訪問看護ステーションが利用者（患者）と連絡を取り，住所（訪問先）の確認，訪問スケジュールの調整などを行う。また，自立支援医療（精神通院）への訪問看護ステーションの追加申請手続きを行っていただくよう利用者に依頼する。自立支援医療が使えると利用者の負担が軽減されるからである。

　退院後の地域での生活に備え，退院間近の入院中の患者（利用者）の訪問看護の依頼をいただくこともある。直接の依頼は病院の相談員であったり，退院する地域の保健師であったりする。利用予定の患者に面会したり，退院に備えた会議に参加することが訪問看護の導入に有用ではあるが，病院が遠方であったりすると参加が難しいことがある。訪問看護の導入が退院の要件になっていることがあるが，いざ開始となってみると利用者が訪問看護を受けることを拒絶し，訪問看護の開始もしくは継続が困難になることがあるので，注意が必要である。訪問看護指示書については，利用者が外来通院する医療機関の主治医が発行することに

なるが，退院後の初回外来通院日まで間隔があいてしまう場合などは入院中の担当医が指示書を発行する場合もある。

現在，錦糸町訪問看護ステーションでは担当制（利用者一人を一人の看護師が担当する）を原則としている。訪問看護導入時の看護師のスケジュール（新たに訪問する時間的余裕があるか），地域（効率よく訪問するためには訪問先の地域を限定することが重要）を考慮して決めている。

Ⅲ　訪問看護の場面における注意点

利用者との信頼関係の構築に努めることが重要である。訪問するのは利用者の生活の場所，利用者のホームグランドである。利用者に対して侵襲的な存在であってはいけない。

精神科訪問看護の対象になる方（その家族も）は人づきあいが不得意な方が多い。その方々が訪問看護を受け入れる，すなわち他者を自分の領域に入れるということは相当に精神的エネルギーを費やすことであるはずだから，初回訪問時では，「よく訪問看護をうけいれてくれましたね」，「どんな人間が来るのか不安でしたよね」とその労苦をねぎらうことが必要だろう。訪問時間を守る，看護師の価値観を押し付けないことなどは基本的なことである。初回の訪問でよい関係が構築できなかったとしても悲観することはない。関係を築くのには時間がかかることの方が多い。

約束したにもかかわらず玄関先で訪問を拒否されることもなくはない。そんな時は無理強いせず会わずに帰ることも選択肢であろう。また不在時には必ず訪問に来たことをメモに記し残すようにする。

錦糸町訪問看護ステーションは東京の城東地区が訪問地域である。城東地区の住宅事情，道路事情などにより駐車スペース確保が難しいため，訪問先への交通手段は主にアシスト式自転車である。自動車を利用する場合はコインパーキングを利用する。自転車，自動車ともに交通事故を起こさないように注意しなければならない。また，自転車を利用者宅の前に駐輪してよいのか否か利用者に確認するべきである。利用者本人や家族が，外部から訪問者が来ていることを近隣に知られたくない場合もある。

看護の利点は，精神面だけでなく身体的な面からのアプローチが可能なことである。話しかけても答えてくれない利用者も，「今日は血圧計を持ってきたので，

測ってみませんか」と声をかけると腕を差し出してくれることもある。

身体科の訪問看護師から「精神科訪問看護は利用者と世間話をするだけでしょ」と，揶揄されることがあるかもしれない。確かに世間話だけで訪問看護が終わることもある。しかし悲観することはない。その世間話（利用者の話を傾聴することが欠かせないのだが）は，利用者にとってはとても大切なことになる。

IV 今後の課題

利用者の主治医（医療機関）と連携を密にとる必要がある。定期的に主治医に提出する訪問看護報告書も，そのための手段の一つではあるが，実感が伴わず具体性に欠けると言われることが多い。直接に主治医または医療機関のスタッフと会ってコミュニケーションをとる機会を作ることが望まれる。以前，錦糸町訪問看護ステーションは同じ法人内の精神科診療所である錦糸町クボタクリニックのスタッフルームの隣に事務所を構えていた。これは錦糸町クボタクリニックのスタッフと，頻回にコミュニケーションをとらざるを得ない状況にするという意図によるものであった。

連携の対象は主治医（医療機関）だけでなく，地域の保健所（担当保健師），相談支援センター，利用者の通所施設，利用者が介護認定を受けている場合はケアマネージャーなどである。気になることがあれば臆せずに訪問したり電話することなどで情報の共有を図るべきである。

限られた時間で効率よく訪問看護を提供するためには，同じ地域に訪問先をまとめる作業が必要になる。一件訪問するたびに事務所（錦糸町）に戻るのではなく，移動距離が少なくなるように同じ地域に訪問先を集中させたり，移動距離が一筆書きになるように訪問スケジュールを設定したりしている。担当者を決定する際に地域も考慮してはいるが，訪問看護の依頼が一斉にあるわけではないので，時間が経過することでずれ（訪問地域が広がる）が生じてしまう。一定期間毎の担当者の変更や複数担当制の導入の検討も必要となる。課題は少なくないが，一つ一つ地道に取り組んでいきたい。

6　包括的個別担当者（ケースマネジャー）の機能

窪田　彰

I　ケースマネジャーとは

　多機能型精神科診療所においては，外来診療に始まり，コメディカルの支援や，デイケア，アウトリーチ等さまざまな機能の場面があり，多職種が関わっている。これらの，多職種の多様な職員の関わりがあると，関わっている者同士がバラバラな支援になってしまう事態が起こりやすい。そこで，ケースマネジャー（包括的個別担当者）を決めて，その職員が情報の中心になってチームの情報共有機能を高める必要がある。

　当院ではケースマネジャーを決めるのは，関係職場から皆が集まってくるレビューミーティングの時に行っている。全体の意見の集約ができればどの場でも良いのだが，レビューは毎日の全体会議のような役割を持っている。外来の面接担当者もここで決めているが，特に多機能で関わる重い課題を持った患者に限定して，ケースマネジャーを決めているのである。

　実際には，当院では本人と出会うチャンスが多くて情報共有しやすい者がケースマネジャーになることにしているが，精神科デイケア職員が担当者になる場合もある。外来通院をしているがデイケアには通所していない患者の場合は，外来診察の時のインテーク面接を担当している職員がケースマネジャーになる。訪問看護師が定期的に訪問を実施している場合は，訪問看護職員がケースマネジャーになる場合もあるが，外来の面接を担当している職員との連携が取れる機会の工夫を要する。

　ケースマネジャーを決めるのは，外来での面接にとどまらず，デイケアや訪問看護等の多機能を利用している患者については，横断的な支援状況を把握し各部門間の支援を調整する必要があるからである。また外部の支援者とのケア会議等

で，当院の窓口になる必要に迫られて生まれた役割でもある。関わる場が多いほど情報を整理する役割が必要になる。一方，外来診療だけで安定している患者は多いので，全ての患者にケースマネジャーをつける必要はなく，多機能な支援を必要としている患者に限定している。すでに支援が行われているだろうと思っていたら，誰も訪問に行っていない事例や，同じ時間に二つの支援が重複することが時にあり，ケースマネジャーの設置によって重複や欠落を防いでいる。

　さらに，ケースマネジャーは，チーム内の情報の発信者でなくてはならない。当該事例に関して自身が得た体験を，仲間の職員に向かって語り続ける必要がある。ケースマネジャー自身が語り続ける情報発信者であってこそ，重要性の認識が広がり，チームの他の職員からの情報が集まって来ることにつながり，ケースマネジャーに全体の構造が見えてくるのである。黙って待っていては，何も得られないものである。

　また，ケースマネジャーの役割としては，ケア会議を招集することが期待されている。ケア会議は法人内の職員と行う場合と，他機関の職員と共に行う場合がある。当該事例の関係者に，情報不足や意見の混乱があると推測される時には，ケア会議を臨機応変に行うのが良い。他院に入院していた患者に，退院の予定が見えてきた時に病院に出向いて関係者によるケア会議を開き，退院後の支援体制を検討することも役立っている。このような時には，ケースマネジャーは診療所の顔の役割を果たす事になる。しかし，この退院時に病院に赴いて行うケア会議や，関係者が集まって方針の検討を行うケア会議等については，診療報酬の規定がなくボランティア活動になっているのが現状であり，今後の診療報酬制度の改善を期待したい。

II　相談支援事業との関係

　ケースマネジャーの役割の，相談支援事業との連携について検討する。自立支援事業における相談支援事業所の計画相談は，精神障害者にとってのケアマネジメントである。計画相談とは，相談支援専門員が本人の希望・目標等を聞きとり関係機関とのケア会議等を開いてアセスメントを行い，個別のケアプランを立てる事を言う。本来は個別の担当チームがケアプランを検討して支援を行うことが望ましいが，実際にはこの相談員の役割は，外来医療におけるケースマネジャーの役割と重なる場面が起きている。ケースマネジャーが計画相談を行った方が，

現場の声がケアプランに反映できて適切と思われる場合が多い。そうであれば，ケースマネジャーが相談支援専門員を兼ねられれば，うまく機能しそうである。しかし，相談支援専門員は相談支援事業所と精神科診療所との兼務を担うには困難な状況がある。計画相談を実施する必要のある事例数があまりに多く，相談支援専門員は計画相談を効率よく作って行かなくてはならない。しかも，計画相談の客観性を保つために患者のケア担当者とは，別の第三者機関が計画相談を行うことが望ましいとも言われており，ケースマネジャーがケアマネジメントとして計画相談を行うことは難しくなっている。このために，相談支援専門員とケースマネジャーの役割は人を分けざるを得ないことになり，1人の患者に2人の担当者がいる状況になるのは，現場における葛藤を引き起こす可能性がある。この点は臨床現場にとって精神科地域ケアの質を高めるためには，担当者が統合されることが望ましく，相談支援事業の制度上の見直しを期待したい。

7 在宅療養支援診療所とアウトリーチ医療の発展

髙橋　馨（精神保健福祉士）

はじめに

　在宅療養支援診療所とは，自力での通院が困難な患者に対して医師による定期的な訪問診療を行う保険医療機関のことである。施設基準として，

①緊急時の訪問看護および往診体制の確保
②24時間連絡が受けられる電話番号と医師名の通知
③緊急入院できる病床の確保

などが定められており，それらを満たす事で在宅時医学総合管理料を算定することができる。
　本稿では医療法人社団草思会錦糸町クボタクリニック（以下，当院）の訪問診療の経験から，精神科地域ケアにおけるアウトリーチ医療の発展について論じてみたい。

I　当院訪問診療の枠組み

　当院では墨田・江東・江戸川3区を中心とした東京東部地域における訪問診療や訪問看護・相談支援事業などを担当するスタッフを，地域ケア部門として構成している。地域ケア部門のスタッフは外来コメディカルの他，同法人の訪問看護ステーション，相談支援センターのスタッフが荷っている。訪問診療チームはその内医師3名，コメディカルスタッフ2名である。いずれの医師・コメディカルスタッフも外来やデイケア業務を兼任している。
　訪問診療は（水）（木）（土）の週3回，隔週に行っている。対象患者は全体で

約25名である。患者の住所によって対象地域を三分割し、各曜日それぞれの医師が担当地域の患者を診療している。地域分割は訪問の効率性を考慮し、いずれも車で数十分程度の移動距離になるように調整している。曜日によって医師の担当時間が異なるため、患者数にばらつきがあるのが現状である。水曜、木曜は半日数時間の内に医師単独にて3～4件を訪問している。土曜が最も多く、一日合計15件前後を医師およびコメディカルスタッフで訪問することになる。非常勤の医師が訪問診療を担当する場合は、常勤のコメディカルスタッフが同伴することで院内全体で患者情報が共有しながら、本人からの電話や他機関との連絡などに対応できるようにしている。また自立支援医療費制度を利用している患者の上限管理表の記入や、自己負担が発生する患者との医療費の受け渡しなど事務的な作業はコメディカルが担当する。処方箋は医師が診療したその場で、本人や家族に直接渡している。

　患者の紹介経路は主に当院外来部門からである。その他地域の保健師や福祉事務所のケースワーカーから紹介される場合もある。紹介理由は「精神症状の悪化」「身体的合併症があるため」「高齢による外出困難」と、本人または家族および関係機関職員が判断する場合が多い。「病識が乏しく通院の意思が弱いため」といった理由から紹介される場合もある。

　紹介された患者は訪問診療チームのコメディカルスタッフが担当医師や日時を、本人や家族および関係機関職員と相談しながら調整を行っている。訪問診療についての案内を書面にて用意し、可能であれば事前に説明を行っている。その他の枠組みや緊急時の連絡先などを記載した訪問診療申込書と担当医師による在宅療養計画書が、導入時に必要である。

II　事　例

　実際に当院で訪問診療を行っている事例を紹介し、具体的に見ていきたい。慢性疼痛や身体的制約による歩行困難のため、通院不可能となった高齢の女性患者Aである。単身にて生活し、3人の娘は近居で三女がキーパーソンである。主診断は妄想性障害で、糖尿病、高血圧など身体合併症を併発し、脊椎管狭窄症による疼痛が持続している。

　Aは山陰地方に生まれ、19歳時に一家で上京し大手商社にて勤務していた。結婚し3女をもうけたが36歳時に離婚し、単身生活となった。68歳頃から不安

感，不決断，頭痛などが出現した。「嫌がらせをされている。見張られている」といった被害関係妄想が出現したため，保健所に紹介されて69歳時に当院へ初診となった。定期通院をするも病識に乏しく，めまいや頭痛などの心気的訴えが多彩なものの特定の薬しか服用しない状態が続いていた。次第に心気的な訴え，被害関係妄想が悪化し，体力も低下していたため2カ月間精神科病院へ入院した。退院後は被害関係妄想は背景化し，情動が時に不安定になるものの三女の援助と当院からの訪問看護により何とか単身での生活を続けていた。定期的に通院していたが，前述の通り自力での通院が困難になったため，77歳時これまでの当院の担当医師から転医し訪問診療を開始した。

　Aは定期通院時から受診日以外の電話相談が頻回で，また医療費の自己負担が発生することからコメディカルスタッフ同伴での訪問診療が妥当と思われたため，土曜日の担当医師が常勤PSWを同伴して訪問する体制とした。訪問診療導入については前医師およびPSWから，本人と担当ケアマネージャーに電話にて説明した。初回訪問時に必要書類を用意し，本人の同意のもと月2回の訪問診療契約となった。

　訪問診療を開始して以降，Aは腰の痛みや頭痛，めまいといった心気的な訴えが多彩であったが，被害関係妄想については否定していた。不安が高く抑うつ症状が中心であった。「割りばしで刺されたような」頭痛を訴え，他科入院することもあった。特定の薬剤に対するこだわりが強く，過剰に服用する傾向にあり対応に苦慮することがしばしばであった。外出が困難なことから内科的な治療も不十分となりやすい。そのため担当ケアマネや家族との連絡を密に行い，協力体制を築いている。現在は時に情動不安定になり悲観的な考えにとらわれるものの，外出困難ではあるが当院の訪問診療を軸にして，ヘルパーやデイサービスを利用しながら何とか在宅での生活を維持している。

III　訪問診療の利点

　訪問診療の最大の利点は，何らかの理由で通院が困難になった患者が医療中断に陥ることを防ぐ点にある。これまでは通院が中断した患者への対応としては電話連絡が基本で，訪問看護を行うのが関の山であったが，訪問診療を行うことで対応の幅は広がる。直接医師が訪問し診療を行うことで，より重症な患者に対応することも可能である。Aは精神疾患だけでなく加齢によるさまざまな症状に

よって通院が困難になった。多彩な訴えの割に通院の意思が弱かったため，外来通院のみの医療サービスだけでは治療が難しく，訪問診療を行っていなければ医療中断になったであろう。このことは再入院を防ぐことにも繋がっている。

　患者の慣れ親しんだ場所で診療を行うことには意味があるだろう。病識が乏しい患者は来院それ自体が難しく，容易には医療に繋がらない場合が多い。そのような患者は自宅に医療関係者が来ることを拒む場合もあるが，来院するよう説得することに比べれば訪問診療をきっかけにして医療サービスに繋がる可能性は高くなる。特に統合失調症を罹患している方は外界への警戒心や不信感が強くなりやすいため，慣れ親しんだ場所での診療であれば受け入れやすいだろう。患者の生活状況や家族関係を直接観察できることも，訪問診療の利点である。外来診療で患者から聞く情報よりも生活の場を直接に詳しく観察することができ，治療に役立っている。Aは単身であったがヘルパーが毎日入っているため自宅は整理整頓が行き届いていた。慢性的な疼痛により臥褥していることが多いが，ベッド近くに簡易式トイレが設置されている。これらの情報は訪問しないと見え難いことだろう。

Ⅳ　訪問診療の課題

　訪問診療は自宅へ訪問するため，ややもすると患者との関係が閉じたものになりやすい。閉じた関係は患者と医師の依存関係を強め双方にとって利益をもたらすものではなく，避けたい事態である。Aは当院に対し過大な期待を寄せ，内科的薬剤の処方を求める傾向にあった。それぞれの専門科目の中で治療を行うのが基本であるが，訪問診療は患者にとっては通院よりも手軽なため要求が強くなりやすいのだろう。ここに自宅への訪問活動が孕む危険が潜在しているのではないだろうか。前述のようにコメディカルスタッフが積極的に訪問診療に関わり，院内で情報を共有し他機関との連絡を密に行うことが，関係を開かれたものにするためには必要である。

　訪問診療は自力では通院できない患者をその対象としているため，基本的に治療困難例が多い。これまでさまざまな薬剤を試みても幻聴が改善されずに自閉的な生活を続けざるをえず，結局再入院に至る方がいたり，高齢による外出困難を理由に訪問診療を開始したものの，身体的な衰えが顕著で結局お亡くなりになられた方もいた。医療中断や再入院を防止することが訪問診療の最大の利点ではあ

るが，一方でそれは再入院，最悪の場合死亡という危険が隣り合わせであることも意味しているのだろう。何事もそれだけで完璧な治療など存在しないことを理解しながら，訪問診療を軸にして治療を開かれたものとし他スタッフや他機関と連携し合い，社会資源を活用していくことがアウトリーチ医療を発展させていくためには大切なことである。

8 計画相談支援

藤澤　房枝（精神保健福祉士）

　「相談支援」は障害者自立支援法に定義をもった言葉として位置づけられ、福祉サービスを利用するには「障害者福祉サービス計画書」を作成することになった。2012年の改正で「障害者福祉サービス計画書」は「障害者福祉サービス等計画書」になった。新たに入った「等」という一文字には福祉サービスのみならず医療やインフォーマルな社会資源（図1）をも盛り込んだ総合的な計画相談支援を行うことを意味し、自立した本人主体の社会生活が営める包括的なケアマネジメントが責務となった。

　障害者が福祉サービスを利用するには、社会福祉基礎構造改革により行政主導の措置制度から本人の選択を尊重した契約制度になった。コミュニケーションや移動等に困難さを抱えている障害者には、多様な情報から福祉サービスの自己選択や契約を行うことに困難を伴うことがある。心の病気の側面と障害の側面を併せ持った精神障害者にとって、社会参加が回復につながるためには、福祉と共に医療の専門性が活かされることが必要である。

I　地域ケア拡充による相談支援センターの始まり

　墨田区の退院促進事業は2009年4月より開始され、地域活動支援センター「友の家」が「退院促進・地域定着支援事業」を、同年10月より当院が「被保護精神障害者居宅安定化事業」を受託し退院促進事業を行っていた。2012年4月障害者自立支援法改正では地域移行支援・地域定着支援が個別給付化されることになり、墨田区は退院促進事業を終了することになった。当院では退院促進支援の継続と、さらなる地域ケアを拡充させていくために東京都から一般相談支援事業所、墨田区から特定相談支援事業所の指定を受けることとして当センターがスタートした。

障害福祉サービス	介護給付	・居宅介護，短期入所　・生活介護 ・行動援護　他
	訓練等給付	・自立訓練　・就労移行　・就労継続A・B ・共同生活援助
地域相談支援		・地域移行支援　・地域定着支援
地域生活支援事業	都道府県	・高次脳機能障害や発達障害支援， ・意思疎通支援　他
	市町村	・地域活動支援センター移動支援 ・日常生活用具給付 ・コミュニケーション支援 ・成年後見制度利用支援
その他の社会資源	フォーマルな 社会資源	・医療　・年金　・生活保護 ・公共職業安定所　他
	インフォーマルな 社会資源	・家族　・友人　・知人　・民生委員　・大家 ・宅配弁当　・ボランティア　他

図1　サービス等利用計画における社会資源

II　計画相談支援

1．計画相談支援の実際

　計画相談支援の依頼元は墨田区の場合，ほとんどが保健師からである。依頼は新規サービス開始の場合と，既に何らかのサービスを利用しており制度改正により計画相談支援が必要になった場合との二通りである。新規サービス開始の場合，相談支援専門員が利用者の自宅や入院先，事業所等への訪問，関係者と連絡や会議を行いながらアセスメントを行い，社会サービスを盛り込んだ「障害者福祉サービス等計画案」を作成し，区市町村の支給決定会議が行われる。支給決定後にサービスが開始し，支援計画の利用状況の満足度や目標達成度，新しいニーズのアセスメントなどの確認や調整のモニタリングを行う。
　計画相談には自分で作成するセルフプランもある。何らかの事情で福祉サービスの利用が停止や終了，他事業所に紹介が行われた場合，当センターの計画相談支援は終了となる。

2．事例

　一つ目は医療の継続により支援が途切れず訪問やアセスメントを重ね，地域生活が継続している事例である。二つ目は社会的入院から地域移行支援により退院

し，グループホームに入所し3カ月で単身生活となり，同時に介護保険を利用して相談支援は終了した後も当院の支援が継続している事例である．

事例1

Aさん（男性，50代）
診断名：統合失調症，知的障害，糖尿病
生活歴・病歴：Aさんは3人兄弟の末子で，中学校を卒業しいくつかの仕事に就くが続かずにいた．30代で不眠を訴え母親が付き添い当院初診となった．5年後に母親が亡くなり一人暮らしになり，自宅にこもり通院が中断する．保護課職員や健康管理支援員が時折訪問し通院を促すも「そのうちね」と温和な表情で答えていた．徐々に妄想や幻聴が活発に現れ，ある日，隣家に侵入するトラブルを起こし，遠方に住む親戚や民生委員の協力を得て医療保護入院となった．

＜支援経過＞
①申請・契約
　Aさんの精神症状は2カ月で落ち着き，医師，PSW，親戚，保健師，保護課職員ケースワーカー，健康管理支援員，住宅管理会社職員で退院に向けたケア会議が行われた．Aさんは「今まで困った時に誰に相談をしてよいかわからなかった」という．単身の不安から施設入所の提案もあり，Aさんは自宅での生活の継続と入所を迷っていた．医師から「地域で生活ができるよ」と言われ，ひとまず家事援助と通院同行，訪問看護を利用し，自宅に退院する内容の計画相談を作成することになった．
→計画相談支援の依頼は保健師や障害者福祉の担当者からの依頼がほとんどだが，主治医の紹介や本人の申し出で計画相談支援が開始することもある．
②障害区分の認定調査
　Aさんは入院中に，心身の状況，社会活動や介護者・居住などの状況，サービス利用の意向，訓練・就労に関する評価等，福祉サービスの必要性を総合的に判定する障害程度区分の調査を受けた．
→治療や支援が途切れないよう退院日に地域生活のサポート体制を整える．
③アセスメントとサービス等利用計画案の作成
　病院を訪問し，Aさんの今までの生活の様子や退院後の希望を伺う支援開始前のアセスメント（評価）を行う．Aさんは住み慣れた墨田をできれば離れたくな

かったが，年金支給月を過ぎるとお金が足りず，食事にも困っていた。亡くなった母親の荷物の片づけや部屋の掃除ができないこともあるが，親戚からは「心配でも様子を見にいかれない」と言われ，隣区の施設の入所が良いのかAさんは迷っていた。当院の主治医や臨床心理士，関係機関と情報共有し，アセスメントを行った。

　退院後の自宅での単身生活の支援として，24時間電話がつながり相談できる地域定着支援を利用し，医療が中断しないよう通院の同行支援，料理や片付けの家事援助，今後の施設入所も視野に入れて施設見学や体験を行う内容の障害者福祉サービス等計画書を作成することになった。

→治療歴から家族を含めた関わり等の情報と主治医，看護師，臨床心理士等を含めた多職種による多元的視点でアセスメントを行う。

→自分の希望を言葉で伝えることの困難さの理解やサポートをする。安心できる場，信頼関係づくり等プロセスを大切にする。

④支給決定
　障害者福祉サービス等計画書に基づき支給決定された。

→墨田区は保健センターで所内会議が行われ，その後，保健計画課の支給決定審査会にて支給決定する。支給決定の回数は，墨田区は月2回だが，月1回から随時と市区町村により異なる。

⑤サービス利用とサービス担当者会議
　Aさんは退院直後から「自分でできるからヘルパーは断りたい」と言う。施設見学は「親を看取ったこの部屋がいいし，そのうち引っ越すから行かない」とサービスの利用に拒否的になった。幼い頃からの付き合いのある民生委員さんにも勧められたが，通院同行や家事援助のサービスは利用しなかった。

　サービス提供者や関係者で構成されるサービス担当者会議にてAさんの気持ちや生活状況を共有した。血圧が気になるAさんは訪問看護だけは受け入れていたため，訪問看護師の訪問回数を増やし，ヘルパー開始や施設見学は各関係者の訪問時に重ねて話しをしていくことになった。

→体調やニーズに合わせ，医療も含めた生活支援を継続する。

⑥モニタリング
　サービス支援開始から定期的に生活全般やサービス支援の利用状況の満足度の確認や調整をするモニタリングを行う。Aさんは電話がかけられず郵便物の確認なども不確かで，訪問だけがコミュニケーションの手段であることが判った。ヘ

ルパー利用や施設見学をキャンセルし続け，終日カーテンを閉め部屋にこもり怠薬し，妄想が出現した。再度の近隣迷惑を危惧した住宅管理会社からは退居の催促がある状況の中，ケア会議を開き，モニタリングを行った。
　医療は訪問診療に切り替え，関係者が時々訪問するなどの福祉サービスは一時中断し，医療中心の支援で見守りを続けることになった。
→医療的サポートを継続し，再発させない。

⑦再アセスメント
　退院し数カ月が過ぎた。電話代や光熱費の督促状が来たり，手持ち残金と支給日までの食費代が判らないため保護費を振込みせずケースワーカーが月数回に分けて手渡しをすることになった。冷蔵庫や洗濯機が壊れており生活環境整備や金銭管理を中心に再アセスメントが行われた。
　その後，訪問診療により服薬が順調になり，民生委員の協力で壊れていた家電製品を廃棄した。同時期に冷蔵庫を購入し料理や片付けのヘルパーの支援が開始し，体調や生活環境が整っていった。転居や結婚等の妄想が時折出現し，依然として電話が使えないAさんが困らず，孤立しないようサポート体制を整え地域生活が継続している。

＜ふりかえり＞
　生活能力や環境のアセスメントが不十分なまま退院し支援が始まった。サービスに拒否的になりながら訪問看護を糸口に，保健師，サービス事業所や地域関係者とのアセスメントを重ねた。知的障害担当のケースワーカー，成年後見人，見守りの宅配弁当業者が支援チームに加わり，医療や福祉，行政や地域の関係者それぞれが役割分担をしながら専門性を活かしたチーム支援となった。

事例2
Bさん（女性，70代）
診断名：うつ病，心不全他
生活歴・病歴：Bさんは家業の経営不振の不安により体調が悪化し，保健師が介入して妹と共に都外の精神科病院に入院となった。妹はその後，内科的な疾患で転院をしている。入院後ほどなく病状は回復するが，家業は破産し帰る家を失い病院の退院支援がうまくいかないまま入院し13年間が過ぎていた。墓参りに外出し，墓誌に妹の名がありショックを受けるなどありながらも，外食や買い物を

したり作業療法グループに参加するなどの病院生活を送っていた。病院の担当PSWが交替し，Bさんの退院希望を保護課ケースワーカーに伝えたことがきっかけで地域移行支援が開始された。Bさんの希望は「ふるさと墨田で余生を暮らしたい。家族が眠るお墓を守っていきたい」だった。

＜支援経過＞
　Bさんは，退院の話があっても帰る家が無いことで退院を諦めていた。地域移行支援が始まってからも「(退院先が) 見つからなくても支援者が会いに来てくれたり，帰れるかもと思えるだけで嬉しくなる」と話していた。当時，墨田区内のグループホームはいっぱいで，支援開始から4カ月後に新規開設した墨田区外のグループホームにBさんは退院した。計画相談支援は地域移行支援からサービス利用による計画相談支援になった。入院していた病院は遠方だったが主治医を変えず，日中は週に数回作業療法グループに参加をするなど，長かった入院中の環境を大きく変えない支援計画となった。
　Bさんは退院後すぐに冷蔵庫に入れなかった寿司を食べてお腹を壊したり，銀行ATMの利用や風呂の入り方がわからず入浴ができなかったり，作業療法グループ開始のための書類を忘れて参加できない日が続いた。病棟とは異なる環境の中で，Bさんは徐々に自信を喪失し，次第に自室にこもりがちになった。
　退院後2カ月目のケア会議では，Bさんの表情は退院時の生き生きしていた表情から一変していた。言葉少ない中に「墨田に帰りたい」希望が出され，障害福祉サービスから介護保険による福祉サービスに変更し「ふるさと墨田」に帰る準備をすることになった。
　保護課ケースワーカーは介護保険をはじめとする手続き全般の支援を行い，保健師はケアマネやヘルパー事業所の手配，計画相談支援員は不動産，電化製品などの住空間整備，見守り弁当の手配や通院・デイケアなどの調整を行い，退院から3カ月後，ケア会議から1カ月足らずでBさんの「ふるさと墨田」での一人暮らしが始まった。Bさんは介護ベッドを利用し，ヘルパーによる家事援助や入浴介助を受け，当院に通院しデイケアに参加している。計画相談支援は介護保険法優先のため介護事業所に紹介し終了となったが，計画相談支援員はクリニックの外来での面接担当者としてサポートを継続している。

＜ふりかえり＞
　Bさんはその後，内科の持病が悪化し入退院し訪問看護を利用している。体力や気持ちが衰えてきているとデイケア職員から聞き，社会的入院であっても入院を継続していれば，一人暮らしの苦労とは異なる安心があったのではないかと外来受診時に聞いた際，「退院できてよかった」と即答だった。ふるさと墨田に帰ることともう一つ願っていたお墓について，現在の関係者で共有・調整しBさんがより安心して過ごせる方策をとった。長期入院者の地域生活のアセスメントの難しさや，個人の尊厳や人権を考えて支援した事例である。

Ⅲ　多機能型精神科診療所における相談支援の特徴と課題

1．特徴
　計画相談支援は個別給付を基準としたケアマネジメントであるが，多機能型精神科診療所における相談支援は，医療を基盤に今までの生活歴と就労も含めこれからの暮らしの変化に即した希望や安心した暮らしの包括的な支援である。

①医療と福祉の包括的地域ケア
　・症状や病歴など医療的情報をふまえたサポート
　・迅速で継続的
②多職種によるチーム支援
　・社会資源や支援の情報や提案力が多様
　・医師，看護師，臨床心理士，作業療法士，精神保健福祉士等による多様な価値が融合かつ共通の理念に基づいた統一支援
③豊富で多様なアプローチ
　・社会サービスにつながらない，制度から取り残されている人や終結したサービスの再開
　・ライフステージの変化や他事業所への紹介後にも切れ間ない支援

2．課題
　一定の経験年数と指定の研修を修了し，障害者福祉サービス等計画書の作成を行うことができる相談支援専門員が計画相談支援を行う。当センターでは現在4人の相談支援専門員が184人（2015年10月現在）の計画相談支援を担当してい

基本部分		点数
計画相談支援給付費	サービス利用支援費	1,611
	継続サービス利用支援費	1,310
	利用者負担上限管理加算	+150
	特定事業所加算	+300
地域移行支援	地域移行支援サービス費	2,323
	初回加算	+500
	集中支援加算	+500
	退院・退所月加算	+2,700
	障害福祉サービスの体験利用加算	+300
	体験宿泊加算Ⅰ	+300
	体験宿泊加算Ⅱ	+700
地域定着支援	体制確保費	302
	緊急時支援費	705

図2　平成27年度　障害者福祉サービス費等の報酬算定構造

る。当センターの課題として，利用者の情報について量や共有方法に差が生じる場合がある。医療的な治療と福祉的なアセスメントや支援の関わりのプロセスが，保護的・父権主義的に陥らないよう意識をすることがあげられる。

　制度の課題として，給付は支援開始後と支給決定しているモニタリングに対してのみ算定され，ケア会議や電話相談，通院同行や必要に応じた訪問などに対する支援への給付はない。給付単価（図2）そのものが低く指定事業所の数や相談支援専門員が現時点では少ないため，計画相談支援の開始が利用者や事業所の希望するタイミングに始まらない状況がある。住所不定者は居住地特例が適用され，必要な障害福祉サービスが利用できないことが多い問題などがあげられ，これらの課題や制度の隙間が埋まるよう，さらなる充実が望まれる。

　また，相談支援の現在の制度上では，医師との協働は位置付けられていない。それでも，対象者が精神障害者の場合は，主治医の治療方針とうまく連携が取れる必要がある。そこで，当院は計画相談においてケアプラン作成前に，相談支援専門員が主治医の意見を聞く機会を持つこととした。しかし，実際にはそのための時間が取りにくく，上手く連携し機能していると言える所には至っていない。包括的精神科地域ケアの中に，相談支援活動をどの様に位置付けるかが今後の課題である。

9 　地域移行支援・地域定着支援

　　　　　　　　　　　　　　　　　　　　　　　　金盛　厚子（臨床心理士）

　2004年に厚生労働省が『入院医療から地域生活中心へ』という基本的方策を打ち出して以降，都道府県や市区町村において，多くは民間の事業所への委託という形で退院促進事業が行われてきた。その流れを受けて，2011年10月の障害者自立支援法改正では「地域相談支援」という項目が設けられ，その中に「地域移行支援・地域定着支援」が誕生。退院支援事業は個別給付事業となった。精神科に入院し，帰ることができる場所がないために長期入院になっている患者さんや，入退院を繰り返しなかなか安定した地域生活を送れないでいる患者さんが，地域で希望する生活を実現するための法体制が整ってきた。

　錦糸町クボタクリニックでは，個別給付事業として地域移行支援が開始するのに先駆けて，2008年10月より墨田区保護課（生活保護の担当部署）の「墨田区被保護精神障害者退院促進・居宅安定事業」（以下退院促進事業）を受託し，活動してきた。2011年の法改正を受け，それまでの区の事業は終了となった。そこで退院支援の活動を継続し，さらに地域ケアを拡充させていくために法人内に新たに相談支援センターを設立した。多機能の精神科診療所として行ってきた地域移行・地域定着支援の実践を，事例を交えつつ報告したいと思う。

I　地域移行支援のはじまり──墨田区の退院促進事業

1．クリニックの外へ，「地域を走り回れる」スタッフの誕生

　墨田区の退院促進支援事業を受託するまで，クリニックにおいて医療点数に反映されない院外での活動を行うことは難しかった。事業を受託し，クリニックのスタッフが保護課の退院促進支援員を兼務したことで，病院訪問や入院中の患者さんの外出同行，退院先の住居や通所先探しの同行などもできるようになった。院外でのケア会議の呼びかけや参加も多くなり，地域や病院とのネットワーク作りもしやすくなった。

2. 嘱託医との連携で効率的に

　当院がこの委託事業を請け負う20数年前から，院長は保護課の嘱託医として生活保護受給者の方の支援を行ってきていた。この嘱託医との連携が，退院促進事業の滑り出しの追い風となった。まず，保護受給者の入院先病院から送られてくる病状報告書（入院の必要性の判断のため，保護課宛てに定期的に送られてくる報告書）に嘱託医である窪田が目を通し，退院の可能性がありそうな方をリストアップした。支援員はリストをもとに各病院と連絡を取り，入院先を訪問。訪問の中で患者さんの退院の意思が語られれば，ご家族や病院スタッフとも相談の上退院支援を進めて行く，という流れを作った。退院希望の患者さんに効率よく支援の手を届けるために，この連携は現在も有効なものとなっている。

3. 墨田区の地域性と退院支援

　墨田区が位置する東京都東部地域には，精神科の入院病床が極端に少なく，区内では都立墨東病院の30床に限られている。墨田から精神科に入院する場合，多くの患者さんが居住地から離れた病院を選ばざるを得ない。長期間の方になると，十年単位で区から離れた病院で過ごして来た方もいる。しかし，病院訪問してみると，退院するならば入院先の近くではなく，墨田区に帰りたいという方が少なくない。その理由は墨田区の地域性にあるように思う。スカイツリーができたことで町並みの一部は一新したが，墨田区には古くから住まう方が多いいわゆる「下町」の雰囲気が漂うエリアが多い。近所付き合いも，患者さんの言葉をかりれば「おせっかいな」「一言きけば十言返ってくる」いわゆる下町らしい文化があり，それを懐かしむ患者さんが多いのである。

　しかし，入院が長くなって住居が引き払われたり，家族が亡くなったりした場合，墨田区へ帰ってくるにはかなりの労力が必要になる。退院促進支援事業が始まるまでは，公的支援以外で，区から積極的に退院のための支援の手を伸ばすことは困難であった。しかし，支援をはじめてみると，退院先のスタッフも退院支援に入ることの利点が多いことを感じた。墨田区を知るスタッフの訪問で，ふるさとの話をしたことから入院前の思い出がよみがえり，退院への意欲が高まる方もいる。また，日頃墨田で活動しているスタッフであれば，退院先住居や利用するサービスの情報提供がより具体的な形でできる。患者さんの退院時の不安を軽減し，退院後の生活の選択肢を増やすことができるのである。

4. 社会的入院ケース，頻回入院ケース

　退院支援を始めてみて，支援につながる事例は大きく分けて二つのパターンがあった。一つは，いわゆる社会的入院のケースである。精神症状が悪化して入院となったものの，入院前や入院中に家族が亡くなったり，支援をしてくれる人がいなくなり，地域に帰れる場所がなくなる。さらに，墨田区から遠く離れた他県の病院に転院になるなどして，いっそう退院の支援から遠ざかってしまう。

　もうひとつのパターンは，症状が安定せず，入退院を繰り返しているケースである。このようなケースはすでに地域でのサービス利用や支援者とのつながりがあるものの，支援全体をつないだりマネージメントする人がわかりにくくなっていた。退院支援が入り，入院中からのケア会議の開催などにより役割分担や情報共有をし，さまざまな視点から患者さんを理解することで，支援や連携がスムーズになり，地域の受け皿を整えることができる。また，このようなケースの中には家族との調整や退院先の再検討が必要な場合もあり，病院だけでなく地域での退院支援が重要な役割となることもある。

5. 地域連携の基盤づくり

　当院が保護課の退院促進事業を受託するのと時を同じくして，長年墨田区で地域活動支援センターとして活動してきた「地域生活支援センター友の家」が，保健計画課の退院促進支援事業を受託した。事業の推進のため，月に一度，事業の窓口である保健計画課と，区内に２つある保健センターのセンター長，管理職と事例担当の保健師，保護課の事業担当者，受託事業者（友の家，当院）の管理職と支援員，精神科医として当院の院長，アドバイザーとして都の精神保健福祉センターの退院促進支援事業担当者が集う会議が開催された。会議では，事業の運営や，個別の支援に関して各機関から意見が出され，事業の全体像を共有した。病院を訪問してきてわかった患者さんや病院の現状を報告したり，支援についてのアドバイスをいただいたりできる大変貴重な機会となった。また，長年精神障害を持つ方の生活全体の支援に関わってきた保健センターや保護課の職員，都内の退院促進支援事業に精通する精神保健センターの職員と率直に意見を交わしたりアドバイスをいただける場はありがたかった。事業が個別給付化された2011年３月に，この会議は終了となってしまったが，はじまったばかりの事業を運営していくためのこの会議は，その後の地域の連携の基盤となったように思う。

6. 多機能のクリニックで行う退院支援の利点

①退院後の医療的ケアの充実

退院支援では，社会的入院のケース・頻回入院のケースともに医療的ケアが非常に重要となる。社会的入院となり病院では安定して過ごしていた方でも，何年，何十年と過ごしてきた病院から地域へ退院すると，大きな環境の変化によるストレスがかかり病状悪化のリスクがある。頻回入院の場合も，もともと病状が安定しない方や，服薬を自己中断される方もおり医療的見守りは不可欠である。クリニックで退院支援を行う場合，退院後の患者さんの不調や生活の変化について，支援員，主治医や外来スタッフ，デイケアスタッフ，訪問看護スタッフなどと素早く情報共有できる。いずれかのスタッフが患者さんの不調を察知した場合，どこからでも素早く受診につなげることができる。

②多職種による見立てができる

多機能型のクリニックの場合，医師や看護師だけでなく，精神保健福祉士，臨床心理士，作業療法士，事務のスタッフなど，さまざまな視点を持つスタッフが常時協働している。退院支援が入る事例では，見立てや方向性が難しい場合も多いが，身近にさまざまな見立てができるスタッフがいることは，支援を進めて行く上でとても心強い。

③縦断的な見守り・受け入れ基盤の厚さ

クリニックでは，患者さんが不調になって受診し，回復し，時にはまた調子が悪くなり入院して，その後回復して退院して地域生活に戻って来るという流れが当たり前にあり，縦断的な見守りが絶えず行われている。入院先から戻ってくる患者さんを受け入れ，退院直後や不安定な時には重点的にケアし情報共有するという環境がすでに構築されている。コメディカルも事務スタッフも，地域に帰ってくる患者さんの見守り方が身に付いており，その雰囲気は患者さんの受け入れの基盤となっている。

II　相談支援センターの設立

2012年4月より，それまで行ってきた退院促進・居宅安定事業が，国の制度として地域相談支援の中の地域移行支援・地域定着支援として個別給付化されることになった。相談支援センターは，東京都から指定特定相談支援事業者，墨田区から指定一般相談支援事業者の認定を受け，計画相談や退院支援，地域定着支援を行っている。

個別給付化により，保護課の退院促進事業の受託は終了し，現在は健康管理支援員という形でクリニックから保護課への職員の派遣が継続している。現在，健康管理支援員はクリニック外来や相談支援センターと兼務のスタッフが担当しており，保護課の相談から地域移行支援の利用へスムーズにつながる流れができている。

III　地域移行支援，地域定着支援の流れ

これまでの流れを以下箇条書きで整理する。
①生活保護課に派遣されている健康管理支援員（クリニックスタッフ，相談支援センター兼務）が，リストアップされた入院患者を訪問。
　　または，生活保護受給の有無に関わらず，保健師や病院から相談支援センターに患者さんの退院支援の依頼があり，相談支援専門員が入院先に訪問。
②本人に退院の意思がある場合，家族や地域関係者，入院先病院の関係者などと退院後の生活についてのケア会議を持つ。
③本人が地域移行支援の申請を行い，相談支援センターの相談員とともに地域移行支援計画の作成を行う。
④退院に向けた支援を開始。長期入院で院外の外出機会もなかったような患者さんであれば外出の練習から，退院先住居のない患者さんは住居探しなど，ケースによって支援の経過はさまざまである。
⑤退院先，通所先，ヘルパーや訪問看護などのサービス利用などを，本人や病院・地域関係者で連携しながら決定していく。退院前には，本人と関係者で退院準備の進捗状況や，退院後のプランを共有するケア会議を持つ。
⑥退院。地域定着支援を利用する場合は改めて申請，計画作成を行う。
⑦地域定着のためのサービスがスタート。退院後は病状が不安定になりやすい

ため，通院先やサービス提供機関との連携を密に行う．必要に応じてケア会議を開催する．
⑧地域での支援ネットワークが構築され，生活が安定してきたところで，生活状況と今後の支援体制確認のケア会議を行い，地域定着支援を終了する．

Ⅳ 事　　例

　Aさん．50代前半の男性．病名は統合失調症．認知症の母親を看取った後，幼少時から暮らしてきた都営住宅で生活保護を受給しながら一人暮らしをしている．服薬が継続できている時はとても朗らかで人懐っこい人柄であるが，服薬を中断すると妄想が活発になり，暴力的になることもある．ここ15年ほど，アルバイトを始めると，病気が治ったような気がして服薬を中断し，妄想的になり近隣住民とトラブルになって入院することが4回ほどあった．しかし，デポ剤の注射は拒否していた．今回の入院も同じ経過で，他区の病院に措置入院していた．

Ⅴ 支援の経過

　病院から退院が近いと連絡を受けた保健師が，健康管理支援員に連絡．保健師，生活保護担当者，健康管理支援員で入院先を訪問し，本人や主治医，担当PSWと面会を行った．最初の面接では，両親と暮らしてきた区内の都営住宅に戻りたいこと，退院したらすぐに就職したいことなどが語られた．それまでの入院の経緯から，退院後半年間は就職活動をしないで，生活を安定させるためにデイケアや訪問看護を利用するよう，入院先主治医からのアドバイスがあった．
　Aさんはもともと当クリニックに通院していた患者さんであったため，ご本人の許可を得て情報を確認．Aさんを知る主治医や外来スタッフや事務のスタッフから，Aさんがとても母親思いで優しい人柄であること，しかし服薬が中断しがちであり，お薬を飲まなくなると病状が悪化して，妄想に左右され攻撃的・暴力的になるという話をきいた．支援者をはじめ，家族以外との継続的な人間関係もないようであった．スタッフたちも，Aさんが墨田区に帰り，安定して暮らせるようになることを願っていた．
　Aさんの退院に向けて，自宅の生活環境を整えることが必要であった．自宅は，亡くなった母親の荷物で寝る場所の確保も難しい状況であった．支援員が清掃業

者も手配して，Aさんと一緒に自宅の清掃を行った。この期間の中で，Aさんの持っている生活力や人とつながる力を知り，それと裏腹に，業者とのやりとりなどは思考が混乱して難しくなることや，体力が入院前よりもかなり落ちていることなどがわかった。

　自宅の清掃時には，Aさんを心配していた民生委員も立ち会ってくれた。清掃と並行して，退院後通うデイケア（クリニック，保健センター）の見学や訪問看護スタッフとの顔合わせを行った。掃除や調理の援助のためにヘルパーも導入することになり，手配を行った。

　退院日が決まる頃，入院先病院で，本人と入院先のスタッフ，地域の退院後支援に関わるスタッフでケア会議を行った。退院後3カ月間はクリニックのデイケアに主に通所し，その後就労支援施設を経て就職するのが良い，と主治医よりアドバイスがあり，本人も了承。本人，地域の支援チームの顔合わせ・情報共有ができた。

　退院後，Aさんはクリニックのデイケアに通い始めた。しかし1週間ほどすると，就職活動をはじめ睡眠時間を削って就職情報を探すようになり，生活保護課に行った際に，保護受給をやめると言い出したため，支援員が面接し，Aさんの焦る気持ちを聞き，どうしたら「就職して，長く働き続ける」というAさんの希望がかなえられるかを話し合った。筆者は週1回の受診の前に主治医とも情報共有し，Aさんは主治医より，安定した就職のために今は退院後の生活リズムに慣れるように言われ，納得して就職活動は一旦やめることになった。デイケアや訪問看護のスタッフとも随時状況を共有し，主に訪問看護のスタッフが愚痴の聞き役になっていた。

　その後Aさんはクリニックのデイケアに定期的に通所し，訪問看護とヘルパーの訪問を受けて生活リズムが整って行った。デイケアでは，彼の人を思いやりムードメーカーになる人柄や手際の良さが発揮されていった。月1回ケア会議を行い，本人と支援者でその時々の様子を共有した。ホームヘルプスタッフから，Aさんの日常生活での様子が語られるなど，Aさんの人柄や希望についてケア会議ごとに発見があった。Aさんはデイケアについて「病気のことや，いろいろなことを話せて，仲間という感じがする」と語るようになった。退院前には信頼できる人間関係を持たなかったAさんの変化を，皆で喜んだ。ケア会議には就労支援のスタッフも参加するようになった。Aさんが希望をかなえるにはどうして行ったら良いのか，皆で頭をひねり，議論する場になり，チームができ上

がっていった。

　退院3カ月後でAさんの通所先はデイケアから就労継続支援B型に移った。時折就職活動に焦る気持ちが先行することもあったが，その度にチームで共有し，気持ちを聴いたり，今後の見通しや長期的な希望を確認するなどの支援を行った。Aさんはケア会議で，「突っ走ってしまうのが自分の悪い癖」と語るようになった。その後，就労支援センターの紹介で希望していた福祉施設への企業実習にも行くようになった。

VI　クリニックの中での役割について

　多機能型のクリニックでは，クリニックの中に医療や居場所，就労支援など機能がたくさんあり，スタッフの層も厚いため，ともするとクリニックの中でいろいろなことが完結していく。入院先の病院や個別の事例での地域スタッフとのやりとりはあっても，地域の諸機関との綿密なつながりは作りにくい側面がある。
　その中において退院支援では，区内・区外の社会資源（自立支援事業書だけでなく，不動産屋，弁当屋，コインランドリーなどなど）を知り，ネットワークを作っていくことが重要な仕事である。地域の様子がさまざまな形の情報として入ってくることは，今の地域の風がクリニックに通うきっかけになる。同時に地域の他機関にも，クリニックのことを知っていただき，医療の敷居を下げるきっかけになるのではないだろうか。
　また，退院支援ではクリニックの他業務と違い，同行支援や家庭訪問で患者さんの生活に時間をかけて密着することになる。クリニックに通院する患者さんがどんな家で暮らし，どんな食べ物を食べて，どんな家族と暮らしているのか，どんなことが好きなのかなど，普段診療を受けたり通所したりする時とは違う側面の情報が入ることで，患者さんに関する見立てがより豊かで生き生きとしたものになると思う。多機能の精神科診療所の中の「地域とのつなぎ役」としての意識を持って，これからも活動していきたいと思っている。

10　自立支援事業所との水平連携と垂直統合

窪田　彰

I　同じ地域のさまざまな関連機関

　日本の精神科地域ケアの発展の初期を思い返すと，先に述べたように1980年代には東京下町でも，精神科医療の関係者たちのボランティア的精神が発揮されて，精神障害者の共同作業所等が次々に生まれた。1980年代後半には精神科診療所も増えてきた。さらに，1988年には施設基準が緩和されて，精神科デイケアが地域の精神科診療所でも設置が可能になりデイケアを実施する精神科診療所が増えてきた。そして1990年代には，地域生活支援センターが生まれ，グループホームにも補助金制度が生まれた。2006年には，それまでの共同作業所や通所授産施設と呼ばれてきていた地域で暮らす精神障害者への支援の事業所が，障害者自立支援法の元に，自立支援事業所として法内施設となった。同じ年に，障害者雇用促進法が精神障害者にも適応されることになり，徐々に障害者就労を実現する患者が増えてきている。

　障害福祉サービス事業所（自立支援事業所）としては，就労移行支援事業所・就労継続支援A型事業所・就労継続支援B型事業所・生活訓練施設・地域活動支援センター・グループホーム・相談支援事業所等が挙げられる。制度としては，三障害合同になったが障害特性を考慮して，精神科に特化した事業所も数多くある。制度が整備されたことにより，2010年以降は特に就労移行支援事業所や相談支援事業所が地域に増えている。さらに，2012年より相談支援事業所が制度化され，計画相談および地域移行支援事業を実施することになった。また，障害者自立支援法に変わったことで，事業所の運営主体は社会福祉法人やNPO法人ばかりではなく，株式会社や医療法人等も参入可能となった。実際の運営形態もさまざまで，社会福祉法人がこれらの機能を全て行う場合と，医療法人の中に事

業所として設立する垂直統合型の場合と，医療法人が別に福祉法人を設立して行う場合と，同じ地域の近くにある福祉系の事業所との連携を強めて関わる場合や，株式会社がチェーン展開している自立支援事業所も急速に増えている。実際には，どの形態が地域ケアとして運営しやすいかは，地域による利点欠点がさまざまであり，何が良いとは言えない。

同じ地域に，全く別法人が運営する自立支援事業所ができている場合に，このように，医療法人や福祉法人やNPO法人や株式会社等が同じ地域で活動しているが，経営的には互いに独立している対等の関係で情報交換をして，利用者が双方に行き交っているような連携を「水平連携」と呼んでいる。相互に経営的に独立しているので，勤務体系も全く別であるために，毎日のチームミーティングを一緒に開くのは無理がある。そのために，事例ごとに必要に応じて合同のケア会議を持つことになる。中には，近くに事業所があっても互いに全く交流がない場合も認められ，個々バラバラな地域ケアの状況が生まれることもある。

II　医療と福祉と企業との水平連携

福祉系の自立支援事業所には，疾病受容がある程度持てている利用者が，自ら福祉的就労を求めて通所することが多い。これに対して医療の精神科デイケアには，自身の疾病がまだ受け止めきれていない病初期の患者が外来医療者や家族から勧められて参加した者が多い。精神症状は改善し定期的通院ができるようになったものの，家で1日中なすことなくテレビを見て過ごしていて，外にはほとんど出ない患者も多い。このような患者に対しては外来のコメディカル職員が精神科デイケアにも勤務していると，自分のいる日にデイケアに参加を勧めやすい。こうした対人コミュニケーションが困難な患者が，他人と共に何かの活動を通して楽しいと体験できてこそ他者といられる場面が持てる。従って精神科デイケアでは，他者とのコミュニケーションが取れて仲間の自覚が持てることが当面の治療目標になる。このように，自立支援事業所と精神科デイケアは利用目的や病期によっての利用者の特性が異なるが，実際には個々の患者が出会った縁で，精神科デイケアであれ自立支援事業所であれ，それぞれの事業所につながっているのが実際である。家族や友達に勧められたとか，近くにあったからとか縁はさまざまである。そこで出会った仲間に支えられて，街に暮らすことに自信をつけて行くのである。

こうした地域で暮らす患者たちの支援を行う時には，医療法人とは別法人の社会福祉法人や株式会社等の事業所との関係では，1～2カ月に1回程度の相互の連携を保つための水平連携間の連絡会議を定期的に開催していることが望ましい。この連絡会議は，個々の事例の検討ができなくても互いの顔が見えて，相手の支援のあり方が理解できれば有益である。比較的病状の安定していたある患者が，精神科デイケアを卒業して福祉系の通所活動に切り替えた場合には，それまでとは代わって医療チームの目の前から消えることになる。医療機関にとっては2～4週間に1回の外来診療で本人には会うだけの関係になってしまう。実際には社会生活的にも安定している患者には，この程度が程よいこともある。この安定した関係であっても，時に突然の病状の再発に際しては，緊急医療チームを形成せざるを得なくなり，医療チームのリーダーシップが再度必要になる。緊急事態の時には，再発の背景を検討するカウンセリングに始まり，家族調整や訪問看護が自宅に訪問する支援や，服薬の確認等が必要になるのである。そして，回復後はまた外来診療と自立支援事業所への通所を再開して，同じ地域の仲間として付き合うことになる。ただ，この再発時の反省から定期的な訪問看護を導入する事例も多い。

Ⅲ　地域連携としてのケア会議

　地域によっては，「自立支援協議会」という形で行政が関与して情報交換や制度的な検討が行われている区市町村が多いが，実態は地域差があり形式的会議に流れているところもあると聞く。また，編者の地域では，30年以上前から区内の精神医療・保健・福祉の関係者が，自発的に2カ月に1回の頻度で夕刻の7時から「墨田区精神保健連絡協議会」として集まって情報交換を行ってきている。自分の時間を使ってのボランティア的な集まりのために，意欲のある各施設の職員が集まってくる点が良いと感じている。
　近年はこれに加えて，さまざまな形での「ケア会議」「関係者会議」が，事例ごとに関係者によって開催されることが増えている。それだけ地域の支援チームの自覚が高まったと言える。保健センターの保健師が提案者であったり，精神科病院の退院予定が決まって病院の精神保健福祉士からの呼びかけであったり，子育て中の統合失調症の母親を支援している子育て支援センターからの呼びかけであったり，さまざまである。残念ながら，医療機関にとってはこれらの活動には

診療報酬がつかず，ボランティアとしての支援になっている。以前のような1カ月に1回程度の頻度であれば，ボランティアも可能であったが，近年は週に数回の頻度となると実際の外来診療にも差し支えてくるために，当院からの参加をお断りせざるを得ない事例も出ている。今後はこの「ケア会議」を，なんとか診療報酬に盛りこむ必要があると考えている。

IV　医療法人による自立支援事業所の運営と「垂直統合型」

　利用者の中でもより重い課題を持った者の地域ケアにおいては，同一法人の中で外来医療と自立支援事業所等を共に運営することが合理的な場面も多くなってきた。同一法人内であれば，職員のチームミーティングはいつでも開催しやすい。情報の流れも作りやすく，ケースマネジャーを決め，緊急対応もし易いものがある。何よりも，職員チームとしての共通感覚があることが連携を取りやすくしている。別の法人同士の職員間では，この辺の即応性と情報流通において難しい面が多いと感じている。

　さらに，編者がしばしば提案してきた「職員の相互乗り入れ」による，チーム形成は同一法人内であれば行い易く，また法人内の異動があっても，気心が知れたチームになりやすい点が有利である。治療理念も共有し易く，病初期の患者や重い課題を持った患者には，有益と考えられる。こうした医療と福祉の壁をこえた同一法人内のチーム形成を「垂直統合型」と呼んでいるのである。

　これまでの，医療と福祉の縦割り構造では，個々バラバラであった地域の機能連携が，垂直統合型の形成が可能になったのは，障害者自立支援法で，医療法人も運営主体に成れることになったおかげと言える。こうして，医療チームが垂直統合型によって急性期や重い課題を持った患者に対応し，一方で，病状が安定し疾病受容がある程度進んだ者は，水平連携の関係にある自立支援事業所に通うことが多い。実際にはその地域に一カ所しか通所の拠点がなければ，そこが両方の役割を担うことになっている。

　障害者自立支援法ができるまでは，医療法人が自立支援事業所を運営することは考えられなかったが，今では福祉系の自立支援事業所，医療系の自立支援事業所，企業系の自立支援事業所が生まれて，それぞれに就労移行支援事業所や就労継続A型もしくはB型支援事業所が，運営されるようになり多様なニーズに答えているのが現在である。

V　医療法人による「自立支援事業所の作り方」

　2006年に障害者自立支援法（総合支援法）が施行されて，医療法人や株式会社でも障害福祉サービス事業所（自立支援事業所）を作りやすくなった。それまでも共同作業所を運営している医療法人は存在していたので，できないわけではなかったが一般的ではなかった。制度変更のおかげで，当院でも2012年4月に，相談支援事業所を立ち上げ，2014年3月に，就労移行支援事業所と就労継続支援B型事業所の多機能施設を立ち上げた。

　相談支援事業所を立ち上げたのは，先に述べたようにそれまで2010年より墨田区の福祉事務所より退院促進支援事業を委託され実践していたところ，2013年3月で委託事業が終わり，新たに個別給付として厚労省が障害者自立支援法の中に相談支援事業所制度を作ったからであった。当院では，その時点で退院促進支援事業の途中の患者が9名ほど残っていたため，その事業を引き継がなくてはならず，相談支援事業所を立ち上げたのであった。

　東京都に，相談支援事業所の設立を届け出たが，診療所内の一部屋を相談室に当てることで許可されることになった。これは，外来の職員の近くで活動ができて，連携が取り易く良いと思った。しかし，始まってみると退院促進事業については，区の判定会議で対象患者として認定されるまでは，報酬がつかないために，事例の掘り起こしは全てボランティア活動となり，当院のように精神科病院が片道1時間半以上かかる遠方の事業所にとっては，実施困難になってしまった。一方で，忙しくなったのは自立支援事業所に通う通所者の「計画相談」であった。これについても既に触れたが，大変な時間を使う割には報酬が少なく，事業所としては赤字体質を抜けきれないのが実情である。その上実際の支援担当者が相談支援専門員を兼ねることができないため，個々の患者の担当者が2重にできてしまうという現場の矛盾が起きている。

　また，2014年3月からは医療法人として，就労移行支援事業所と就労継続支援B型事業所を複合型で設立した。これには，計画から設立まで1年以上を要してしまった。医療法人が就労移行支援事業所を作った理由は，精神科デイケア活動でパソコン教室が人気となり，その経験から通所者たちの事務職への就労意欲が高まったことから，次のステップとして考えたのであった。クリニックの近くにも，社会福祉法人立の就労移行支援事業所があったが，そこはお風呂屋さんの清掃などのガテン系の事業所であったので，事務系の就労を支援する場とし

て作ることにしたのであった。この設立交渉の時に，区の担当者から，今後はB型事業所を単独では認めない方針と聞き，それならばニーズの高いB型事業所も急遽併設することにした。実際には，開設したところ診療所の一部の職員がB型事業所に移ったため，あの人がいるなら安心と精神科デイケアから利用者が移りやすくなり，当初はデイケアと双方を利用しつつ，徐々にB型に移る者が増えているのが現状であり，同一法人内の利点が生きている。

　かつて，共同作業所と言われていた頃は，施設基準も緩やかで，区の保健計画課が認めてくれれば補助金が支給される構造であった。障害者自立支援法になってからは，職員配置も基準が明確になり，場については100㎡以上ある場合は建物が福祉基準を満たして，区の建築課に「福祉施設としての用途変更届け」を必要とされるようになった。また，100㎡以下の場合は福祉施設としての用途変更は不要だが，東京都の場合は男女別々の2つのトイレがなければ，認められないことになっている。さらに，都に申請を出す前に消防署に相談して，防火基準を満たしていなければ認められない。そこで，100㎡以下で，2つ以上のトイレがあり，防火基準を満たしている部屋を探したが，なかなか見つからず大変な手間を要することとなった。結局，錦糸町駅周辺には物件が見つからず，隣の駅の両国駅近くに決まった。そこは，事務所ビルであったが，1階が居酒屋になっていたために，防火基準を満たしていたのが幸いであった。さらに，中規模のビルであったために，共用のトイレが複数あり，その部分の広さを比率按分して加えても，100㎡以内に収まり，ようやく開設が決まったのであった。このように，開設には苦労をしたが，精神科デイケアとの違いは，医療機関の中に作らなくても良く，街の中に展開できることが幸いであった。また，通所者の利用時間は，精神科デイケアのように6時間しばられることなく，利用者の病状等に合わせて短時間でも利用可能になっていることも使いやすい。さらに，就労移行支援事業では前年に就労後6カ月以上定着の達成者がいると，翌年には事業所に成功報酬が多額に支払われることも，就労支援を実施しやすかった点であった。

　結局，設立に当たっては区役所の保健計画課と東京都庁の福祉課に事前相談と，区の建築課の承諾と，区の消防署の了解を得て，ようやく設立が受理されることになった。報酬も，医療保険とは違う福祉予算からであるので，レセプトの様式も計算方法も全く違う点が，当初は戸惑う面があった。それでも先行している他の施設職員に教えてもらいながら進めている。医療の精神科デイケアとは違い，多様な加算が付いており，結局は医療のデイケアよりは，福祉の方がはるかに報

酬が高いことが分かった。一方，必要とされる職員は国家資格を要求されない点が実施しやすいが，通所者の数との比較では自立支援事業所の方が，職員数を多く求められる傾向にある。制度としては，両方を比べると，本来は逆なのではないかと思う点がしばしばあり，医療保険の精神科デイケアの診療報酬改定は，自立支援事業所制度を参考にすべきだと思うところがある。

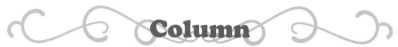

地域の福祉事業と多機能型精神科診療所

柳 牧子（社会福祉法人おいてけ堀協会事務局長）

社会福祉法人おいてけ堀協会は，錦糸町ですでに35年間ほど社会福祉事業を展開しています。ソーシャルクラブハウスが地域生活支援センターに，共同作業所が訓練等給付事業所に変わり，現在は4拠点6事業になり，運営組織も任意団体である「おいてけ堀精神保健協会」から「社会福祉法人おいてけ堀協会」へと変わっています。

1982年に共同作業所が始まって間もなく，クボタクリニックが1986年に開院しています。おいてけ堀協会ではソーシャルクラブハウスと共同作業所，クボタクリニックでは外来診療と日中活動の面ではデイケアが行われていました。都内で共同作業所が増えると，「医者は3分診療で，患者のことは毎日じっくり付き合っている福祉でなければわからない」「処方は病院で，生活は福祉で」等と言う福祉の者もいましたが，おいてけ堀協会ではその様なことにこだわり無く，違和感無く医療機関と関わっていました。

それぞれが徐々に規模を広げていき，利用者達の中には，両方を利用している者もありました。利用者は個人個人通う目的はありますが，仕事をして少し収入を得て，時々のレクレーションを楽しみたい等と思う場合は作業所へ，多くのプログラムが用意され，いろいろな体験を求める者はデイケアに行っているようでした。両方を利用している利用者からは，きめ細やかに関わるデイケアスタッフの話をよく聞いていました。利用者達は，双方を上手に利用しています。その行動は，利用者が地域で楽しく安心して暮らすのに当たり前のことであると思っています。

こうして25年以上に渡って，錦糸町のおいてけ堀協会とクボタクリニックは理事長が同じことや，おいてけ堀協会の職員がクボタクリニックで外来やデイケアのスタッフをしていることもあり，自然なお互いの意識や，連携の中で事業を進めてきました。共同作業所の職員は病気の知識の豊富なクリニックのスタッフに感心し，クリニックのスタッフは診療報酬にとらわれずに動ける作業所の職員を羨ましく思うこともあったようです。

また墨田区では30年ほど前から，区内の精神科のクリニック，共同作業所，保健センター，福祉事務所，都立病院等が2か月に一度集い，区内の精神保健の問題を考えたり，ソフトボールや卓球を一緒にしている「すみだ精神保健連絡協議会」という会があります。おいてけ堀協会とクボタクリニックだけではなく，福祉と医療が連携をとっていました。

そして，2009年にまた両者が近づく事業が始まりました。墨田区で行う退院促進事業でした。生活保護を受けている患者を対象とする退院促進事業と，受けていない患者を対象とする退院促進事業とが，区の違う部署でそれぞれに

始まることとなり，前者をクボタクリニックが，後者をおいてけ堀協会が受けることになりました。その事業を別々に行うほど無意味なことはないと思い，会議等も一つにして，併せて事業を行うことを提案しました。その結果，より関係が深まり，入退院のことはもちろん，病院，社会資源について等改めて勉強し，福祉が医療をよく知り，医療も福祉に近づいた事業でした。

区の退院促進事業は3年で終了し，引き続き指定特定相談支援事業と指定一般相談支援事業が始まりました。いわゆる計画相談と退院促進の事業です。やはり，クボタクリニックとおいてけ堀協会が請け負うことになり，そこでも始まった当初は私達2事業所だけでしたので，日々の連絡や，月に1度の会議を実施していました。

次には2014年よりクボタクリニックでは，就労継続支援B型事業所と就労移行支援事業所を始めました。それにはおいてけ堀協会としてはかなり驚きました。同じ事業をしたり，30年近くも同じ地域で精神保健を担ってきたいわば仲間であるのに，訓練等給付事業は医療は参入しないと思っていたわけです。区内では訓練等給付事業所が増え，株式会社が運営する事業所も出てきている中，何故競合するものを目と鼻の先に作るのか不思議でした。患者の側から考えれば，馴染のある医療機関スタッフに専門的に就労支援をしてもらうことは，心強いことでしょうし，費用もかからずにすみますから，有効なことであると自分に言い聞かせて納得もしました。

しかし始まってみると，クボタクリニックとの距離はまた縮まるものでした。運営のこと，作業のこと，協力することは多くありました。墨田区には前述した通りすみだ精神保健連絡協議会がありますが，作業所だけの連絡会もあり連携を図っています。おいてけ堀協会の中にも就労継続支援B型事業所は3軒あり，内職作業，クッキーの製造販売，銭湯・ビル清掃と多岐に渡っています。なるべく多くの社会資源があることが，私たちの目指すところですから，願わしいことと思うべきです。

ソーシャルクラブハウス，や共同作業所が始まった頃には，ボランティアが少し関わるセルフヘルプグループの形をとっていましたし，職員の配置も多くはできませんでした。そういった環境になると，力のある，元気のある利用者ではないと定着できないこともあるようでした。そして現在，社会資源が増え，退院促進事業もあり，多くの人が地域で暮らせるようになりました。その分いろいろな人がいます。以前の自立した元気な利用者ばかりではなく，職員に頼りたい人も多くなりました。まだまだ手厚い医療の元で暮らしたほうがいい方もいます。医療機関でしたら，外来，訪問看護，ナイトケア等あり，日中活動だけではなく全体的に支援が受けられる利点があります。

以前の補助金とは違い利用者人数で給付額が決まるシステムになり，福祉も経営を考えなければいけない時代です。会社のように競争が必要かもしれませんが，やはり非営利な性格の事業であり，多くの利用者，いろいろなタイプの利用者にとって必要なサービスを提供しなければ意味がなく，少しの後押しで就労できる利用者だけを対象にはしたくありません。逆に必要なサービスと思い，マネージメントを行い，包括的な支援をするあまり，サービスの押し売りや抱え込みになってはならないことです。常々そのバランスは難しいものだと感じています。

35年の間に，社会資源はどんどん増えています。ここでまた多機能型精神科診療所という新しい形のシステムができると，地域で暮らす利用者達は上手に使うのではないでしょうか。

11　就労支援の実際と障害者就労

松本　優子（臨床心理士）

I　障害者雇用の状況

　障害者雇用については，事業主には障害者雇用率（法定雇用率）以上の人数の身体障害者・知的障害者の雇用が義務付けられてきた。2013年に法定雇用率が1.8％から2.0％に引き上げられ，精神障害者が対象に組み入れられた。2018年には精神障害者の雇用義務付けが予定されているなど，積極的な展開がみられており，今後の障害者就労は，売り手市場になるとも予測されている。
　しかし，精神障害者の就労定着状況を見ると，就職者の約4分の1が就職後1カ月未満の短期間で離職し，約3分の1が就職後3カ月未満で離職している[1]。これは，職場内の協力体制の問題だけではなく，対人コミュニケーション能力及び生活面や家庭面での課題によって症状が揺らぎやすい精神障害者の特性によるものだが，職場定着率が悪いとの理由で，事業主が精神障害者の採用に二の足を踏む結果にもつながっている。実際，精神障害者の雇用者数は，2012年に全国で17,000人だったのが，2013年には22,000人に増加と，めざましい伸びを見せているものの，雇用者数304,000人の身体障害者，83,000人の知的障害者とは，大きな差が開いている。

II　障害者の就労支援

　就労支援といえば，応募書類作成や，求職情報検索，面接同行といった就職活動の支援をイメージされやすいが，実際には，就労に向けた準備を丁寧に行うことが重要である。障害者就労支援のプロセスは，①職業に関する方向づけのための支援，②職業準備性の向上のための支援，③職場定着・雇用継続のための支援，と大別されている。支援の段階に応じて，医療機関，障害者就業・生活支援セン

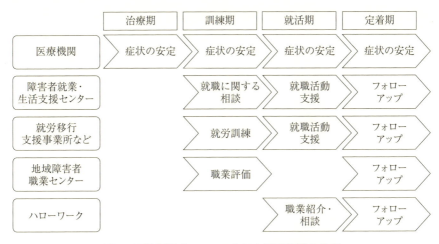

図1　就労支援プロセスに応じた関連機関の役割

ター，国や自治体による障害者職業センター，障害者総合支援法に基づく就労支援事業所，ハローワーク，といった関連機関による支援が，図1で示すような流れで行われることが多い。

　職場定着率が課題とされる精神障害者だが，主な離職理由には「仕事がきつい」，「人間関係がうまくいかない」，「体調不良」といった内容が挙げられている。体力的・精神的な職業生活への準備不足や，職務とのミスマッチング，職場におけるソーシャルスキルの不足，すなわち職業準備性の不足が，離職に直結するといえる。職業準備性とは，基本的職業生活，働く場での人間関係，働く場での行動・態度から成るアセスメント基準で，単に就職可能かどうかを評価したものではなく，職場で期待される業務を継続的に行い，症状を増悪させずに働き続けられる状態であるかどうかを示す。この職業準備性を高めることが，精神障害者の就労支援では極めて重要である。

III　錦糸町就労支援センターの概要

　医療法人社団草思会では，2014年3月に錦糸町就労支援センターを開設し，就労移行支援事業と就労継続支援B型事業にあたっている。
　人員配置は，サービス管理責任者，管理者，就労支援員，生活支援員，職業指

導員で，当院の特徴としてほぼ全員が精神保健福祉士や臨床心理士といった資格保持者でありながら，半数は一般企業での勤務経験もあるという，専門技能と企業知識を併せ持った職員集団である。利用者の主な診断名は，統合失調症，躁うつ病，発達障害で，他事業所に比べて統合失調症患者の多さが特徴である。

1. 就労移行支援事業所

　通常の事業所に雇用されることが可能な65歳未満の障害者を対象とし，2年間の期限内で一般就労を目指す。報酬単価は804単位／日で，就労定着者の割合によって就労移行支援体制加算がつくおかげで，実際には1,000単位／日を超える。

　プログラムは，パソコン講座，軽作業訓練，就労基礎知識（マナーや一般教養など）といった，多くの就労移行支援事業所で実施されているものもあるが，当センターの特色ともいえるプログラムを，ここで2点紹介する。

a. セルフコンディショニング

　身体活動レベルの向上とストレスレベルの低減に自ら取り組めるようになることを目的とするこのプログラムでは，グループ討議を用いた健康教育と心理教育が行われている。プログラム講師は健康度をいかに高めるかを各自が気づき，実践できるように支援していく。たとえば，健康教育では運動を継続することで体力をつけ，心身ともに安定した状態を維持できる生活習慣を自ら見いだせるよう支援している。心理教育では，どのような環境下でストレスがかかりやすいのかを学び，各々が不調時のサインに早く気づき対処する方法を見つけてゆけるよう支援している。講師は医療領域での経験が長い精神保健福祉士が務めているので，過去の失敗体験に直面化するようなテーマであっても，利用者の病状に配慮しながら進めることができている。

b. 認知行動療法

　対人関係がうまくいかずに離職に至ったケースが多いことから，開始されたプログラムである。精神障害者は，対人関係でネガティブな感情が生じると，感情コントロールや，環境調整への働きかけができないまま，自分の中で溜めこんでしまうことが多い。ネガティブな感情は，攻撃的言動となって現れたり，引きこもりといった退却行動を生じさせたりするが，これは職場で孤立を招き，退職に追い込まれる環境を自ら作っているようなものである。プログラムでは，日常エ

ピソードや，職場で生じやすい問題を事例に取り上げながら認知行動療法のエッセンスを学び，症状悪化や早期退職の予防を目指している。

2. 就労継続支援B型事業所

主に通常の事業所に雇用されることが困難な障害者を対象とする。利用期限の定めがない福祉的就労の場である。報酬単価は584単位／日であるが，さまざまな加算があり，700単位／日をこえている。

プログラムでは，月一回のリサイクルショップ及び単発での内職作業等の生産活動を行っている。リサイクルショップでは，仕入れた商品の整備，値付け，ポップ・チラシ・ショップカード作りからブログでの商品紹介，当日は会計，呼び込み等を行うことになる。単純軽作業から事務作業，ネット業務，臨機応変さを求められる接客業務まで，多種の作業内容を持つ業務形態であるといえる。

利用者は一般就労を目的として通う者もいれば，通所自体が目的である者もおり，病態や各種能力，利用者の課題等には幅がみられるのが特徴である。

スタッフは，目的も病態も異なる利用者の能力を見立て，数ある業務の中でそれぞれにみあった作業を振り分け，利用者の能力をなるべく発揮できるように心がけている。多種の業務があるからこそ，利用者は自らの得手・不得手を理解する機会を得られるし，支援者も目の前で利用者の得手・不得手を観察できるというメリットがあるといえる。お互いに理解を共有することで，特に一般就労を目指す者にとっては，適性を把握し仕事につなげるための貴重な情報になる。

工賃の発生する作業を通して，働いてお金を得ることの喜びややりがいを感じ，自尊心を高めてもらうとともに，責任や厳しさも理解し，社会に出て働くことの緊張感を少しでも感じてもらえることができれば，ゆくゆくは利用者の自立につながっていくのではないかと考えている。

IV 医療機関による障害者就労支援のメリットと課題

過去に一般就労経験のある精神障害者は，さまざまな理由で退職に追い込まれ，就労継続できなかった挫折感を味わっていることが多い。「働きたいけれど，自分にできるだろうか。また失敗するのではないだろうか」という不安と期待で葛藤している利用希望者にとって，主治医と連携が取りやすく，スタッフが精神疾患に精通している事業所に通所できることは，大きな安心感を与えるであろう。

また，いざ一般就労に向けて準備しようと就労支援事業所に通所を開始しても，訓練過程で不安が再燃することもあれば，通所先利用者との間で病的な対人関係パターンを露呈して体調を崩してしまうなど，一進一退の過程をたどることが多い。こうした利用者の揺らぎに対して，症状増悪とみるか，一般就労に向けて乗り越えるべき正念場なのかを見立てて治療的介入が行えるのは，医療機関ならではの強みといえるだろう。

　入退院を繰り返すような急性期から，デイケアなどを利用して地域生活を再開する時期，社会復帰を目前にした就労支援期，そして就労後のフォローアップ期まで，長いスパンで関わるのが多機能垂直統合型の特徴である。仮に職業生活がうまくいかなかった場合には，症状が悪化して医療的ケアの必要性が再び高まることをも想定しつつ，そのリスクを極力減らせるよう，責任感をもってプログラムを構成して運営にあたっている。

　「患者さん」が「一般就労者」へとステップアップしていく，全人的なプロセスを支援できるのは，多機能垂直統合型ならではの醍醐味といえる。それゆえ支援する側も，利用者のプロセスに応じて，柔軟に対応を変化させていくことが求められる。患者さんに対して保護的な役割を担い，体調や表情に目を配る病院のケアテイカーから，企業社会の代弁者として，ときに厳しさを併せ持ち，利用者が自らの不調を察知して職場で発信する力を促進させる就労支援指導者へと，職員自身も変容していくのである。

V　障害者が就労することの意義

　「錦糸町就労支援センターを開設する」と法人内に通院している患者さんにむけて告知した際，通所希望者の多さに驚かされた。主な理由は収入を得たい，経済的自立をしたい，というものだったが，その背景には，自己実現や所属の欲求を満たしたい，という思いがあることもまた多かった。「生活保護費を削られても，自分ができることをやりたいです」，「ずっと家にいても仕方ないから，社会と関わっていたいです」と語る利用者の社会参加を後押しできるのは，援助職として大きな喜びである。しかし，大形[2]が障害者のキャリアを「身近にロールモデルが存在しない（中略）道なき道を進む大変な苦労」と述べているように，採用された時点で支援が終了するわけではなく，就労後も悩みは尽きない。特に一般就労経験を持ち，知的レベルも高い精神障害者にとっては，一般の健常者雇用と

異なる待遇やキャリア形成に直面して，戸惑うこともあるだろう．

〈Aさんの事例〉
　Aさんは国家資格保持者で，社会人になってから精神疾患を発症し，何度も転職を繰り返してきた方である．障害者手帳を取得し，地域の障害者職業センターから支援を受けて就職してから3カ月たった頃，以下のようなことを話してくれた．
　「障害者として就職したので，職場で無理な仕事を押し付けられることはなくなりました．悪化させないために，60%くらいの力にセーブして働いています．でもどこかに，自分は楽をしているという負い目があるから，研修会とかで正社員時代を知っている元同僚に会うのが怖いんです．こんな話，たいした相談ではないから，職場の人には言ってませんけど……今日は人に話せてすっきりしました」
　Aさんの話からは，ささやかな不安を抱えながら，何とか日々の出勤を乗り切っている様子が想像された．この事例は，就労後の障害者が，少しずつ悩みを蓄積させて疲労感を高めていくのか，悩みを吐き出す場所があることで気が楽になって乗り切れるのか，就労後フォローアップによって分岐点となりうることを示している．職業生活は人生を豊かにすると同時に，そこでの失敗が続けば症状を増悪させたり，自尊心を低めたりもする．安心して働き続けられるような，就労後の相談支援体制を整えておくことが極めて重要である．

おわりに

　精神障害者は，コミュニケーションの難しさや体調の不安定さにより，指導者や周囲の従業員が負担を感じるなど，事業主にとって他の障害より対応が難しいことはよく指摘される．一方で，能力の高さと法定雇用率の引き上げを受けて，今後の精神障害者雇用数は伸びる余地が十分にある中で，とにもかくにも就職させるのではなく，医療法人が運営する就労支援事業所として，できる限り早期離職リスクを減らしてから就職してほしいと考えている．離職を繰り返してきた利用者は「次の仕事が長続きしなかったら，自分はおしまいだ」といった悲壮感を持っていることがある．この表現はやや極端かもしれないが，働くことが単なる経済的活動ではなく，自己実現や生き様と深くかかわっていることを示している．自分にもできる仕事を見つけたいと渇望する利用者の思いは，社会の中での居場所を定めたい，との願いに他ならない．我々が当然のように求める「働きがい」

や「生きがい」を，健常者も障害者も区別なく感じられるような取り組みを提供する機会があるのは，多機能型精神科地域ケアチームゆえと自負している．全国に2,162カ所もある就労移行支援事業所のうち，医療法人が運営するのは68カ所しかない[3]。今後，精神疾患を熟知した医療機関による積極的支援が行われることで，精神障害者の職場定着は困難である，という見方を覆す一歩になるのではないかと期待している．

文　献

1) 相澤欽一・岩永可奈子・村山奈美子　他著（2010）精神障害者の雇用促進のための就業状況等に関する調査研究．独立行政法人高齢・障害者雇用支援機構障害者職業総合センター
2) 大形利裕（2014）技能と技術．職業能力開発総合大学校基盤整備センター
3) 厚生労働省（2014）平成24年社会福祉施設等調査の概況

12　住居支援と「医療強化型グループホーム」

窪田　彰

I　住居支援の必要性

　地域で暮らす患者に，住居が必要なのは言うまでもない。日本では一般に家族と共に暮らしている患者が多いが，都市部では単身生活者が多い。不動産店によっては，収入証明書の提出や保証人の確保を求めてくるために，単身生活の患者にとっては部屋を借りるのは容易ではない一方で，生活保護であることを了解して部屋を貸してくれる大家もいる。退院支援における賃貸住宅の利用等については，精神保健福祉士の支援が必要なことが多いが，診療報酬制度では住宅確保の支援については認められていない。それでも，地域によっては住宅確保の支援等について，精神保健福祉士等の支援活動に補助金等が設定されている地域もある。地域生活の支援や地域移行を進めるために，こうした活動を多機能型精神科診療所での支援に加えていきたいものである。地域精神保健センターになれればこうした活動が大変動きやすくなると期待している。

　近年は，全国的にグループホームの数が増えてきている。多機能型精神科診療所においてグループホームがあることは強みになるが，現在の制度では病状が安定していて比較的自立度が高い患者でなくては入居できにくい傾向がある。長期入院から退院してきた患者や，ハイリスクの患者を受け入れて頑張っているグループホームがある一方で，重い課題を持った患者には使えない場合がしばしばある。制度としては，入居者が5人のグループホームに対して1～2名の職員配置であり，当直職員がいない場合が多く，手薄であることは否めない。グループホームによっては，ワンルームマンションの中に5ユニット程度の部屋と交流室を確保して，世話人は朝9時から午後5時の勤務として，夕刻には職員は誰もいない運営形態も多い。それでも，電話対応等により24時間の対応を確保している所が多い。近年は定員を20名程の大規模運営をして職員数を手厚くしているグルー

プホームも出来ており，利用人数が多いと支援の厚みが増してくる利点がある。

II 当院でのグループホームの失敗

　当院では，1998年頃にグループホームを作り運営したが，約5年間で閉鎖したことがある。医療法人として実施したので，緊急時対応も可能なようにと，開設当初より勤務時間は夕方5時から，翌朝8時まで夜間の時間帯とした。グループホームの利用者の入所条件を，就労しているか共同作業所もしくは精神科デイケアに通所している者としたので，原則的に昼間は利用者が居ないので，職員の勤務は夕刻から翌朝までとした。また，月に1度は顧問医を交えたハウスミーティングを開くこととして，当院の勤務医に顧問医を担当していただいた。こうして数年間の運営をしてきた所で，東京都の実地調査があった。この時に指摘されたのが，職員が当直しているグループホームは他には無い。8時間以上の当直体制は職員に対する労働基準法違反の可能性がある。東京都の他のグループホームは朝9時から午後5時までの勤務体制がほとんどであるとの指摘を受けて，私たちはびっくりしたのであった。原則は利用者がいないはずの昼間に勤務するよう指導されて，利用者がいる夕刻は勤務するなと言われたのであった。当直までやって真面目に支援を考えていると褒められると思っていたのが，逆にお叱りを受けてしまったのであった。加えて，月に1度のハウスミーティングへの顧問医の参加に当たって，タクシー利用は認められないとの指導であった。毎月顧問医が訪問して利用者とともにミーティングを開いているグループホームは貴重だと思ったのだが，評価されなかったのであった。

　この時期は，ようやく当院でも訪問看護体制が整いつつあった。グループホームに入居するよりはアパートに入居して，そこに訪問看護で支援したほうが経費は安くつき，都の財政への負担が少なくてすむ。本人にとっても自分で暮らせている自尊心が高まる実感があった。そこで，私たちは訪問看護による支援を中心に置くこととして，東京都の指導に従って当直体制を止めるよりは，決意してグループホームを閉鎖することにしたのであった。

　あれから10年が経ち，錦糸町にはスカイツリーが立ち上り，街は賑やかに明るくなった。そのため皮肉なことに今度は，患者たちが住めるアパートが少なくなり退院促進事業を行っても，住むところが確保できない時代になってしまったのである。そこで，再度錦糸町にも地域移行を促進するためのグループホームを

作る必要が生まれている。今度は，制度的にはまだできていないが，職員の当直があり医師がオンコールで待機している危機介入可能な「医療強化型のグループホーム」をつくり，そこを中心に，周辺にブランチ的に多様なグループホームをいくつも配置する形態で，医療法人と社会福祉法人との連携を生かしたものにしたいと考えている。

　一般的にはグループホームの運営者側からすれば，トラブルが頻発して近隣から反対運動が起きるのは避けたいものである。そのために問題行動を起こすリスクのある患者は敬遠されがちである。しかし，より重い課題を持った利用者を支援できるグループホームができれば，長期入院してきた患者にも地域に帰る場が増える。その課題を解決するために，重い課題を持った者も受け入れることが可能な支援体制を持った，グループホームこそが今後は求められるのである。

Ⅲ　医療強化型グループホーム

　医療的支援が伴うグループホームとして今後は「医療強化型のグループホーム」の制度ができることを期待している。精神科病院に長期入院している患者が地域に帰ってきて単身生活を送るとなれば，大きな変化である。もちろん街で一人の生活の方が，プライバシーが保たれ，社会人としての尊厳を実感できることになるのは素晴らしいが，単身生活の不安もある。当直の看護師も医師もいなくなることの自由さと同時に，困った時の支援の手の乏しさがあり，グループホームの等の支援体制に工夫が必要になる。困った時の緊急対応や，当直体制を必要に応じて取れる体制が欲しい。より重い課題を持った利用者を受け入れることが可能になるシステムが求められている。医師も，緊急時に対応可能なオンコール体制になっていれば，より心強いと言える。これまでのグループホームの制度に加えて，「医療強化型のグループホーム」と言えるようなより重い事例への対応が可能になる制度を充実して欲しいと考えている。そうすることで，長期入院を続けてきた患者が退院し地域で安定して生活する道が開けることを期待している。

　さらに，この「医療強化型のグループホーム」に期待されるのは，比較的に軽い緊急時の休息の場である。家にはいられないが，強制入院するほどではない患者について数日間の休息の場を提供することで，緊急入院を回避するのである。このように「緊急時のショートステイ」が，可能になれば入院に代わるソフトな形での救急支援が可能になると言える。現状の制度では，職員の当直が求められ

ていないばかりではなく，グループホームを緊急にショートステイ的に利用するには，事前の区市町村の判定会議での利用者登録が必要であり，緊急対応には間に合わない点が難点であった。重い課題を持った者も地域で暮らせる支援を求めるならば，せめて関連医療機関の通院患者については，緊急時対応を可能にしたい。そのためには，複数の職員が確保できること，その職員たちの当直体制があって，さらに医師のオンコール体制を確保できる程度の「医療強化型グループホーム」が生まれれば，緊急時対応も可能になると考えている。

IV　さまざまな，住居支援のありかた

　グループホームの実践について，イタリア等の地域医療の実践報告を聞くと，病状に応じたさまざまなタイプのグループホームが存在していることがわかる。安定した入居者には職員の関わりが薄いグループホームがある一方で，ある程度不安定な患者に対しては，窓とベランダには防弾ガラスが嵌まっていて，入口も時には施錠できる構造のところもあると聞く。病状の程度に応じて，支援のレベルと構造を変えていることで，多様な利用者に対応できて入院を減らすことに成功しているのである。

　また，イタリアの地域精神保健センター内の6ベッドは，緊急時の休息に利用可能であるが，日本で言うところの入院施設とは違う面が認められる。職員は看護師2人での1日三交代勤務だが，医師はオンコールで当直はしていない。つまり，一般の定義では，医師が当直していないので，そこは入院施設ではないのである。そうなるとイタリアの地域精神保健センターのベッドは，病床ではなく医療強化型のグループホームと考えられる。それならば，日本でも多機能型精神科診療所が医師はオンコールで待機して，看護師もしくは精神保健福祉士が当直している医療強化型のグループホームを持てば，トリエステの地域精神保健センターと機能的には遜色がないことになる。

　フランコ・バザーリアの精神科病院改革で有名なイタリアのトリエステ地区と，東京都墨田区の人口サイズが，偶然にもほぼ同じ約24万人であったので，職種比率を比較検討して見ると違いが見えてきた（図1）。の各職種の人数比率を見ると，精神科医はほぼ同数であるが，トリエステの地域精神保健チームには圧倒的に看護師が多いのであった。一方で，イタリアにはコメディカルが少ないのが特徴であった。これは，イタリアでは精神科病院を閉めて，その職員がそのまま

	トリエステ地区（2006 年）	東京都墨田区（2012 年）
人口	約 24 万人	約 24 万人
精神科医師	28 人	25 人
看護師	153 人	45 人
ソーシャルワーカー	8 人	75 人
心理士	7 人	25 人
作業療法士 or リハビリ士	8 人	3 人
小計	176 人	148 人

図1　イタリアと日本の精神科関連職員の比較

地域に出たために，まるで日本の精神科病院の職員構成に似ているのであった。いずれにせよ，イタリアの精神科地域ケアでは看護師を中心にした医療チームが地域で活躍している。逆に，日本の看護師の多くは精神科病院の中にいて地域に出てこないために，日本の地域には精神保健福祉士や心理士，作業療法士などの職種が活躍している。地域にコメディカルのチームが育ったことは日本において特徴的な発展であったが，一方で精神科地域ケアを支える主体としての医療チームが育つような制度改革がなかったのが日本の限界であった。今後は地域に福祉系の「地域生活支援センター」を作ると共に，医療チームとしての「地域精神保健センター」を作ってこそ，医療と福祉が共に連携できる基盤になるのではないか，と前述した。

　また，日本においては，民間の医療機関や福祉法人が，公的補助金を受けずに住居を確保してその部屋を外来患者に賃貸している形態も，しばしば見受けられる。これは，グループホームという形をとることが，手続き上面倒なことと，必ずしも世話人を必要とせずに，訪問看護で支援可能な場合は，単なる賃貸アパートの形をとっている。この方が，より重い患者が入居できている場合もある。

　また，グループホームの形態も，ワンルームマンションのように1人ずつ各部屋が独立して風呂とトイレが付いている形式と，寮やシェアーハウスのように交流室としての居間と，共同の風呂とトイレがあり，そこに世話人室が付いている形式とがある。また，3LDK 程度の一軒家もしくはマンションを複数ユニット賃

貸して合わせて，1つのグループホームとして使っている場合がある。

　一般に，欧米のグループホームは，普通の民家自体が日本に比べて広いために，一軒家に10人程度の利用者が住めており，職員は7人前後が関わっていることが多い。家の前には道路に面して庭があるばかりでなく，裏にも広い庭が付いており，そこで野外パーティはすぐに開ける構造になっている。広いグループホームならば，殆ど外出せずにその中で生活が成り立ってしまうのである。この辺りが，日本のグループホームとは大きな違いになっている。日本の住宅事情は，1軒あたりのスペースが欧米の家ほどは広くないために，狭い家の中に1日閉じこもっていること自体が辛くなることが多い。そこで，障害者就労や自立支援事業所や精神科デイケア等の通所施設が求められることになり，就労しているか通所施設に通っているかが，グループホームへの入所条件になっているところが多い。イギリスのグループホームは，それ自体が一つの治療共同体になっており，必ずしも通所サービスを必要としていない。むしろそのグループホームの中でのグループミーティングが治療機能として重要視されていることが多い。そのためか，イギリスには日本と比べてグループホームが多い一方で，通所サービスが比較的に少ない印象がある。

　日本の場合は，住宅が狭い代わりに交通の便が良く，通所施設が街に中に多くできている。交通の便が良いおかげで，障害者就労にも繋がり易い点は日本の良さと言える。近年は制度の改善も進んで，2年間の入所期間内に障害者就労を果たして，単身生活を送れるようになった当事者が増えていることは喜ばしく，日本の多機能型精神科地域ケアの一つのモデルと言えるのではないだろうか。

13　24時間電話対応の実際

窪田　彰

I　診療報酬における24時間電話対応

　夜間でも緊急時の電話対応が適切にできれば，公的精神科救急の受診数や入院患者数を減らすことが可能になるかもしれない。もちろん昼間のうちに十分な支援がなされていれば，夜間の相談も少なくて済むことになる。日本においては，県レベルで精神科救急体制が整備される中で，一般の精神科診療所の患者からの公的精神科救急への利用頻度が高いことが問題とされてきた。せめて自院の患者については，夜間も自院で対応できないのかと厚労省や日精協に問われることがあったのである。

　欧米の地域精神保健センターは，基本は24時間電話対応をしていることを考えると，日本の精神科診療所もある程度の緊急時電話対応ができることが望ましい。特に，多機能型精神科診療所レベルの機能を持ち，地域精神保健センター的役割を目指すのであれば，今後は24時間電話対応を実現したい。

　診療報酬制度の中には，いくつか夜間休日の時間外対応に報酬が加算される制度がある。その中の一つに，「在宅療養支援診療所」の運営がある。診療報酬上の加算の条件に夜間休日の医師の対応が義務づけられているために，当院では対象者に限って実施している。二つ目に，2012年度の診療報酬改定で生まれた「夜間対応加算」がある。以前は地域貢献加算と名付けられていた制度だが，通院中の患者全てを対象に夜間に医師と連絡が取れる電話番号を外来に示すことで，1診療につき5点の加算を請求できる制度である。そして，準夜帯までの時間を電話対応可能にして，その後の深夜帯は留守番電話対応にしていると3点の加算が認められている。また，これが複数の診療所で協力し合って実施している場合は，1点の加算が認められるのである。三つ目に，診療報酬とは別であるが，障害福

祉サービス事業での相談支援事業所で，地域定着支援事業を行うことがあげられる。この事業所は，24時間の電話対応が求められているため，対象者に限って実施している。四つ目に，訪問看護ステーションにおいての24時間対応があげられる。それを実施することで加算がつくようになっている。ただし，訪問看護ステーションの場合は，夜間の電話対応は看護師が対応しなくてはならない，という条件が付いている。

このように，夜間対応の実施に対して何らかの報酬が付くような仕組みができつつあるが，実態はなかなか進んでいない。この理由は，まだまだ報酬が低く，人件費に見合わない点が背景にあると考えられる。例えば，夜間対応加算の5点では，1カ月間の診療実数が2000件の診療所では1カ月間に10万円の収入となるが，これだけでは夜間電話対応の職員確保は難しい。せめて現状の倍程度に引き上げられれば，在宅療養支援診療所の効果と合わせて実現の可能性が出てくるだろう。

また，「夜間対応加算」は全ての患者に対する電話相談という点が，一歩踏み出すことをためらわせている。多くの患者の中に1人や2人は，何度も同じことを確認するように電話を頻回にかけてくる者や，対応困難な訴えをしてくる患者がおり，既に日常の外来診療の中で苦労している実態がある。これらの電話が，夜間も続くのかと考えると，職員は躊躇してしまうのである。これは，対応を工夫することで対処可能とも言える。夜間の電話については，緊急対応のためと割り切り，長い相談は昼間にしていただくことを徹底することである。夜間に長く聞き込んでくれると知ると，昼間より夜間の方がゆっくりと落ち着いて話せるので，一層多くの電話がくることになる。こうなると，電話対応担当職員は，夜間は眠れなくなってしまい燃え尽き症候群に陥る可能性もある。緊急対応のみと限定して，詳しい相談は昼間にクリニックに来ていただくのが基本である。緊急時対応に限れば，夜間にそんなに多くの電話は来ないものである。

II　24時間対応実施への努力

既述したように，24時間電話対応への診療報酬制度があるにはあるが，まだ実施している医療機関は少ない。編者の診療所でも，まだ「夜間対応加算」は実施していない。しかし，在宅療養支援診療所で対応している患者や，地域定着支援事業対応中の患者に対しては，夜間の電話対応を365日間実施している。方法

としては，10名程度のコメディカルが当番制で携帯電話を用い，電話があった時には相談を受け付けている．対象患者には，緊急時の電話番号を知らせ安心感を提供し，医療的な問題があった時には，医師が相談に対応する体制を取っている．実際には，月に数件の電話がある程度である．

今後は，当院でも全患者に対する夜間電話対応を開始する方針であり，検討を進めている．実現のためには昼間に何度も同じことの確認を求めて電話をする患者や，イタズラのような電話にどう対応するか，といった担当職員の不安を解消できる方法を明確にするのが当面の課題である．まずは，午後10時頃までの準夜帯に時間限定の電話対応で，3点の診療報酬が請求できる．こうして，全患者への電話相談の体験を積んで，自信をつけてから24時間電話体制に進む道を準備中である．欧米でも，全ての地域精神保健センターが24時間電話対応を実施できているわけではない．

多機能型精神科診療所の条件に，24時間電話対応の予定を含むとしてあるのは，このような事情から診療報酬制度が改善されれば，将来は24時間電話対応も広く可能になると考えているからである．

14 リハビリテーション活動における評価
―― クボクリ式デイケア評価表から精神科リハビリテーション評価表へ

窪田 彰

I デイケア評価表の発展

　精神科デイケアの実施にあたっては，診療報酬制度を基にして定期的な評価の実施が求められている。1990年頃の当院では，精神科デイケア開始時から，当院独自のデイケア評価表を作成していた。しかし，当初は通所者の評価をすること自体に積極的になれず，大雑把な評価表で済ませていた。その後数年経過したころに，評価表をつけるならば，時間経過を通して回復の様子が比較できるような臨床に役立つものを作ろうとの考えが生まれ，当院のデイケア職員会議で新しいデイケア評価表の作成の検討を開始したのが，1997年である。
　当時は，リハビリテーション評価表というと，各医療機関で独自に作っていることが多かったが，一部ではLASMIやREHAB等が評価の研究ツールとして使われていた。しかし，LASMIやREHAB等の評価表は，実際の臨床現場で日常的に使うには，あまりに時間がかかる欠点があった。一人分の評価に30分もかかるとなると，数十人分の参加者の評価を日常的に実施するには実際的でなかった。そこで，一人当たりの評価が5分程度で，なおかつ評価として客観性を備えており，有用なものでなければならない。それならば，独自に作ってみようと考えて誕生したのが「クボクリ式デイケア評価表」だった。

II クボクリ式デイケア評価表の誕生

　クボクリ式評価表の作成にあたってはLASMIやREHABを参考にしつつも以下のような工夫を加えた。それは，第一には，短時間での評価を可能にするために，項目を10項目に絞ったことである。第二には，精神疾患を持った時の生活障害を，生活の機能の面から過剰でも過少でもない「ほど良さ」に視点を置いて

評価したことである．第三には，5段階評価として中間的評価をきめ細やかに拾おうとしたことである．第四には，これを他の医療機関にも実施していただき，互いに比較研究可能なものにしようと考えたことである．

その10項目は，「A　身だしなみ，B　生活リズム（参加状況），C　疎通性（理解力・伝達力），D　自己表現（自己主張），E　柔軟性，F　集中力と根気，G　常識的行動・マナー，H　デイケア外での対人交流，I　余暇・社会資源の利用，J　デイケア内での役割意識と行動」であった．

そこで，日本デイケア学会学術大会でも演題として発表し，広く使用していただくようにお願いした．さらに，編者が執筆した「精神科デイケアの始め方進め方」（金剛出版）の中へ，見開き2ページの評価表に評価記入用紙1ページを加えて掲載し，コピーをすれば何処ででもすぐに使えるようにした．ただし，各医療機関の考えから一部手直しして使われる可能性があったので，評価表の下に「不許無断改定」という文章を加えて，コピー使用を可能とした．その後この本のおかげか，広く日本中で用いられるようになり，2007年2月に全国アンケート調査を実施したところ，クボクリ式評価表を用いている医療機関が22％であり，LASMIが11％で，REHABが3％と，クボクリ式評価表が全国で一番の利用率を示していた．ただし，全体の約28％は，各医療機関が独自の評価表を用いていた．

III　日本デイケア学会版・精神科リハビリテーション評価表

日本デイケア学会として全国共通に使える「精神科リハビリテーション評価表」を作成して，全国の医療機関で用いることができれば，共通の基準が生まれて，精神科デイケアの有効性を示す貴重なデータが全国から集まると考えた．そこで，日本デイケア学会に評価表作成臨時委員会（長谷川直実・原敬造・小野寺敦志・窪田彰）が編者を委員長として2012年に検討を始めた．その仮案を学会理事会に2回諮り，理事会の同意を得て正式に新評価表が発足したのが2013年9月であった．

評価表作成のための議論としては，第一に，5段階か3段階評価が良いかが討論され，判断を明快にするために3段階評価とした．第二には，項目に病状項目を入れることで，より総合的な評価基準にした．第三には，クボクリ式では項目数は10項目であったが，項目が少ないとの意見があり，項目を細分化して25項目に増やすことにした．

その学会版の「精神科リハビリテーション評価表」を，以下に示す。
　「精神科リハビリテーション評価表」の完成後に，これに対する妥当性調査を小野寺敦志が中心になって実施した。これは全国の10カ所の精神科デイケア実施医療機関でLASMIとGAFと学会版リハビリ評価表の同時評価を実施し，その評価結果の相関関係を調べたのである。その結果は「デイケア実践研究」に掲載されているが，LASMIおよびGAFのデータと学会版の評価表とは，明らかに正の相関関係が認められており，有効であるとの結果が得られたのであった。
　こうして，正式に日本デイケア学会版「精神科リハビリテーション評価表」として広く使われることになったのである。

　当初は，当評価表はデイケア利用者を対象に考えられた評価尺度であるが，これを精神科外来一般においても利用可能と考えている。今後は，全国の精神科デイケア施設に限らずに全ての精神科地域ケア活動で利用されれば，全国レベルでの有効性調査研究が可能になると言えるであろう。
　こうして完成した評価表を，実際に外来診療場面等多くの精神科地域ケアの現場で活用していただくことを期待している。

評価記入用紙 (　　年　　月　　日現在) (　　回目)

精神科リハビリテーション評価表 (日本デイケア学会)

■No (　　　) ■氏名 (　　　　　　　殿) ■ (男・女) ■ (　　歳)

A．生活の自己管理	(できないが0点　できるが2点)		
1. 適切な食生活を維持できる	(0　1　2)		
2. 金銭の自己管理ができる	(0　1　2)		
3. 睡眠リズムの自己管理ができる	(0　1　2)		
4. 洗濯をし、身だしなみを清潔に保てる	(0　1　2)		
5. 掃除・ゴミ出しが自分でできる	(0　1　2)	(小計　　点)	

B．病気の自己管理
6. 自分の病気への理解・病識がある　　　　　　(0　1　2)
7. 通院・服薬の定期的な継続ができる　　　　　(0　1　2)
8. 病状の変化を自覚し対処できる　　　　　　　(0　1　2)
9. 病状悪化や困った時に、他人に相談ができる　(0　1　2)
10. 問題行動 (暴言・暴力・性的問題行動・自傷行為・
　　自殺企図等) が無い　　　　　　　　　　　(0　1　2)　(小計　　点)

C．病気の症状　　(ありが0点　なしが2点)
11. 幻覚・妄想・奇異な行動等　　　　　　　　　(0　1　2)
12. 抑うつ気分や希死念慮　　　　　　　　　　　(0　1　2)
13. 多弁・多動などの躁的行動　　　　　　　　　(0　1　2)
14. 無為・自閉的生活態度　　　　　　　　　　　(0　1　2)
15. アルコールや薬物等への依存　　　　　　　　(0　1　2)　(小計　　点)

D．社会的・対人的能力　　(できないが0点　できるが2点)
16. 他人の言うことを理解し会話が成り立つ　　　(0　1　2)
17. 自分の意見を適切に表現できる　　　　　　　(0　1　2)
18. 場にふさわしい行動がとれる　　　　　　　　(0　1　2)
19. 人間関係を維持することができる　　　　　　(0　1　2)
20. 他人へ過度に依存的にならない　　　　　　　(0　1　2)　(小計　　点)

E．社会的活動への取り組みや社会資源の活用
21. 電車やバス等を用いて外出できる　　　　　　(0　1　2)
22. 保健師・訪問看護・ヘルパー・精神保健福祉士等の
　　支援者を利用できている　　　　　　　　　(0　1　2)
23. デイケア・自立支援事業所等の定期的な通所先がある　(0　1　2)
24. 通所先の活動に取り組む時は注意を集中できる　(0　1　2)
25. 就労 (最低賃金以上の仕事) をしている　　　(0　1　2)　(小計　　点)

評価者 (　　　　　　　　　) 職種 (　　　　　) 合計　　点/50点

精神科リハビリテーション評価マニュアル（日本デイケア学会）

No（　　　　）　氏名（　　　　　　　殿）　評価（　　回目）

A. 生活の自己管理

1. 適切な食生活を維持できる
（0）常に周囲が目を配らなければ、不規則な食事、偏食、過食、栄養不良になる。
（1）時々指導や介助がなければ不規則な食事、偏食、過食、栄養不良になることがある。
（2）単身生活を想定しても、だいたい適切な食生活が維持できる。（毎食自炊の必要はない。）

2. 金銭の自己管理ができる
（0）預金通帳等の管理は支援を要する状態であり、1週間程度の金銭の自己管理も不十分である。
（1）預金通帳等の管理は時に支援を要するが、1週間の金銭はある程度適切に使えている。
（2）預金通帳等の管理は自分で出来ており、日常の金銭の自己管理もほぼ適切である。

3. 睡眠リズムの自己管理ができる
（0）ほとんど昼夜逆転している。もしくは、昼夜を問わず横臥していることが多い。
（1）数日間睡眠のリズムが狂い、日課がこなせないことが時々あるが、再び元に戻る。
（2）時に寝過ごすことや、夜更かしすることはあるが、だいたいの睡眠リズムが確立している。

4. 洗濯を行い、身だしなみを清潔に保てる
（0）指導を行っても衛生が保たれない時や、著しく場や天候にそぐわない服装をする時が多い。
（1）衛生を保つために指導を行うことがあるが、自主的に行い何とか衛生が維持される。
（2）洗濯・洗髪、髭剃り、入浴、着替え等が、だいたい自主的に行える。

5. 掃除・ゴミ出しが自分でできる
（0）指導や訪問看護を行っても、自主的にはなかなか動けず、すぐに身の回りが不衛生になる。
（1）掃除やゴミ出しを自分で行おうとしているが、支援を必要とする時がある。
（2）掃除、ゴミ出しが、だいたい自主的に行えている。

（小計　　　　点）

B. 病気の自己管理

6. 自分の病気への理解・病識がある
（0）自分の病気について否認し、助言を受け入れない。
（1）自分の病気について認めない面があるが、助言や支援を受け入れることができる。
（2）自分の病気について概ね理解し、症状や対処法について知ろうとする。

7．通院・服薬の定期的な継続ができる
（0）指導をしても怠薬が続くか、過量服薬を繰り返してしまい、通院中断に陥り易い。
（1）時に服薬を忘れることや過量服薬があり、通院が不定期になり易く観察と指導を要する。
（2）通院と服薬の必要性を理解し、だいたい定期的に通院し自主的に服薬できる。

8．病状の変化を自覚し対処できる
（0）症状悪化のサインがあっても、助言や指導を受け入れない。
（1）時々、助言や指導があれば、症状悪化のサインに気づいてある程度の対処ができる。
（2）症状悪化のサインを自覚し、頓服を服用したり、早めに受診したり、休息をとれる。

9．病状悪化や困った時に、他人に相談ができる
（0）病状悪化や困った時に、誰にも相談ができず、抱え込んでしまう。
（1）病状悪化や困った時に、相談しようとするが上手く相手に伝えられないことがある。
　　　もしくは、支援があれば誰かに相談ができる。
（2）病状悪化や困った時に、適切に誰かに相談ができる。

10．問題行動（暴言・暴力・性的問題行動・自傷行為・自殺企図等）が無い
（0）この1か月の間にもあった。
（1）以前はあったがこの1か月間はない。
（2）この1年間はない。

（小計　　　点）

C．病気の症状

11．幻覚・妄想・奇異な行動等
（0）幻覚・妄想が存続し、それに支配された奇異な行動が頻繁にみられる。
（1）幻覚や妄想はあるが目立たず、日常生活は何とか送れている。
（2）幻覚・妄想・奇異な行動等はみられない。

12．抑うつ気分や希死念慮
（0）抑うつ気分、希死念慮、自殺をほのめかす言動等が時々ある。
（1）抑うつ気分が続いている。
（2）抑うつ気分はない。

13．多弁・多動などの躁的行動
（0）高揚気分、多弁、過活動が目立つ。
（1）軽躁状態を疑うような高揚気分、過活動がややみられる。
（2）多弁・多動などの躁的行動等はみられない。

１４．無為・自閉的生活態度
（０）無為・自閉的生活が続き、テレビを見たり食事はするが、生産的な活動はほとんどできない。
（１）時々コンビニなどに買い物に出るが、デイケア等には出れないか時々しか参加できない。外来通院は何とかできる。訪問看護で同伴外出や、ある程度の対話が可能である。
（２）自分の意志で自由に外出し、日中活動への参加や買い物等ができる。

１５．アルコールや薬物等への依存
（０）この１か月の間にもあった。
（１）以前はあったがこの１か月はない。
（２）この１年間はない。

（小計　　　点）

D．社会的・対人的能力

１６．他人の言うことを理解し会話が成り立つ
（０）援助がなければ他者の言うことが理解出来ず、会話が成り立たない。
（１）概ねできるが、時に援助を要する。
（２）だいたい他人の言うことを理解し会話が成り立つ。

１７．自分の意見を適切に表現できる
（０）援助がなければ自分の意見を言うことが、殆どできない。
（１）概ね自分の意見を言えるが、時に援助を要する。
（２）自分の意見を適切に表現できている。

１８．場にふさわしい行動がとれる
（０）指導・助言があっても、場にそぐわない行動をとることがしばしばある。
（１）時に指導、助言を要するような場にそぐわない行動をとることがある。
（２）だいたい場にふさわしい行動をとれている。

１９．人間関係を維持することができる
（０）人間関係をすぐに壊してしまうか、もしくは避けてしまい孤立しがちである。
（１）しばしば人間関係を壊してしまうか避けてしまうが、一部の人とつながることができる。
（２）人間関係を維持できて、良好な友人がいる。

２０．他人へ過度に依存的にならない
（０）他人に過度に依存的になっていることが多い。
（１）他人に依存しすぎることが、時々ある。
（２）そのような傾向は殆どない。

（小計　　　点）

E. 社会的活動への取り組みや社会資源の活用

21. 電車やバス等を用いて外出できる
（0）援助がなければ、一人で外出することが殆どできない。
（1）一人では外出できるが、バスや電車に乗る時は支援を必要とする。
（2）だいたい自分でバスや電車を使って外出できる。

22. 保健師・訪問看護師・ヘルパー・精神保健福祉士等の支援者を利用できている
（0）その様な支援者は利用できていない。
（1）支援者とのつながりはあるが、適切には利用できていない。
（2）支援者を適切に利用できている。又は支援者を必要としないほど社会的に機能している。

23. デイケア・自立支援事業所等の定期的な通所先がある
（0）そのような外部とのつながりは殆どない。
（1）通所が週1回か不定期であったり、もしくは目的意識が不明確で適切に利用できていない。
（2）デイケア・自立支援事業所等に、週2回以上は定期的に通所している。
　　もしくは、就労・学生・主婦等の社会的活動にて、ほぼ適切に機能している。

24. 通所先の活動に取り組む時は注意を集中できる
（0）殆ど活動に注意を集中できない。
（1）通所先の活動に注意の集中が続かないことがしばしばある。
（2）注意を集中して、ある程度の時間を作業等に取り組むことができる。

25. 就労（最低賃金以上の仕事）をしている
（0）就労をしていない。
（1）1週間に5時間以上の就労をしている。
　　もしくは年間に2ヶ月間以上の短期間就労をしている。
（2）1週間に20時間以上の就労をしている。

（小計　　　　点）

合計　　　　点 /50点

評価日（　　年　　月　　日）評価者（　　　　　　　）職種（　　　　　）

15 多機能型精神科診療所の運営, ケアマネジメント, そしてサービスの均質化の課題

東　健太郎（臨床心理士・精神保健福祉士）

　地域ケアの実践をしていく上で, どのようなシステムを構築し, それをどのように運営し, そして提供するサービスの質をどのように担保できるか。多機能チーム化が進むに従って当院ではこうした課題の重要性が増してきている。そして, その課題に職員皆で取り組んでいくプロセスこそが大事であると筆者は感じている。
　ここでは錦糸町クボタクリニックの多機能型診療所としての現時点での課題を素描し, その解決の試みについても記す。

I　クリニックの多機能化に伴う変化

　「錦糸町モデル」は精神科診療所が生活支援を含む地域ケアを積極的に推進していく中で, 必要に駆られて対応してきた歴史の産物である。当院は地域と共にあるクリニックとして歩んできたが, あらかじめ包括的な形を想定してきたわけではなく, その時々の医師やスタッフ体制, 地域資源との関係, 制度上の整備等の条件に左右されながら少しずつ拡充してきたにすぎない。
　詳しくは本書の他項に譲るが, 大まかな流れとしては, 最小限の外来機能にデイケアを併設し, 診療所を2カ所にし, 一時はグループホームも運営しながら, さらに訪問や往診などのアウトリーチを加え, そして訪問看護ステーションや相談支援センター, 2014年4月には就労支援センターも立ち上げた。在宅療養支援診療所として訪問診療を定期的に行い, 24時間電話対応の体制も敷いている。さらに医療観察法の指定外来医療機関にもなっている。地域に一定の責任を負っていると認識して臨床に従事してきた結果として現在がある。
　このような経過を通して, クリニックの運営については, 開設当初から経験的に積み上げられてきたさまざまな工夫が院内のルールとして機能してきたし, それは明示化できるものはマニュアル化して, そうでない部分はいわば暗黙の了解として各スタッフに共有されてきた。個々の精神科医療の専門職としての知識や

技術を前提に，こうした共有されたルールが外来医療チームとして活動するための職種を超えたスキルとして機能している。

しかし，地域に開かれたクリニックとして運営していく時，院内では当たり前の対応が，周囲の関連機関から見ると閉鎖的な運営に映る可能性もある。地域からの要請をキャッチして必要に応じて適切な対応ができるよう心がけたい。

また，クリニックが多機能化し組織のサイズも大きくなり，扱うべき情報の種類も量も増えたため，各スタッフがオールラウンドに情報を掌握することに限界が出てきている。結果として，スタッフ間の情報の偏りや業務の分担化が加速度的に進み，情報共有や院内の連携のシステムの整理がますます重要な課題になっていると言えるだろう。

II　ケアマネジメントの重要性と課題

提供するサービスが複数になると個別の支援を行なう上でのケアマネジメントが必要になる。当院では「ケースマネージャー」という対外的な担当者を患者ごとに設定し外来業務の一つとして対応してきた。しかし，それだけではケア会議を設定するとか入院先に出向くなど，こちらから地域や連携先に積極的に働きかけるような動きまではなかなか難しい。そこで当院の場合は，退院促進・地域定着の活動を継続するために開設した相談支援事業所（「錦糸町相談支援センター」）を通してアウトリーチの幅広い活動を行うことが可能になった。

だが，これが始まったことよる混乱もある。相談支援センターは福祉サービスの事業所として独立した機能を持っており，カルテも事務処理もクリニックとは別であり，一人の患者に二重のシステムが関わるという効率の悪さがある。連携や情報共有が外部機関に比べればやりやすいのは大きなメリットだが，外来診療と連動しているわけではないため，クリニックの一部としては機能しづらい。福祉サービスは制度上自治体の決定システムに依存しており，デイケアや訪問看護のようにクリニック内のシステムだけでは動かない。相談支援のスタッフが訪問やケア会議などアウトリーチ活動を行ったり書類を作成することに没頭して時間がなくなり，地域からの要請に応えようと一生懸命になればなるほど，院内からは見えにくくなって，理解も得づらいという状況も出てきた。

こうして見ると，以前の当院のケアマネジメントは院内の職員にとっては自明のものだったが，患者や地域の支援者からは形式が見えづらい，いわば「イン

フォーマルなケアマネ」であった。一方，相談支援事業によって持ち込まれた「フォーマルなケアマネ」はクリニックにとっては「異物」であった。それで院内にさまざまな反応を引き起こしたのである。

　現在は，錦糸町相談支援センターで計画相談支援を行う対象の患者をある程度にしぼって，一定の患者以外は地域の相談支援事業所につなげていく方針で調整中である。外来やデイケアで院内の担当者がケースマネージャーとして機能している場合などは，チーム内にもう一人の担当者を作るより，従来の担当者による連携を強化しようという考え方である。外来職員は福祉の制度上の相談支援専門員としては業務ができないし，計画相談支援は時間と手間に比してあまりに報酬が少ないため，当院の通院患者の地域の広がりと人数を考えると規模の拡大は現実的な選択肢ではないためである。

III　医療と福祉の相乗り

　精神科での治療を継続的に受ける必要のある精神障害者にとって，医師と連携できるスタッフが生活支援に当たっていることのメリットは大きいであろう。地域での生活支援を視野に入れた多機能型診療所の活動を考えた時，医療と福祉という形で制度上は別立てになってしまっているものが，本来は1つのシステムに統合されているべきであろう。当院の場合はACTのように医療チームが訪問ですべて直接支援を行うモデルではなく，地域資源との連携を前提にしているため，「医療と福祉の相乗り」という表現になる。

　さて，医療機関が患者の地域支援の充実のために計画相談支援を行うことが，医療による「抱え込み」のような見方をされることがある。現在は就労支援センターも立ち上げたが，相談支援センターを立ち上げた当時，「抱え込む」先となる自前の福祉サービスなどなかった。墨田区の退院促進事業に参画して，フォーマルなケアマネジメントを行うことが地域支援に必要な社会資源との連携に有効であると実感していたことが立ち上げの動機としては大きかった。

　私たちは，患者がより幅広い選択肢を持ち，社会との接点を増やしていけるように支援をしているだけあって「抱え込み」とは真逆のベクトルである。地域での支援チームの一員として保健センター等の公的機関と協働する場面は多いが，そこには適度な緊張関係があり，利用するサービスは患者本人はもちろん，地域の支援者たちの意見が反映されて決められていくのである。

Ⅳ　クリニカルパスの検討

　クリニカルパス（以後パスと表記）は，ゴールに向けた治療の経過を時系列で整理した道しるべのようなものである。医療スタッフにとっては提供すべきサービスが明確になり，対応のバラツキを減らし，また患者にとっては自分の受ける治療内容の見通しを与えてくれるツールである。それは当院の臨床実践においてもサービスの質の評価や現行で改善すべき点を見つけて修正するのに役立つものと考えられた。

　しかし，うつ病の地域連携パスや統合失調症の入院治療のパスなどとは異なり，私たちが外来診療やデイケアで行ってきたものをいきなりパス化するのは至難と思われた。対象疾患，診断が確定する時期，病識の有無，治療期間，ゴールなど，同じ病名でも治療プロセスが画一的でないこと，などの問題があり，さらにこれまでのクリニックのあり方とはなじまないのではないか，必要ないのではないか，という意見もあった。

　そうした中，院長の強いリーダーシップのもと，パスの専門家である北里大学大学院の下村裕見子氏を招いて全職員向けのワークショップを行った。それに際して推進の担当者を決め，その後も数カ月ごとに検討会を開くことをし，外来，デイケア，事務などのスタッフが参加した。まず，これまでの当院での統合失調症の患者に対する初診から安定期までの関わりを視覚的に描き出し，必要な実施項目を抽出した。そして，それを初診からのどの時期に何を実施するか，いつ実施されたか，そして利用している社会資源や制度を一覧にして確認できるシートを作成するに至った。これはクリニック内のサービス提供のバラツキを減らし，また職員全員がどのような流れで関わりが進行するかを理解して関わるための「アセスメントパス（錦糸町モデル）」である。現時点ではまだ患者にパスを説明して共有するという段階には至っていない。

おわりに

　クリニックが多機能になれば質の良いケアを提供できるのか？　多職種が集まれば支援が充実するのか？　自分たちの活動は本当に効果的なのか？　日々の忙しさの傍らでこうした疑問を抱くこともあるが，皆で支援の方向性を共有し，日々の経験を糧にともに成長していけるようなチームでありたい。

アセスメントパス（錦糸町モデル）

(水色枠は推奨する時期、実施したもの、またはすでに利用したものは◯を塗りつぶす。必要時コメント)

ID　　氏名　　ふりがな（　　　）性別　男・女　生年月日SH　年　月　日　初診時年齢　歳

確定診断	□統合失調症　□うつ病　□神経症・不眠症・適応障害　□発達障害（小児、大人）　□認知症　□てんかん　□依存症　□知的障害　□摂食障害
身体合併症	□高血圧　□アレルギー疾患　□心臓　□腎臓　□消化器　□呼吸器　□その他
他医療機関	□その他精神科通院先（医療機関名：　　　）
適用基準：初診患者、再診患者	除外基準：□精神障害（小児、大人）　□その他
他科受診先（医療機関名：　　　）	確定診断の ICD10（　　　）
所在地：　　　　　　　区	診療科名：　　　　医師名：　　　主病名 □高血圧 □アレルギー疾患 □心臓 □腎臓 □糖尿病 □訪問看護

		I 初診時 実施　年　月　日	II 再診 (2回目) 実施　年　月　日頃	III 再診 (3か月後) 実施　年　月　日頃	IV 再診 (半年後) 実施　年　月　日頃	V 再診 (1年後) 実施　年　月　日頃
アウトカム	患者の状態	□症状が安定している □問題・不安が表出できる □自立支援医療について理解している	□精神症状が安定している □生活の自己管理ができる □睡眠リズムが適正である □通院ができる □必要な社会制度が理解できる □通院の必要性を理解している	□服薬の継続ができる	□社会的活動や社会資源を利用できる	□病状の変化を自覚し対応できる
	生活動作					
	知識・教育					
外来	診断名告知	実施者（　）医師名（　）	実施者（　） ※上受診含	実施者（　）	実施者（　）	実施者（　）
	向精神薬の処方 持参薬（　　　）種類	□減量 □増量 □変更 □中止 処方有無	□減量 □増量 □変更 □中止 処方有無	□減量 □増量 □変更 □中止 処方有無	□減量 □増量 □変更 □中止 処方有無	□減量 □増量 □変更 □中止 処方有無
	不穏剤の処方注射剤	有　無	有　無	有　無	有　無	有　無
	血圧測定（採血剤）	測定値	測定値	測定値	測定値	測定値
	採血（定期的検査必要薬剤）	◯実施 血中濃度	◯実施 血中濃度	◯実施 血中濃度	◯実施 血中濃度	◯実施 血中濃度
	その他の検査	ECG EEG MRI 他	ECG EEG MRI 他	ECG EEG MRI 他	ECG EEG MRI 他	ECG EEG MRI 他
	心理教育（病気の説明）	◯説明 ◯理解（◯△×）	◯説明 ◯理解（◯△×）	◯説明 ◯理解（◯△×）	◯説明 ◯理解（◯△×）	◯説明 ◯理解（◯△×）
	心理教育（薬の説明）	◯説明 ◯理解（◯△×）	◯説明 ◯理解（◯△×）	◯説明 ◯理解（◯△×）	◯説明 ◯理解（◯△×）	◯説明 ◯理解（◯△×）
	家族への教育・支援と家族の査定	◯説明 ◯理解（◯△×）	◯説明 ◯理解（◯△×）	◯説明 ◯理解（◯△×）	◯説明 ◯理解（◯△×）	◯説明 ◯理解（◯△×）
	心理検査	不要 必要 ◯実施				
アセスメント	リハ評価表　A:生活の自己管理 B:病気の自己管理 C:病気の症状 D:対人的対応能力 E:社会的活動、社会資源の活用 合計点　/50点	点（ ） 点（ ） 点（ ） 点（ ） 点（ ） 点	点（ ） 点（ ） 点（ ） 点（ ） 点（ ） 点	点（ ） 点（ ） 点（ ） 点（ ） 点（ ） 点	点（ ） 点（ ） 点（ ） 点（ ） 点（ ） 点	点（ ） 点（ ） 点（ ） 点（ ） 点（ ） 点
	向精神神経薬の副作用	無　有　対応：◯無	無　有　対応：◯無	無　有　対応：◯無	無　有　対応：◯無	無　有　対応：◯無
医療サービス	訪問診療・往診	◯説明 開始	◯説明 開始	◯説明 開始	◯説明 開始	◯説明 開始
	訪問看護	◯説明 開始	◯説明 開始	◯説明 開始	◯説明 開始	◯説明 開始
	デイケア・ショートケア	◯説明 開始	◯説明 開始	◯説明 開始	◯説明 開始	◯説明 開始
	ナイトケア	◯説明 開始	◯説明 開始	◯説明 開始	◯説明 開始	◯説明 開始
制度	自立支援医療	有　無 ◯説明 開始	◯説明 開始	◯説明 開始	◯説明 開始	◯説明 開始
	精神障害者福祉手帳	有　無 ◯説明 開始	◯説明 開始	◯説明 開始	◯説明 開始	◯説明 開始
	障害年金	有　無 ◯説明 開始	◯説明 開始	◯説明 開始	◯説明 開始	◯説明 開始
	愛の手帳	有　無 ◯説明 開始	◯説明 開始	◯説明 開始	◯説明 開始	◯説明 開始
	生活保護	有　無 ◯説明 開始	◯説明 開始	◯説明 開始	◯説明 開始	◯説明 開始
福祉サービス	相談支援（ケアマネジメント）	◯説明 開始	◯説明 開始	◯説明 開始	◯説明 開始	◯説明 開始
	居住系「移行」A型 [B型] 通所系「移行」A型 [B型] 訪問系「居宅介護」 グループホーム等	有　無 ◯説明 開始	◯説明 開始	◯説明 開始	◯説明 開始	◯説明 開始
	その他福祉サービス（後見人、権利擁護、社協、移行支援等）	◯（内容）	◯（内容）	◯（内容）	◯（内容）	◯（内容）

そのためには各部門の活動の実際を互いによく理解し，患者の治療や支援の現状が把握できるシステムである必要がある。そして，そのシステムは地域に開かれ，利用者にわかりやすいものでなければならない。私たちはそれを実現するためのケアマネジメントのあり方を模索しているのである。

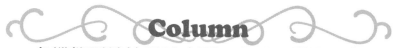
Column
多機能型精神科診療所における職員配置

草島良子

　職員の人事配置を考えるとき，いくつかの留意すべき点があるが，患者に関する情報共有という視点からみると，経過の引継と，部門間の横の連携の両立が大切である。外来部門の職員配置は，めざす医療内容によって，おのずと異なってくるが，精神科デイナイトケア，訪問看護ステーション，地域の就労支援事業所などは，各々異なる施設基準により資格職種と職員数の配置が求められており，それを充たす必要がある。

　当院は，精神科デイナイトケア施設を併設した精神科外来診療所2カ所，訪問看護ステーション，自立支援事業所の相談支援センター，就労支援センターが同一法人内にある。医師以外の職員は，非常勤を含めると70名近く居り，適正配置を常に考えている。

　精神科外来診療は，極端なことを言えば医師一名だけでも成立するが，外来診療所の職員配置は，各医療機関のめざす医療によって，随分と違ってくると思われる。

　職員配置の方法は，大きく分けて二種類ある。各職員が一つの部門だけに勤務する型（以下「固定型」と略す）と，各職員が複数部門に勤務する型（以下「相互乗り入れ型」と略す）である。

　固定型の良さは，何といってもその場が安定することである。職員同士の共有体験も多く，業務の習熟度も高くなる。患者にとっても，いつも同じ顔が迎えてくれることが安心であろう。一方で，固定型は他部門との共有体験が乏しいため，患者の理解に偏りが生じる場合や，他部門の苦労が察しにくくなり全体が見えにくくなる欠点がある。

　一方で，相互乗り入れ型の場合はこの逆で，患者の情報が多面的に理解されやすく，各部門との共同作業が進めやすい。一方で誰も一つの場を十分に把握できていない場合が生じる欠点がある。

　また，職員の配置を決める側からいえば，多数の人員を多部門にまたがるように配置するには，相当の苦労がある。

　当法人は，二十数年間の試行錯誤を経て，相互乗り入れ型の配置を選択してきたが，十数年前と比べて，職場環境に明らかな変化が二点ある。

　第一点は，当法人が前述したように多数の部門を増設したことである。もう一点は，職員に子育て世代が増えてきたことにより，週40時間という勤務形態が必ずしも常態ではなくなってきたことである。40時間勤務の職員であれば，外来4日・デイケア1日のパターンや，デイケア3日・訪問1日・ナイトケア1日という組み合わせの配置が可能であり，1つの部門の中で慣れた職員の複数勤務によって，一週間の情報を繋ぐことが可能なのだが，勤務時間数の少ない職員を多部門に配置することは，なかなか難しい。また，地域の他の法人機関とのやり取りも多くなってきた現在は，各部門の責任者の少数の職員にその業務の負担がかかっている。

　現在は当法人内で近年に設置した部門の内，訪問看護ステーションと就労移行支援事業所では固定型配置を主にして，職員の一部が外来・デイケアへ週一日の勤務に出るようにしている。もしくは，他部門から週に一日そこに勤務に来るようにする等の，相互乗り入れ配置にしている。

　今後は，法人全体の部門をこの2タイプの混合型の配置にしていく工夫が必要になってくると思われる。また，個々の職員の生活パターンを把握し，やりたい仕事の希望へも配慮する必要がある。

　当院では，年度替わりや，移動の際に管理職が必ず各職員の意向を聞き取った後で，新たな配置を決定している。職員個々の意向が反映される配置であることが，安定した職場環境を作ることにつながると考えている。

16　多機能型精神科診療所でのさまざまな工夫と思い

窪田　彰

I 「職員の相互乗り入れ」によるチーム作り

　編者のクリニックでは，チーム医療が良好に進むために，幾つかの工夫をしている。その第一には，「職員の相互乗り入れ」と呼んでいる勤務体制がある。コラム欄で，外来部長の草島看護師が述べているところであるが，計画的に各職員が各部門にまたがった勤務体制をとっている方式である。当院では，2カ所の外来診療所だけではなく，精神科デイケアとナイトケア，および訪問看護ステーションや就労支援センターや相談支援事業所等の複数の現場がある。このように，勤務の現場が複数の場に分かれていると，チームとして共有の感覚を得にくい場合がある。共有のチーム感覚を維持するための工夫が「職員の相互乗り入れ」である。

　そこで「外来勤務の職員も週に1日は，デイケアに勤務する」「デイケアの職員も，週1日は外来に勤務する」体制を，「職員の相互乗り入れ」と呼んでいるのである。このように，当院では一人の職員の勤務する現場は，1カ所だけではない構造になっている。外来に勤務する心理士も週に1日はデイケアで役割を持つため，デイケアで起きていることは他人事ではなくなる。また，デイケアの職員が週1日外来に勤務することで，外来の様子が見えることになる。また，他者とのコミュニケーションの機会が必要と思われる外来の患者を見いだし，リハビリテーションに導入することもできる。何よりも良いことは，デイケア職員にとって自分が関わっている患者の外来を含めた地域ケアの全体像が一層よく見えるようになることである。さらに，職員の現場感覚が一つの場に固定されることなく，それぞれ異なった場の立場や感覚が共有され，相互理解ができるようになることを期待しているのである。人間の習性として，自分が担当している職場については真剣になるが，外の世界との交流は二の次になり易い。つまり，デイケ

アだけに勤務していると，デイケアの中を良くすることに熱心になるが，外来や自立支援事業所などが見えにくくなるものである。人は自分が置かれた場を守る傾向があり，その場を良くしようとすることには多くの努力を注ぐ傾向がある。しかし，外のグループとの交流は，意識的に努力しないと滞りがちであり，外のグループと接点を大切にしようとする者は，時には元のグループからは裏切り者扱いにされる場合もある。独立した職場には，閉ざされたグループが形成され易い傾向があり，治療的活動に熱心になればなる程，知らずに閉鎖的集団に陥っていく場合もある。

このようにグループが発展すると，自然に凝集性の高まりと共に閉ざされたグループになり，閉鎖的集団を形成し易い傾向があるが，この皮肉な現象を編者は「集団の引力」と表現してきた。一つのグループを熱心に作ろうとすればするほど，その集団に忠誠を示そうとする集団の引力が働き，互いに依存的になって結果的に閉鎖的集団が形成されることになる現象である。一旦この中の成員になるとその集団に属していることが自分のアイデンティティの基盤になり，抜け出すには「集団の引力」に対抗するエネルギーを要することになるのである。そのグループのあり様を否定すると自分自身を否定する気持ちになってしまうのである。この現象は，職員においても患者においても同様に生じるものと考えている。

リハビリテーションの進展のためには，一度はグループに帰属する体験をした後に，この集団の引力から抜け出す必要があるのである。良質な凝集性のあるグループを形成しつつも，その中で人が外に開かれて自由に機能できる道は，患者も職員も「複数の場に関わること」であると，土居健郎先生に教えられたことがあった。別のグループにも関わっていれば，この集団の引力の壁は越えられる可能性がある。それぞれが複数の場に関わる構造にすることで，外来とデイケアなど部署間の争いは，起きにくくなるものであるとも述べてきたが，自分の関わる場が一つではなくなることが，自由さを生み出す。職員にとってはどちらも自分の職場になるから，全体を自分のチームと認識できて，敵対ではなく互いにそれぞれの場の難しさに共感できるものである。複数の場に関わるということが，客観性を保つ力になるとも言えよう。

Ⅱ　当事者の力（ピアサポート）の導入

　当事者が，自己の体験から語るものは大きな力を持っている。患者同士の教え合いが，それまで拒絶的であった患者の心を開く場面がある。精神科デイケアの治療効果の第一は，そうした患者同士が仲間になることで得られるピアの影響が最も治療的と言える。医師から病名告知を受けても，自分は精神の病気ではないと否認することが多いが，精神科デイケアで知り合った仲間が統合失調症と聞いてからは，彼が統合失調症であれば，自分が同じ病気でも恥ずかしいことはないという気持ちになったという患者が多い。また，グループの中でリーダーシップを取っている利用者を見て尊敬し自分のモデルに思う場合もある。そこで，一定の役割をとれる利用者に，例えばパソコン教室の講師の役割をしてもらい報酬を支払う場合がある。役割を果たすことで報酬が得られ，その力を育てて地域のパソコン教室の講師に発展する可能性もある。

　さらに，長期入院からの地域移行支援事業においても入院の経験者に同行してもらい，入院中の患者に自身の体験を語るという役割をつくって当事者に報酬を支払うことも可能である。退院して暮らせている実際を当事者から聞くことで，自分の可能性を信じることができるようになる入院患者も多いと考えている。

Ⅲ　待つことの意味について

　本論の中で，編者は日本の医療は「待ちの医療」だったと述べてきた。それは，医療の側が待ち構えているだけでは重い患者は支援の手から漏れてしまう，重い課題を持った方たちへの支援を，外来医療においても忘れてはいけないという意味であった。これまでは，通院中断した患者がいた時は，当院への治療が信頼されず他の医療機関へ転院したと勝手に想定して，重い患者でなければ中断者へ連絡することを控えていた。しかし，中断者の予後調査をしてみると，神経症圏の患者は中断しても比較的に安定していたが，統合失調症圏の患者の中断例はほとんどが中断のまま病状が悪化していた。そこで，中断例を放置してはいけないという反省が生まれたのである。

　しかし，待ちの医療を批判したからと言って，もっと管理的に精神科医療を提供しようというわけではない。ここで，待ちの医療を批判的に述べている理由は，近年の精神科外来医療は待っていれば外来に多くの患者が受診するために，軽い

うつ病や神経症圏の患者に関わるだけで精神科診療所は十分に経営が成り立ってきた傾向があり，本当は地域での精神科医療を必要としている重い患者たちを，見放してはいないだろうか，という意味である。引きこもっていて医療にも通えないままの患者や，本当は十分な支援があれば地域で暮らせるにもかかわらず長年精神科病院に入院したままの患者など，診療所で私たちが待っていたままでは，支援の手が届かなかった患者たちが多くいることを指摘したい。さらに，外来診療だけではなく，精神保健福祉士による福祉的相談や，就労支援相談や，訪問看護による支援が必要な患者もいる。糖尿病性の網膜症のために失明し自分の力では外来診療に受診できない者には，在宅療養支援診療所の枠での訪問診療が求められる。これまでの，待っている医療は自分から来院する患者しか対象にできずに来ていたことを反省せざるを得ない。家族が「困っています何とかして下さい」と言っても「連れて来なければ診れません」と断っていたのが多くの精神科外来であった。

　これでは，本当に困っている地域の患者たちには十分な力にはなっていなかった。精神科診療所が地域で暮らす患者たちにとって，必要に応じて支援できる拠点であるためには，来るのを待っているだけではなくこちらから出て行くことが求められる時代になったのである。

　それでも，当然に「待つこと」の意味があり，編者は精神医療従事者の基本スタンスは，「待つこと」が大切と考えている。治療の中心は，自然治癒力の発動であり，その基本は自発性である。これが活きて来るために，さまざまな方法を工夫しているのが，実際の精神科医療である。

　ある時に，女子高校生が一人で当院の外来に初診患者として来院した。診療をすると，「町で歩いていても，誰かに嫌な目で見られている。自分の悪口を言ってる声が聞こえてくる。不安でたまらないので，家庭の医学という本を見たら，これは幻聴だから精神科医に受診したほうが良いと書いてあったので受診した」とのことであった。不眠傾向も認められ，治療が必要な統合失調症の症状の存在が疑われた。しかし，両親には何も相談せずに来院していた。そこで，まずは少量の抗精神病薬を処方し，帰ったら両親に今日の受診したことを話し，次回の受診には親に同行していただくこととした。しかし，数日後に母親から電話があり「うちの子供は精神病ではないので，薬などは飲ませないで欲しい。もう通院はしません」とのことであった。そこで，私からは「不眠症もありまた，本人は他者に対して恐怖感と不安感でつらい気持ちになっているので，受診した方が良い

と思う」と告げて「いつでも心配な時はいらして下さい」とお願いして電話を終えた。当方としては，親が納得するまでは，待とうと思ったのである。約1カ月後に母親と共に受診に至り，その後の定期的な通院に繋がったのであった。無理押しせずに待ったことが治療導入に成功した事例と言える。

　治療には「時が熟する」のを待つことが重要であり，服薬を開始しても回復には静かに時を待つ姿勢が必要である。

　医療の本質は，「見守り続けること」だと思っている。つらい時もあるが，幸せな時もあった。そんな時を越えて今があることを見守り続けることが私たちの仕事だと思っている。

Ⅲ　各地の事例

1 多機能垂直統合型精神科診療所での包括的地域ケアへの取り組み

原　敬造（原クリニック）

はじめに

筆者が開業を決断したのは，1988年に精神保健法が施行されたからである。新しい精神保健法では，地域ケアへの方向性が示されていたので，自ら地域ケアの流れを作り上げようとの思いからであった。

当時，仙台市の人口は88.8万人で，市内に5カ所の精神科診療所があった。1950年に成立した精神衛生法は，精神科病院への収容と隔離を促進させ，差別と偏見を助長するものであった。1960年当時，人口万対10床程度であった精神科病床数は，1990年には28床にまで増加し，隔離と収容がより一層進行し，現在の状況を作り出した。それに対して，諸外国では，コミュニティベースの取り組みが1960年代から始まり，1975年頃から精神科病床数の減少が起こっていた。

1970年頃から始まった精神科病院の開放化の中で，開放処遇の拡大と院外内作業の見直し，受け持ち制の導入などが進み，1988年に施行された精神保健法では地域精神保健サービスの充実がうたわれていた。

筆者は，そうした中で，地域での包括的ケアを目指して開業した。当院が開院時に目標とした，包括的地域ケアの確立に向けた取り組みを振り返りながら多機能型精神科診療所が包括的地域ケアに果たす役割について考える。

I　多機能垂直統合型精神科診療所としての活動と特徴

原クリニックは仙台駅から地下鉄で4つ目，JRで2つ目，主要幹線道路に面し，バス停が目の前にある。交通の便が極めて良く，市内中心部の商店街，官庁，娯楽施設にも近い。

医療法人社団原クリニックは，外来部門，精神科デイケア・精神科ナイトケア

部門，アウトリーチと，そのアウトリーチと連携して集団に入れない方を対象にしたサロン活動などを行う地域医療部門，カウンセリングや，心理検査，精神科デイケア等で心理アセスメントを行う心理部門からなる原クリニックと就労継続支援 B 型と就労移行支援を運営する仙台メンタルヘルスサービスの多機能型障害福祉サービス事業所から構成されている。

　現在の職員構成は，看護師 3 名，作業療法士 4 名，精神保健福祉士 13 名，心理士 3 名，ケースワーカー 1 名，事務員 3 名で総勢 27 名の多職種の職員で治療とリハビリテーションを一体のものとして取り組んでいる。スタッフの配置は，精神科デイケアに 9 名，地域医療部に 4 人，就労継続支援 B 型に 5 名，就労移行支援に 3 名である。活動は，個別支援と集団活動を組み合わせたものになっている。

　精神科デイケアは登録人数で 102 名（男性 64 名，女性 38 名，9 月利用者），一日平均 38 名の利用がある。疾患構成は，57.8％が統合失調症圏，20.6％が気分障害圏，15.7％が発達障害圏，その他が 5.9％であった。地域医療部では，引きこもりの方の少人数グループ活動も行っている。対象は 13 名で週 1 回，実参加者は 2〜3 名である。その他，83 ケースを訪問や面接でフォローしている。

　精神科デイケアでは，スタッフ一人につき 10 名程度の個別受け持ち制をとっている。導入時の面接とケース会議を重ねつつ，小グループ活動から，大グループ活動へと徐々に移行し，中断を防止するように心掛けている。

　プログラムはメンバーとともに作成し，グループワークを中心にしたものや，生活の質を向上させるもの，健康を維持していくのに欠かせないもの，就労に関するものなど，さまざまなことに取り組んでいる。メンバーとの面接で個別にどのプログラムに重点的に取り組むかを決めている（図 1・2）。

　当院では，小グループ活動に軸を置いている。集団の中で傷つき体験を持つ若いメンバーは，集団に入ることに恐怖を抱いており，引きこもりがちの生活を送っている。そうしたメンバーが集団に溶けこめるように援助するのが鍵になる。小グループ活動では，そうしたメンバーが集団に溶け込みやすいような配慮が可能になる。グループワークのポイントは，メンバーの行動を適宜把握し介入することにある。小グループ活動では，そうした集団の力動を利用しやすく，集団の凝集性を高めやすい利点がある。小グループ活動は，個々のメンバーに対して細やかな配慮ができるので，メンバーの生活スキルの向上や集団内でのコミュニケーションの回復には極めて効果的と考える。

2014　9月
まっしゅルームのお知らせ

まっしゅるーむは、ちょっと小さなスペースでリラックスしながら過ごせる場です。
いろいろな活動を通して、みんなと一緒に興味のあることを見つけてみませんか？

月	火	水	木	金
1 歌声喫茶 自由にアート	2 なりきりみつを 音楽鑑賞	3 休み	4 手話 ジェンガ テーブルゲーム	5 デイケア紹介 〜しゃべり場〜 リラクゼーションヨーガ （北山） ★
8 ミニビリヤード サッカーゲーム 水彩画	9 冷たいドリンク作り $ 楽器	10 休み	11 手芸 眠りのヨーガ （福沢） ★	12 脳トレ 音楽鑑賞
15 休み	16 デイケア紹介 〜しゃべり場〜 読書＆勉強	17 音楽トーク 持ちよりお菓子パーティー $	18 休み	19
22 レッツ美文字 ホットケーキを作ろう $	23	24 休み	25 カードゲーム まんだらぬり絵	26 休み
29 ペーパークラフト 漢字で遊ぼう	30 リラクゼーション ヨーガ ピアノコンサート			

場所・4F　まっしゅるーむ
時間・AM　10:00〜11:30
　　　PM　 1:00〜 3:00
　　　　　 3:00〜 4:00（ミーティング・そうじなど）

※印は 6Fデイケアルームにて行います。その他は、4F まっしゅるーむにて行なう予定ですが
　他のプログラムの都合上 6Fデイケアルームに移動して 活動していただく場合があります。
$マークは、お金がかかります。
★マークは、外出のプログラムですので　時間内にお集まり下さい。

図1　デイケアプログラム表　その1

2014年9月 デイケアプログラム

月	火	水	木	金
1 体質改善(メンズ) 丸亀うどん 誰でも池上彰 考えを広げよう (ウルトラマンスピーチ) 職場実習 喫茶店めぐり 室内自主企画	2 プログラム考案 当事者研究 パルコ＆アエル 室内自主企画	3 休み	4 病気についてトーク ペットショップへ行こう パターゴルフ SST(前田先生) カラオケ (アニメ好き・K-pop・その他) 室内自主企画	5 体質改善(レディース) デイケア紹介〜しゃべり場〜 榴ヶ岡公園 病気との付き合い方 (自分の体験を語ろう) 室内自主企画
8 体質改善(メンズ) 古内ドライブ 焼きそばをつくろう 職場実習 ソフトボール アニメ好き集まれ 室内自主企画	9 SST(フリー) 回転寿司を食べに行こう 英会話 病気との付き合い方 (クライシスプラン) エンジョイスポーツ(つつじが岡) 室内自主企画	10 パワースポットドライブ サイコロトーク ことばあそび	11 病気についてトーク フォレオ宮の杜 1日BBQ計画 SST(目標決め) デイケアバンド 室内自主企画	12 体質改善(レディース) デパ地下 困ったクセある？ 麻雀 室内自主企画
15 敬老の日	16 ジョブトーク デイケア紹介〜しゃべり場〜 八乙女ドライブ 快適生活(身だしなみ) ボッチャ交流会(青葉) 室内自主企画	17 パンセ かんたん筋トレ カラオケ 大相撲トーク 室内自主企画	18	19 休み
22 体質改善(メンズ) パン屋めぐり 英会話(歌編) 考えを広げよう(振り返り) 職場実習 セルバ＆Ario 室内自主企画	23 秋分の日	24 ミステリードライブ Café225 (準備＆ミーティング) Cafe225 OPEN	25 病気についてトーク BBQ買い出し SST 大画面YOUTUBE 室内自主企画	26 室内BBQ ソフトボール 将棋 室内自主企画
29 体質改善(メンズ) ワープロ チラシ取り＆シベール 病気との付き合い方 (強迫性障害) はあとぺーじめぐり (アビリティーズジャスコ) ポスティング 室内自主企画	30 SST(フリー) ぱーすでい 快適生活(外出企画) 室内自主企画	※デイケアHP『http://haraclinic.org/daycare/』 ※青字は、様々なテーマをとりあげたオススメのプログラムになっています。 　継続的に参加すると、同じ目的の仲間同士、より深く知ることができます。 ※天候により、プログラムが変更になる事があります。 ※ スポーツ、フットサルに参加される方は、以下のものを準備して下さい。		

※26日〜 1日BBQ

図2　デイケアプログラム表　その2

Ⅱ 仙台市の過去から現在に至る状況

　当院がある仙台市は，2011年3月11日の東日本大震災以降，被災地を含む各地からの人口流入によって人口は増加し，2014年9月現在107.3万人（2011年2月，104.6万人）になっている。仙台市は東北で唯一の政令都市で，5つの区から構成されている。当院がある青葉区の人口は2014年9月現在，30.3万人で仙台市の人口の28.2％を占めている。

　現在の仙台市の社会資源（括弧内は青葉区）は，精神科病床を持つ病院が15カ所（6カ所，40％），精神科診療所が33カ所（18カ所，54.5％），精神科デイケアが15カ所（8カ所，53.3％），相談支援事業所が16カ所（3カ所，18.8％），障害者総合支援法に基づく自立訓練事業所が9カ所（1カ所，11.1％），就労移行支援事業所が20カ所（8カ所，40.0％），就労継続A型事業所が11カ所（3カ所，27.3％），就労支援B型事業所が39カ所（10カ所，25.6％），地域活動支援センターが15カ所（5カ所，33.3％），グループホームが55カ所（28カ所，50.9％）である。社会資源の多くが青葉区に集中している。

　筆者が開業した当時，仙台市の社会資源は精神科デイケアが1カ所，小規模作業所が3カ所程度であった。

　筆者は，1988年にクリニックを開業し，1992年から精神科デイケアを始めた。当時，社会資源が乏しい状態であった。就労においては，職親制度があるくらいで，精神科デイケアからの出口を展望できにくい状況であった。そうした出口を求めて，1996年に精神障害者小規模作業所を開設した。当院が精神障害者小規模作業所を開始した頃から，徐々に精神障害者小規模作業所への取り組みが地域でなされるようになり，精神障害者小規模作業所間の連携の模索も始まった。その頃，宮城精神科デイケア研究会が始まり，地域の精神障害者小規模作業所を含めたスポーツフェスティバルが始まった。現在も宮城精神科デイケア研究会は継続しており，スポーツフェスティバルは一大イベントに成長している。1993年に障害者基本法が改正され，翌年施行されたのを機に後に述べる"ハートインみやぎ"の活動が始まった。こうした背景のもとで，2006年に障害者自立支援法が成立して以降，地域の社会資源の整備が進んでいった。

　当院は精神科デイケア，精神障害者小規模作業所への取り組みを早い時期から開始し，地域のネットワーク形成に力を注いできたので，現在さまざまなネットワークの中心に位置していると言える。

現在，仙台市内で医療法人が就労移行支援事業所や就労継続 B 型事業所等に取り組んでるのは当法人だけである。当法人では精神科デイケアと精神科ナイトケアに力を入れるとともに，障害者総合支援法の各事業も積極的に進めている。当事者主体の，当事者の希望に沿った支援をモットーに，当事者のみならず，家庭，学校，職場などへの働き掛けも視野に入れ，多職種チームによるさまざまな視点からの支援を心がけている。

III　当院のあゆみと理念

　筆者が開院した頃は，先にも述べたとおり精神科病院での入院治療が中心の時代であった。地域ケアの社会資源は乏しく，地域でサポートするにはとても困難な状況であった。そうした中で，開業にあたり精神科デイケアを中心にして，地域生活をサポートすることを目標においた。当然のことながら，初めは小さく，徐々に大きく育てていくことが課題でもあった。

　事務員 1 名と 2 名のパート職員で開院したのは，1988 年 9 月であった。開院当初の暇にまかせて，デイルームでの小集団活動に取り組んだ。その頃，不登校の問題が社会問題化し始めた頃で，精神科病院に行くには抵抗があり，心理士を抱えていた当院は，学校との連携のもとで不登校の子どもを診察することが多かった。仙台市内で不登校児に対する取り組みはほとんどなされておらず，当院では不登校で受診された方への小集団活動と親の会に取り組んだ。日曜日には，「サンディクラブ」と称して，釣りやボーリングなどのレクリエーションにも積極的に行った。そうしたことを基盤にして，スタッフの増員をはかりながら，1992 年 10 月，精神科小規模デイケアを開設した。県内の精神科診療所としては初めてで，同時期に民間精神科病院でも最初の精神科デイケアが開設され，公立の精神科デイケアを含め県内で 4 か所になった。

　1994 年，障害者基本法が改正された翌年，障がいを持つ方々と共に歩むを基本理念に「ハートインみやぎ」を開始した。このイベントは現在も継続しており，インターネットでの配信も行っている。このイベントの大きな特徴は，当事者が活動の中心になっていることである。当時は，作業所の製品を当事者が街頭で販売することは考えられなかった。大きな転機となったのが「ハートインみやぎ」の活動である。仙台一の繁華街，仙台三越の前での販売を始めた。当事者の方，家族，作業所職員，ボランティアが一体となって街角で立ち販売をする画期

的な取り組みであった．もう一つのイベントは，障がいを持つかたの歌や，踊りの発表会の場を持ったことである．こうした場も当時はきわめてまれであった．現在は宇宙人の祭典と銘を打った音楽イベントに発展している．こうした地域での地道な取り組みを行いながら，1996年には精神科デイケアの出口として精神障害者小規模作業所「やまねこ」，1998年には小規模作業所「仙台メンタルヘルスサービス」を開設した．その後，他法人の運営する精神障害者小規模作業所が設立されるようになってきた．また精神科デイケアを併設する医療機関も徐々に増え，早期に精神科デイケアと精神科小規模作業所に取り組んでいた当院は，宮城県デイケア研究会，障がいを持つ方々のスポーツ大会，宇宙人の祭典，ハートインみやぎなどさまざまなネットワークの中心を担っている．

今にして思えば，1998年には精神科小規模作業所を併設した多機能型精神科診療所の原型ができていたといえる．2001年には，ひきこもりや受診拒否者に取り組むアウトリーチを中心にした地域医療部を設立し，アウトリーチを軸にした活動の強化をはかった．2002年には，現在の地に移転して，精神科ナイトケアを開始，精神科小規模デイケアから定員50名の精神科大規模デイケアに変更しデイケア部門を強化した．2006年には，障害者自立支援法が成立，精神障害者小規模作業所を自立支援事業所に統合し，就労移行支援と就労継続B型を持つ多機能型障害者福祉サービス事業所を開設した．

2011年の東日本大震災は大きな転機であった．当院から離れていた"やまねこ"を廃止し，就労継続B型の仙台メンタルヘルスサービス昭和町を当院と同じビルに開設した．また，災害支援の活動を開始した．

2011年6月には，一般社団法人「震災こころのケア・ネットワークみやぎ」を設立し，日本精神神経科診療所協会の協力のもとに，仙台市，山元町，石巻圏での精神保健活動を展開した．現在は仙台市と山元町への直接支援は終了しているが，石巻圏では「からころステーション」をたちあげ，長期の支援活動を視野に入れての活動を継続している．この活動には，日頃のネットワークが生かされている．多職種多機能型診療所では，このように各職種での勉強会や研究会などを通して得たさまざまなネットワークの中で活動している．そうした全国のネットワークが支援活動を支え，現在も活動を継続するエネルギーを供給していただいている．

開院当時を振り返ると，精神保健福祉法が施行されて間もなくであったこともあり，地域でのサポートする体制は，未整備で，かつ隔離と拘禁の入院治療が主

たる状況であった。どうにか，地域ケアに着手する糸口が開けた時期であった。

　その開院当時，筆者が考えた目標は，①入院中心の医療から地域での医療への転換，②地域で生活するためのサポート体制の構築，③精神科への受診の敷居を下げること，④早期に医療に繋がるネットワークの形成，⑤当事者を主体とした活動の構築，⑥精神科デイケア，精神科ナイトケア等への取り組みによる治療の多様化，⑦家族教室，学習会や家族会の育成をはかること，⑧患者クラブを育成すること，⑨共同住居や職場の開拓，⑩心理士・精神保健福祉士など多職種によるメンタルヘルスへの取り組み，⑪訪問，往診による治療中断や受診を拒否する方への取り組みなどであり，その目標は，当院の活動の中で徐々に実現されてきていると考える。

　そうした活動を踏まえて，今後の発展は，地域中でのネットワークの強化と，多機能垂直統合型精神科診療所の全国的ネットワークの形成により面としての広がりを形成していくことであると考える。

IV　精神科デイケアを支える考え方

　多機能垂直統合型精神科診療所の活動の大きな柱に精神科デイケアがある。精神科デイケアにとって，心地良い場は不可欠である。そうした場の中で，プログラムが生きてくる。

　精神科デイケアのプログラムは，メンバーの希望に沿っていなければ，治療効果を上げることはできない。治療効果を上げるには，どのような要素がプログラムに含まれているのかをスタッフが十分に把握できてなければ的確な援助ができない。では，どのような要素がプログラムに含まれている必要があるかを考えると，①健康管理について，②生活スキルについて，③セルフコントロールについて，④コミュニケーションについて，⑤課題遂行について等の要素が含まれていることである。

　精神科デイケアが自己完結になっているなら，閉じこもりになってしまう危険性がある。就労支援やリワーク，学習支援など精神科デイケア外の資源との結びつきを意識した取り組みがなされていることが，精神科デイケアに閉じこもらずに視野を広げられ極めて有効であり，メンバーのみならずスタッフの視野も広がる。

　プログラムの要素を十分に把握し，的確な働きかけをするには，個別面接によ

りメンバーの特性を把握することが欠かせない。また家族面接や，家庭訪問，心理テストなども情報を整理するには欠かせないことである。そうしたことから複合的な支援が可能になる。多職種が連携することでより良い援助が可能になる。

　当院では，SSTなどの認知行動療法を積極的に取り入れている。セルフケアに力を入れ，ストレスマネージメントや，アンガーコントロールなどに取り組んで，自己の病気を理解し，付き合えるように工夫している。当院では，院内に閉じこもらず，積極的に外の施設を利用している。院内施設に限りがあるのは，当然のことであり，実生活で我々は，家の外のさまざまな施設を使いながら日々の生活を送っている。日々の生活の中で利用するさまざまな施設を利用したプログラムにより，より実生活に近い生活の練習ができる。またそのことで生活の質が向上する。机上のプログラムでは，生活の質の向上がはかれないのである。そのことを肝に銘じてプログラムを作成することが大切である。

　当院の活動は，垂直統合型多機能といった特徴により，精神科デイケアのプログラムと障害者総合支援法による自立支援事業所の活動の相互乗り入れを行っている。それぞれのプログラムは，メンバーの希望と必要性に応じて利用可能にしている。当院デイケアでは就労支援に，総合支援法事業所ではSSTや健康管理などのプログラムにそれぞれが連携している。

おわりに

　厚生労働省が，"病院中心の医療から地域生活中心へ"との基本方針を掲げて，およそ7万床に及ぶいわゆる社会的入院の解消を提言してから，すでに10年が経とうとしている。地域生活中心のスローガンは，遅々として進まず，発想の大転換が求められている。これまでのように精神科病院を中心にした発想からの脱却が求められているのは，明白である。

　当法人のように，精神科デイケアを中軸にして，アウトリーチ活動，就労移行支援，就労継続B型事業所などを展開する多機能型精神科診療所は全国に多々存在している。多機能型精神科診療所は，どの部門からでも就労や就学，復職，円滑な家庭生活などの課題にチャレンジできる体制を取っており，各部門が有機的に連携している。そうしたことから，いかなる病状においても，本人を中心にして，本人を取り巻く家庭や職場などの環境全般への働きかけを，多職種によって援助ができるのである。治療とリハビリテーションが同時進行で，切り離され

ることなく，病状悪化を含めさまざまな状況に瞬時に対応できるのが，多職種・多機能型精神科診療所の大きなメリットである。

　包括的地域ケアの重要性が言われている昨今，その中心的役割を果たすのは多機能型精神科診療所であると考える。ACTや地域の福祉サービスを含めたネットワークの中心に多機能型精神科診療所を位置づけることで地域包括ケアシステムが有効に機能し，精神疾患を持つ方の地域生活が可能になると考える。

2 多機能型精神科診療所で行うリカバリー支援

三家　英明（医療法人三家クリニック）

はじめに

　昭和56年4月，生活の場を治療の場として選び，統合失調症をはじめとした精神病圏の方たちを地域社会の中で支えていこうと診療所開設を決心した際，用意したものは来院者たちが集える談話室，彼らの相談にのり，生活の建て直しを援助するPSWの配置，そして往診鞄だった。そして33年，診療所は生き物のように少しずつ成長，変貌して，今日では大所帯の多職種・多機能型の診療所になった。開業当初の閑散とした談話室の様子からは想像もつかない展開であったが，談話室に足を踏み入れ，そこを居場所として利用してくれた患者さん・家族の方々に学び，育てられながら今日の診療所が形作られてきた。訪れた患者さん・家族の方々のそれぞれの生活や苦悩に向き合い，そこからいかに抜け出すかをともに考える中で，私たちが何を提供すればよいかを考え，教わりながらやってきた[1,2]。いろいろな制約がある中，一人ひとりの生活を大切にした医療を提供していくことを羅針盤として，必要と思われたものを，その都度現地調達してきた結果が多機能型精神科診療所と呼ばれる今日の姿になった。当院に限らず，多機能型精神科診療所は，それぞれの地域に根をおろしながら，求められる精神科医療を模索してきた結果の産物であると言える。十分とはいえないながらも，多職種チームでリカバリー支援を実践している当院の現状を報告しながら，今，生活の場で求められる外来精神科医療とそこでのリカバリー支援のあり方を考えてみたい。

I　多機能型精神科診療所としての当院の概要

　診療所は外来診療部門，医療福祉相談室，デイケア部門，そして訪問看護ステーションに分かれているが（図1）小規模であるため，職種，部署間の連携が容易で多職種

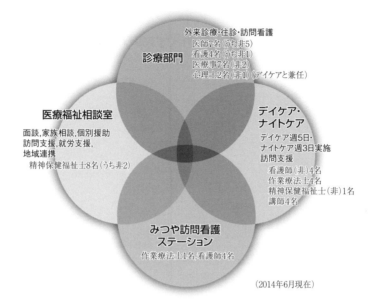

図1　三家クリニックの診療体制

チームを構成しやすい。職種ごとの強みを生かしながら，協働して患者さんの支援に当たっている。おおむね一人の患者さんに各部署からそれぞれ担当者がついており，経過の中で各担当者の関わりの度合いが変わっていくことになる。医師が新しい患者さんを受け入れる際もバックにチームが控えていることで安心感を持って診察ができ，経過の中で患者さんを徐々にチームに委ねていくことになる。チームの一員として目の前の患者さんに関わっているという意識を持ちながら，チームとして彼の生活や人生をどう支援していけるのかをつねに意識しながら行うこととなる。

II　医師による往診，訪問診療
—— タイムリーに，チームに繋いでいく

開業以来，診療の合間を縫って，たいていは診療が終わってから，用意した往診鞄を抱えて往診や訪問診療に出掛けていたが，現在も当院では往診や訪問診療を積極的に行っている。本人が来院できない場合，直接患家を訪れて診療すると

いう方法を選択肢の一つとして用意していることは、医師にとって有用な手段であるだけではなく、本人、家族にとっても、大きな安心である。精神科の外来に相談に訪れた家族が、連れてきたら診ましょうと門前払いを食らい、患者がますます深刻な事態に陥ったり、長いひきこもり生活を余儀なくされてしまった例は数知れない。生活現場での、タイムリーで丁寧な診療がその後の診療経過に及ぼす影響は大きい。不安や不信感に満ちた時を過ごしている時期にこちらから患家に出向いて持つゆっくりした出会いの時間は、間違いなく、その後の療養生活のみならず人生をも左右すると実感している。当院では精神病圏の方々で初めての診察が往診で始まった人も少なくないが、その人たちの治療の継続は概して良好であり、安定した療養生活を送る人も多い[3]。

今日の多機能型診療所からの往診、訪問診療では、訪問看護ステーションをはじめ、外来看護、医療福祉相談室、デイケアなど各部署からの訪問が可能になっていること、来院後のリカバリーに向けてのさまざまなチームでの支援体制を用意できること、また、地域の他機関との連携が密にとれていることなどに支えられ、過去の見通しの立ちにくいまま往診していた頃とは全く異なる態度で患家に赴くことができている。チームで関わりながらの展開を具体的に考え、患者さんに対してリカバリーに向けてのさまざまな提案をしたり、また彼の希望をチームに持ち帰って検討したりできるからである。

Ⅲ 医療福祉相談室──関わり、つないでいく役割

現在、当院の医療福祉相談室には常勤、非常勤あわせて8人の精神保健福祉士が在籍している。医師が診察の中で、多様な生活問題、生きづらさを抱えていて、診察室内での診療だけでは症状や生活の改善が望みがたくさまざまな援助が必要であると判断された患者さんには、担当者がつくように指示を出す。担当となった精神保健福祉士は、主治医から被支援者の現状と抱えている問題について簡単に教えられたのち、回復、自立への道のりを同行することになる。関係づくりとともに、ケアマネジメントを行い、患者さんのニーズや希望に沿って、相談支援、訪問支援、同行支援を行う。また家族、主治医、デイケア、訪問看護ステーション、地域関係機関等とのつなぎ役を担い、多職種・多機関による援助の調整役を担う。精神保健福祉士は、主治医と同様に担当している患者さんとはずっと関わり続ける存在であり、リカバリーの道中の重要な同伴者である。今日、当院にお

ける精神保健福祉士それぞれの担当患者数は 70 〜 150 人である。

Ⅳ　デイケア・ナイトケア

　当院のデイケアは平成 3 年に開始された。平成 10 年に大規模デイケア，ナイトケアが認可され，いわゆる居場所的デイケアとして，多くの利用者であふれ，再発再入院抑止効果はあげていたものの，利用者がなかなか卒業していけない閉塞的な状況にあり，大胆な改革は避けられない状態であった。平成 13 年の改革の予備調査では，利用者のうち，その 3 分の 1 は，すでに十分に回復していながら就労への足がかりを得られず，デイケアから出ていけないままに留まっている人たちであった。改めて利用者それぞれの課題，利用目的に沿ったデイケア利用がなされる必要があった。そのためには，さまざまなプログラムを用意して，入り口から出口へと流れを作っていく，いわゆるステップアップ型，通過型のデイケア運営へとモデルチェンジしていくことが求められた。そして，デイケアの出口として就労準備プログラムを開始して，当時医療福祉相談室が取り組んでいた就労支援と連動させたのである[4,5]。デイケアを改革し就労準備プログラムを導入したことは，デイケアの利用者が社会に出て行きやすくするための工夫であったが，これにより，利用者は見通しを持ってデイケアを利用できるようになり利用態度が変化していったが，スタッフの支援のあり方も変わらざるを得なかった。見通しの持てないまま，漠然とプログラム参加を見守る支援ではなく，利用者それぞれの利用目標，希望，なりたい自分を共有して，課題を克服しながらその成就に向けての歩みを支援していく姿勢へと変わっていった。これにより，閉塞状況にあったデイケアに流れが感じられるようになり，その動きは，当然クリニック全体および，クリニックの診療内容も一気にバージョンアップが進んだといえる[6]。
　また，平成 19 年には隣接する門真市に大阪の精神科診療所医師有志ではじめた就労移行事業所 JSN（NPO 法人大阪精神障害者就労支援ネットワーク：田川精二理事長）が稼働しはじめ，また，平成 23 年からは市内の社会福祉法人みつわ会（理事長：三家英明）も就労移行事業所をスタートさせたため，就労希望者たちのデイケアの出口からの流れはゆるやかな太い流れとなってきている。こうしたデイケアの内外の環境変化はデイケア退所者の転帰をかなり変えつつある。平成 19 年以降におけるデイケア退所者の転帰をみると就労したもの，就労移行事業所，作業所等に通うものが増加して 3 割を超えており，間違いなくモデルチェンジによる変化である。

表1 当院のアウトリーチ活動

- 医師の往診，訪問診療
    往診……15〜20件／月
    在宅患者訪問診療
        自宅……60〜65件／月
        施設……50〜60件／月
- 訪問看護・訪問支援
    外来看護から……50〜60件／月
    医療福祉相談室から……200〜250件／月
    デイケアから……50〜60件／月
- 訪問看護ステーション……300〜350件／月

V　訪問看護ステーション

　以前から医療福祉相談室や外来などから訪問看護は実施していたが，平成22年から訪問看護ステーションを立ち上げている。医師の往診，訪問診療などと連動してタイムリーに訪問対応を行い，また，ある程度落ち着いている人たちの定期的訪問を担えるアウトリーチ部門となっている。当院では，昨今，未治療，未受診，あるいは医療中断などひきこもり事例などにも積極的に対応している。その際，医師の往診，訪問診療とともに，その後のフォローが必要な事例が多く，タイムリーな対応とともに，リカバリーに向けた時間のかかる生活支援なども担えるアウトリーチスタッフの存在はなくてはならない。長期ひきこもり事例においても，根気強い訪問支援の後に同伴外出が可能となる人も少なくない。訪問看護ステーションからの介入に始まり，経過の中で，デイケアや医療福祉相談室と協働して訪問支援を行うことになったり，逆に，他部署から訪問看護ステーションに依頼がいくこともあり，いずれにしても多職種で関わることが多い（表1）。
　また，院内のみならず，他機関のスタッフと連携することも多く，合併症治療を訪問診療を行っている内科医師，訪問看護ステーションに依頼したり，福祉施設の訪問支援者，ヘルパーなどとも顔の見える関係を築きつつ，人の輪の中で見守っていく体制が常態化しつつある。

Ⅵ　少し先行くピアモデルによる支援

　リカバリー支援においては，少し先ゆく仲間の援助は大きな力となる。担当する主治医，精神保健福祉士，デイケア，就労支援機関のスタッフ，そして，先に就労を果たした先輩仲間等々，多くの人の支援の中で回復し，念願の就労に至るなどした人たちは，自分もまた精神疾患や障害を有して就労を目指すなどしている人たちの役に立ちたいと就労支援講座や家族懇談会での講師，先輩としての相談相手など気安く引き受けてくれている。当院では DAN DAN STEP 体験談集と称するデイケア卒業者から利用者へのメッセージ集を2度発刊したが，その際に多くの患者さんが原稿を寄せてくれた。なかには，デイケアを卒業後，就労支援機関を経て就労を果たした人で，仕事も順調にこなしながら，理解ある女性と結婚し，子どもにも恵まれた人もおり，リカバリーを果たしていく人たちは，後進の利用者だけではなく，医療者にとっても大きな喜びと励みを与えてくれており，私たちにとっての支援者でもある。

Ⅶ　多職種協働と地域連携
──フットワーク，チームワーク，ネットワーク

　診療所は，コンパクトなサイズであるため他の部署との連携が容易である。担当している患者さんについて，折に触れ情報交換が可能であり，ミーティングを持つこともたやすい環境にある。職種ごとの強みを生かしながらも，部署や職種にとらわれず，相互乗り入れ的な連携で協働して，患者さんの支援に当たっている。一人の患者さんに各部署からそれぞれ担当者がついていて，経過の中で各担当者の関わりの度合いが変わっていくことになる。電子カルテ化によって情報の伝達，共有が一層スムーズになったとはいえ，やはりクリニック内の随所で見られる出会い頭に何やらやりとりをしている蟻のようなスタッフ同士の立ち話的な情報交換がタイムリーで有効であると実感している。

　また，診療所は地域の患者さんの生活圏に開かれて存在し，ご近所精神科医療ともいえる身近さがあり，訪問にも向かいやすい。地域の関係機関ともお互いに顔の見える関係で連携しやすさを有しており，カンファレンスや本人を交えてのケア会議も容易に開催できており，人の輪の中で支援しているという実感を持ちながら活動しやすい立地条件がある。

Ⅷ　リカバリー支援の実際——ひきこもり・外来ニート・就労支援

　平成19年度の厚生労働省の自立支援調査研究プロジェクトにおいて，日本精神神経科診療所協会は，「精神科診療所に通院する以外に社会参加していない精神障害者の実態調査および精神科診療所の社会参加サポート機能を強化に係わる調査研究事業」（平川博之班長）を行った。その結果，精神科通院患者270万人のうち，（半年以上）通院は継続しているものの，就労，就学，作業所通所，あるいは主となって家事に従事していない，いわゆる外来ニートの数は約50万人と推計され，これらの人たちは他の社会資源を利用できていないため，唯一結びついている外来医療機関においてケースワークを行う必要があるとされた。しかし，精神科診療所の多くはケースワークを行うのに必要な常勤のPSW等を雇用できておらず，雇用していても，主として手続き業務に従事しており，ケースワークについての必要性は認識されながらも，十分には行えていないとの報告がなされた。

　外来ニートと呼ばれる人たちは，どこの精神科外来にも多数存在していながら，何の対応も支援もなされていない現状は，外来精神科医療において重大な問題であると言わざるを得ない。まさに病院医療における長期在院者の退院促進の課題と同様に，早急に取り組むべき課題であると言っても過言ではない。

　もちろん自力で，外来ニート状態から抜け出していく人，あるいは医療機関以外からの支援を受ける機会を得て自立していく人もいる。しかし大多数の外来ニートと呼ばれる人たちは，通院治療を継続して症状も改善され，社会的自立を目指しうる時期になっても，多くは孤立状態にあり，社会生活への不安，自信喪失があったり，焦りの中で続かない就労を繰り返しているのが現状である。彼らは，現状を脱出してよりよい生活を目指しうるチャンスや情報の提供を与えられることなく，先の見えない，希望のない生活を余儀なくされているのである。このようなストレスの多い不安定な状態を長期に続けていることは再燃，再発を招きやすく，その結果，入退院を繰り返すことになれば，いっそう社会的自立への道は険しくなるに違いなく，できる限り早期の対応が必要なのは明らかである。

　そこで，ひきこもり状態にある人，外来ニート状態にある人に注目して，多機能型精神科診療所である当院の多職種チームが行っている援助の検討を行った[7]。

　当院では，彼らに対して，早期に精神保健福祉士の担当をつけ，デイケアや訪問看護ステーションなどの部署とも連携して多職種で対応してきている。医療福祉相談室では，平成25年3月に通院患者のうち，775名に対して担当者がつき，

さまざまな支援を行っていが、これらの人たちのうち、担当者がついた時点での状態がひきこもりであった人114名、外来ニート状態にあった人361名について、多職種チームで積極的に関わることで彼らの生活がどう変わったのかを平成25年3月末の時点で生活状態を調査してみた。なお、訪問看護ステーションのみで関わっている24名、訪問診療のみで関わる13名のひきこもりや外来ニート状態にある人についてもあわせて調査対象とした。

まず、ひきこもり状態の人たちについては訪問看護ステーションのみで関わっている人も含む130名でみると変化のない人、訪問のみ継続の人が、なお38%いる結果であったが、個別相談に来院19%、デイケア19%、就労移行も含む事業所9%、就労・就学7%という結果で、多くの人がひきこもり状態から脱して、人の中、社会に出ていく生活をしていた。とくに最初は全くひきこもっていたため、医師の往診から始まり、その後各部署から多職種で関わったひきこもり群50名についてみると、目立った変化のみられない人が4名、訪問のみ可の人が7名いるものの、来院可能となり受診、個別面談を行っている人8名、デイケアに通う人7名、作業所に通うもの8名、就労している人6名となっており、ひきこもり状態にある人についても、来院を待つだけではなく、出かけていき、多職種で関わり、人の輪の中で見守っていくことで、その人の生活を変化させることができることが確認できた。

次に関わりのはじめが外来ニート状態にあった人たちのその後の変化についても調べてみた。診断別分類では、統合失調症45%、気分障害19%、発達障害11%、神経症性障害11%等であった。調査時点での相談室、訪問看護ステーションが抱える外来ニート状態の人は369名おり、28%が当初と目立った変化のない人であったが、個別面談を継続している人17%、デイケアに通所しているもの17%、就労継続B型や就労移行作業所に通所している人10%、就労している人11%などとなっており、彼らについても、適切な支援があれば、リカバリーに向けて歩み出せることが明確になった[7, 8]。

また、当院では、平成13年のデイケアの改革以降、デイケアの出口として就労支援に積極的に取り組み、精神科診療所で行う就労支援の有用性について報告してきたが[9]、平成26年4月に、当院で行っている就労支援の実態についての調査を行っている。医療福祉相談室が担当する886名のうち、就労を希望した就労支援対象者283名について就労支援を行った結果、半数以上が障害者就労を果たしていることがわかった。そして、その80%の方は、当院と就労支援機関が

連携を図りながら支援を行ってきた人たちであった。この結果は多機能型精神科診療所における多職種チームと就労支援機関による"手厚い就労支援"によって，半数以上の人たちが就労生活を手に入れることができることを示しており，地域の就労支援サービスが充実していなかった頃には予想もできなかったことである。さらに，精神障害者の就労支援で重要なことは就労継続支援であるが，この点でも2年3年と就労継続しているものが多かったのは，個別の相談を受け，デイケアを利用し，就労支援機関と連携して支援している人たちであった。就労後も長く，生活全般の相談に乗り支援していく必要があるが，このためには担当医師のみならず，折に触れて相談にのり，就労支援機関との連携が図れる精神保健福祉士などが継続的に支援できる体制があることが必要になる[10]。

　多機能型精神科診療所は，その多職種チームによって，ひきこもりや外来ニート状態から抜け出し，就労して自立した生活の継続まで連続的に支援していく，リカバリー支援にきわめて有用な組織であり，地域で果たすべき役割もそこにあるといえる。

おわりに

　毎週金曜日の夜や土曜日の診察時間には，就労支援を受けて働いている患者さんたちが次々と診察室に入ってくる。来院当時とは見違えるように生き生きとして頼もしげな彼らに接すると，長時間に及ぶ診療の疲れもどこかに消え，癒やされ，元気をもらう。そして彼らの人生のそばで，そのリカバリーに立ち会う機会を持たせてもらったことをうれしく思う。10年前には想像もつかなかったことだ。精神疾患や障害があっても働き，社会人として生きたいという思いに寄り添って支援することで，得がたい経験をさせてもらうとともに，地域精神科医療が今後目指すべき方向性を確信することができた。先が見えず，希望が持てずにいるひきこもりや外来ニート状態にある人たちに対して，精神保健福祉士などリカバリーの同伴者がつき，タイムリーに，一人ひとりの希望やニーズに焦点を当てて，多職種で丁寧な援助を行えば，彼等のリカバリーを促進させることが可能となることを支援の過程を通じて実感させられた。と同時に，そうした有用な支援を提供することが叶わなかった数多くの人たちに対して痛恨の念を禁じ得ない。

　今日，地域に精神科診療所は増え続けてはいるものの，こうした援助を必要としながら，その手が届かず，自宅でひきこもり続け，また通院はしているものの

回復のチャンスを得られないでいる人たちが極めて多数存在する。彼らの存在は，私たち外来医療に携わってきた者の怠慢と不作為がもたらした結果であり，未来あるはずの彼らに何ができるのかは，今日の精神科外来医療の最重要の課題として，私たちが常に背負っていかなければならないものである。
　多機能型精神科診療所は，生活現場に存するため，関係諸機関とも連携しやすい立地条件を持っており，また，コンパクトで，多職種によるチーム医療が展開しやすいことから，ニーズに沿ったきめ細かな援助を提供しやすい。したがって，病診，診診連携を強化し，役割分担をすることで，地域全体のひきこもり，外来ニート状態にある人たちにも手を差しのべることが可能となる。例えば，今や社会問題となっているひきこもりに関しては，自宅で孤立状態にある人が，自宅から一歩踏み出していく場，そして身近な居場所として通える場としての開かれたデイケアを持ち，同時に訪問や家族への個別，グループでのサポートが用意している多職種・多機能型の診療所は，極めて有用な施設・組織である。そこで，長くひきこもり状態にあった彼らは，人との出会いや生きがい，やりがいを見出して，自分らしい人生を自分の足で歩み始めるきっかけを得て，リカバリーの道へと軌道修正していくことが可能となる。
　今後，多機能型精神科診療所が増え，地域ごとの基幹的なクリニックとなって，手厚い支援を必要とする人たちを積極的にひきうけて，そのリカバリーを支援していく役割を担うことが期待される。そのためには，後回しになっている外来精神科医療において，丁寧で手厚いチーム医療を保障する施策が実施されることが不可欠である。
　ともあれ，まずは外来医療に携わる精神科医やコメディカルスタッフが，彼らの生活や人生に関心を持ち，抱いている夢や希望を尊重して，人とのつながりの中で，それぞれのリカバリー実現に向けて協働していくことが何よりも大切であると思う。そして，その支援の過程でリカバリー支援がもたらしてくれる喜びや感動を実感し，地域の多くの支援者，関係機関でその事実を共有していくことができれば，希望の持てる外来医療を構築していけるに違いない。
　本稿が，多職種・多機能型チーム作りを目指す人，目の前で，症状や障害を抱えて苦悩する一人ひとりのリカバリーに関心を持たれている人たちの参考となれば幸いである。

文　献

1) 三家英明 (1988) 地域を治療の場とする精神科診療所に求められるものは何か―開設7年目の点検を通して．日本精神神経科診療所協会学術雑誌，23，46-64．
2) 三家英明 (1990) 地域を治療の場とする精神科診療所に求められるものは何か―その2．日本精神神経科診療所協会学術雑誌，26，74-87．
3) 三家英明 (2009) 精神科診療所からのアウトリーチ．高木俊介・岩尾俊一郎（編）街角のセーフティネット，pp.60-72．批評社．
4) 三家英明 (2006) デイケアを使いこなす．精神科臨床サービス，6，453-457．
5) 三家英明 (2009) 精神科デイケアから就労への道―期間限定援助付き就労の試み．精神科臨床サービス，9，253-256．
6) 三家英明 (2010) 診療所デイケアと他機関連携・地域ネットワーク―デイケアの入り口から出口へ．デイケア実践研究，14(2)，40-46．
7) 三家英明 (2013) ひきこもり外来ニートに対する多機能型精神科クリニックでの多職チームによる援助の実践的検討．日精診ジャーナル，38(5)，65-71．
8) 三家英明 (2013) 大阪：三家クリニック―ひきこもり・外来ニートvs多機能型精神科診療所．精神科臨床サービス，13，525-529．
9) 三家英明 (2009) 精神科クリニックにおける就労支援．精神神経学雑誌，111(9)，1087-1091．
10) 三家英明 (2014) 多機能型精神科診療所における就労支援の経験と展望（第110回日本精神神経医学会シンポジウムにて発表）．

3 多機能型精神科診療所での実践
―― 困難ケースを地域で支援する機能

長谷川　直実（医療法人社団ほっとステーション）

I　ほっとステーション――施設概要

1. 成り立ち

　ほっとステーションは札幌市の中心部に位置するオフィスビル内にある大規模デイケア併設精神科診療所である。近隣に当院が立ち上げて運営にも関与している就労継続A・B型事業所，市内にグループホーム3軒があり，医療機関としては就労支援，訪問看護を多職種で実践する多機能型診療所と称される（表1）。

　平成27年4月に同じビル内の二つの診療所が統合したためデイケアは2種類あり，そのうちの一つである大通公園リワークオフィスは，主にうつ病を中心とする患者の復職支援に特化したデイケアである。もう一つは統合前からの一般精神科デイケアである。

　二つのデイケア併設診療所は就労支援のネットワーク作りを協同して取り組み，有限会社「ろっける」（デイケアの給食業務など），多機能就労支援事業所「えぞネット」を立ち上げてきた。「えぞネット」には，就労継続B型事業所「おべんとガーデン」（弁当作り），就労継続B型事業所「Foot980」（リフレクソロジーサロンとデコパージュ製作），B型事業所「てくてく工房」（パソコンのスキルを学ぶ），就労継続A型事業所「ほとスタ」（パソコン作業，印刷，清掃，フェルト作り）が属している（図1）。

　ほっとステーションの1日の通所者数は90人前後で，平均年齢は約40歳である。デイケア登録通所者の5割が，外部医療機関に主治医を持つという特徴があり，その半数がデイケアを併設する医療機関からの紹介によりつながっている。開設当初から就労支援にも力を入れており，地域連携を強く意識しなければ，経営自体も成り立たないという構図の中に位置している。デイケアを併設する医療

表1 関連機関の歩み

- 大通公園メンタルクリニック開設　1997年
- デイケア・クリニックほっとステーション開設　1999年
- 有限会社 ろっける　2000年
- てくてく工房（B型・就労移行事業所）開設　2000年
- おべんとガーデン（B型事業所）開設　2001年
- フット980開設（B型事業所）2002年
- 大通りピアスクール（ホームヘルパー2級講座）2003年
- グループホーム アップルハウス開設　2006年
- 大通公園リワークオフィス（リワークデイケア）開設　2007年
- えぞネット開設（A型事業所）開設　2009年
- グループホーム チェリー開設　2009年
- グループホーム 札幌メビウス開設　2013年
- 大通公園メンタルクリニック＆ほっとステーション統合　2015年

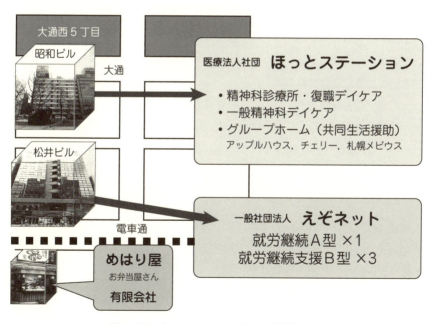

図1　ほっとステーション周辺の関係機関

3　多機能型精神科診療所での実践

機関に主治医を持つ人の利用が一定以上を占めているのは，都心部に位置している利便性，プログラムが豊富で選択肢が多いこと，就労支援に取り組んでいることなどが影響していると思われる。山田[1]は，リワークデイケアについて，排他性と独善性を増殖させないため，安全装置としての適切なフィードバックがかかるように，主治医は外部医療機関のままでリワークの実施内容の透明性が保持されるような体制が望ましいと述べている。

2. デイケアプログラム

　デイケア通所の目的については就労，復学，進学，生活のリズム作り，居場所，引きこもり防止，対人関係のトレーニング，入院回避，病状悪化防止，薬物などの再乱用防止，再犯防止などさまざまである。

　プログラム内容であるが，その人の抱える疾患や課題に応じてプログラムを自主的に選択してデイケアに参加する。疾患，課題に応じたクローズドのプログラムとしては，統合失調症グループ，発達障害を抱える人のためのプログラム，アディクションミーティング，うつ症状を持つ人のための集団認知行動療法プログラム，ダイエットプログラム，アンガーマネージメント，SSTなどがある。この他誰でも参加できるプログラムラムとして，スポーツ，音楽，芸術系のプログラムが複数用意されている。

　一人暮らしを目指す人のためのプログラムでは，外部講師として不動産会社の社員の方の協力を得たこともあった。街で働くさまざまな人たちがデイケアのプログラム運営に関わっている。

Ⅱ　アウトリーチ

　平成26年1月から平成26年6月までの6カ月間のアウトリーチの件数は372件で，生活支援・環境調整および対人関係の改善（対話・外出など）がそれぞれ3割弱を占める。乱用・嗜癖対策が15%，病状観察・服薬指導が12%で，これら病状と問題に対応するものを合わせて3割弱になる（図2）。

　アウトリーチは，グループホームなどの社会資源への橋渡しや就労支援の場合は，精神保健福祉士単独で行うことも多いが，その他の場合はたいてい精神保健福祉士1名看護師1名の組み合わせか看護師2名の組み合わせで実施する。

　単身生活で，高齢，病状悪化やアルコール依存症の連続飲酒の危険性がある人

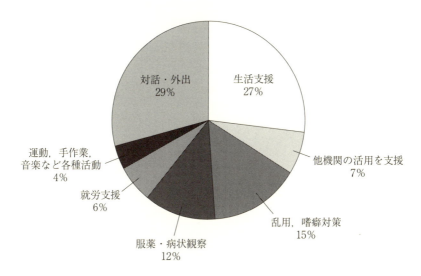

図2　平成26年1月〜6月アウトリーチ（372件）

に対しては，デイケア導入時に，どれくらいの頻度でデイケアを利用する予定かを確認し，しばらく来所がないときは，スタッフから電話を入れることをあらかじめ話し合っておく。

更にやはり単身者で，過去に精神症状のために重大な事件を起こした人や，生命の危険を顧みず連続飲酒に陥ってしまうような人には，本人の同意が得られれば，緊急時のために合鍵を預かることも視野に入れて話し合う。時間外には医師に電話が転送される。必要があれば緊急で訪問看護，往診が行われる。

また，ひきこもった生活が続いている人には，まず訪問看護を導入し，スタッフとの対話や外出を重ねて，スタッフとなじんでデイケアに参加しやすくしている[2]。訪問看護には，スタッフとかカラオケに出かける通称"カラオケ訪問"と呼ばれるものもある。

Ⅲ　アディクションに対する対応

ほっとステーションの一般精神科デイケア通所者の主診断名はおよそ統合失調症が30％，気分障害が20〜30％，発達障害とアルコールや薬物乱用などの物質関連障害がそれぞれ15％前後で推移している。

ほっとステーションでは，アディクションを抱える人たちのスペースを分離していない。アディクションを抱える人たちと統合失調症など他の疾患・障害の人たちをデイケアの中で一緒の空間で過ごしてもらうことには反対意見もあるだろう。アディクションについては機能分化した専門デイケアで支援している医療機関も多い。確かにその方がミーティングにもプログラムにも集中しやすいかもしれない。しかし，アディクションを抱える人は，デイケア外で自助グループのミーティングに参加することができる。彼らは，デイケア内では，クローズドのアディクションミーティング，アディクション学習会，GAメッセージ，NAメッセージなどのプログラムを選んで参加することができる。また，それ以外の時間は，デイルームでアディクション以外の問題を持つ通所者やスタッフと過ごすこともでき，スポーツや音楽などのオープンのプログラムに一緒に参加することもできる。我々は，アディクション抱える人にいろいろな人と接触を持ち，幅広い経験をしてもらいたいと願っている。

　また，違法薬物乱用が過去にあった場合は，自助グループミーティングへの参加，麻薬取締官との面談，薬物検出キットの活用などについてもケア会議等で決めて進めていく。連携の中に麻薬取締官を登場させ，違法薬物検出キットの活用を組み込むことも必要である[3]。

　仮釈放期間中に保護観察所でも用いられている違法薬物検出キットは，病棟のように閉鎖されていない外来診療でも有効なブレーキになる。

　麻薬取締官との面談は，院内で2週に1度など定期的に行う。薬物検出キットおよび麻薬取締官との面談については，同意・説明文書を作成して対象者に主旨を説明する。この同意・説明文書には，違法薬物検出キットはあくまでブレーキのひとつとして治療的に用いるもので，たとえ反応が陽性であっても我々医療機関から直ちに通報するものではないことが明記されている。また，個別にCRCT：条件反射制御法を治療計画に加えることでブレーキを強めることができる。

IV　ケア会議

　開設当初から地域連携を意識して活動してきた。デイケア利用者の主治医は外部医療機関が7割を占めており，必然的に他医療機関との連携が生じ，当院は無床診療所であるため，有床精神科病院との繋がりも必須である。その他，就労支援を通じてハローワークや企業，市内の就労支援事業所などとの行き来は頻繁で，

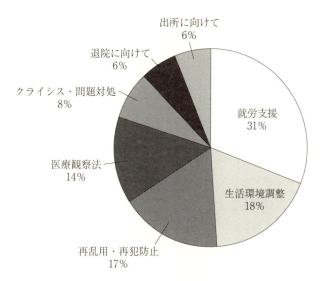

図3　ケア会議の主な目的（復職支援デイケアを除く）

また，街中にあるため，地域連携の話し合いの際，場を提供することが多い。

　ほっとステーションの連携先は，生活保護課，相談機関や就労継続事業所，ハローワーク，地域生活定着支援センター，麻薬取締官，弁護士など多岐にわたる。多問題，困難ケースについては，主治医，看護師，ソーシャルワーカー，生活保護課職員，保護司，児童相談所職員などの関係者が集まって当事者を中心にケア会議を持ち，情報共有とそれぞれの役割，目標の確認，クライシスプラン作りなどを行う。

　平成26年1月から平成26年6月までの半年間のケア会議87件の主な目的をみると，で一番多いのが，「就労支援」で3割ぐらいになる（図3）。そのほか2割弱が転居の必要性，利用する福祉サービスの新規申請，変更などを話し合う「環境調整」である。そして，同程度を「再乱用・再犯防止」が占めていて，医療観察法ケア会議を加えると，触法者関連のケア会議が3割を超える。

　困難事例の支援では，ケア会議は必須といってもよい。ケア会議を例えば「○○さん応援会議」「○○さんダイエットプロジェクト会議」などと名付けて呼ぶこともある。ケア会議は，たとえ再犯防止がその目的であったとしても，「裁く」ような雰囲気に終始しないように留意しなければならない。ケア会議の存在自体

が，「応援団」としてのメッセージや逸脱行為のブレーキになりうる。再犯のブレーキになりそうなものは，ケア会議で話し合って積極的に治療の枠組みに取り入れるべきである。

　触法事例を地域で支援するために，我々はネットワーク作りを心がけている。平成17年9月に医療，福祉，司法が一堂に会して情報交換ができる場を作ろうと立ち上げたのが，「北海道で更生と再犯防止を考える会」である。この会は，2カ月に1度，講師を招いての勉強会の形式をとっている。講師は，保護観察所職員や保護司など直接更生保護に関わっている方，刑務所など矯正施設の職員，医師，弁護士，ダルクや断酒会など自助組織のメンバー，地域定着支援センター，行政，社会福祉施設で活動されている方など多岐に渡っている。同様に参加者の職種，活動の場も多種多様である。本会の最大の特徴は，警察，麻薬取締官，保護観察所などの取締側の人たちと刑務所，少年院などの矯正施設の職員，社会で支援する医療，福祉，弁護士，当事者スタッフ，家族などが場を共有し，顔を合わせることができることである。そのことによって，支援のさまざまな段階を見渡すことができ，問題点も期待できる点も見えやすくなり，他機関，他職種への理解が進む。顔が見えて直接話せるため，連携しやすい。円滑な連携は，利用者にとって大きなメリットになる。

V　グループホームの危機介入としての役割

　ほっとステーションは札幌市内に3件のグループホームを運営している。一番新しいグループホーム「札幌メビウス」は，以前よりある二つのグループホーム，「アップルハウス（平成16年～）」，「グループホームチェリー（平成22年～）」とは異なった特徴を持つ。「札幌メビウス」は，嗜癖行動があり，主にCRCT；条件反射制御法[4]に取り組む人が一定期間入居するグループホームである。

　ほっとステーションのグループホームに長期契約ではなく，一時的に入居した事例は平成26年6月現在で24件あるが，そのうち半数以上を占めるのが「住居がない」ための緊急入居である。そして，「住居がない」状態に至った事由として多いのが他のグループホームや依存症回復施設での不適応である。他のグループホーム，依存症回復施設で不適応を起こしてほっとステーションのグループホームに入居した人は，一時的入居者，長期契約者を合わせて，平成26年6月までで13名になり，不適応の事由は，「アルコール・薬物の再乱用」「躁状態な

どの病状悪化」「けんかなどの粗暴行為」であり，これら三つが互いに絡まっている場合もある。医療的な介入を要するが，医療保護入院の適用には相当せず，本人も入院は希望しないケース，受け入れ先の病院も見つけられないといった背景がある。

このようなケースをグループホームで受け入れて，一定期間CRCTやデイケアプログラムをある程度集中して行い，就労支援につなげていく。日々，失敗と試行錯誤の繰り返しではあるが，今後も実践を積み重ねていきたい。

日本精神神経科診療所協会の調査[6]によると，予約が必要なく，適時に利用できるショートスティ（医療型）があれば，入院の回避が可能であると，多機能型診療所で働く医師の多くが考えていることがわかった。現行のレスパイトは，入院の防止に一定の役割を果たしているが，予約が必要で急な必要に応じられない。グループホームを運営していても，大規模な精神科病床を有する病院は，どうしても入院という選択肢をとりがちである。今後，多機能型診療所が運営するグループホームがこのようなニーズに応じていければ，入院まで至らずに地域で支えていける可能性が広がる。

VI 地域連携の今後

精神科デイケアは地域で閉ざされた空間になってはならず，デイケアメンバーが地域社会で所属感を得てよりよく生活し，社会参加や就労などの希望を実現できるように支援するためには，他の機関との連携が欠かせない。自分も地域の窓口の1つであるということを意識し，医療機関内に閉じこもらずに自分たちから地域に出て地域に詳しくなろうとする姿勢が円滑な連携に役に立つ。

窪田[5]は，施設依存に陥らないためには，複数の場に関わること，通所者が安心して参加でき，主体性を発揮できる場にしておくこと，地域の拠点に支えられながら，街に出て街になじむことが大切であると述べている。

デイケアにつながって3年以上経過した人を一律に「デイケアに依存している」とは言えない[7]。デイケアは一般の地域社会に踏み出す前の練習の場を提供し，一歩外へ踏み出した後は，継続できるように支え，失敗してもひきこもりには戻らないためのセイフティネットとしても機能するはずである。

多機能型精神科診療所は，多職種で多機関との連携の中で地域ケアを担っているので，関わりやすさと豊富な選択肢とニーズを提供できる。そして，地域の協

力と工夫があれば，触法事例，多問題ケースなどの困難事例の支援も可能である。

　全国には30カ所以上の医療観察法指定通院精神科診療所が存在する。その中にはサテライトクリニックで，バックに母体となる精神科病院を持つ診療所も数か所あるが，多くは全くの無床診療所である。医療観察法の場合，社会復帰調整官がケア会議をコーディネートし，病状悪化時に入院治療を依頼する後方支援病院を探してあらかじめケア会議に参加してもらえるよう促している。このシステムは，病床を持たない我々のような診療所にとっては大変有用である。

　もし医療観察法以外のケースでも危機介入がしばしば必要になるケース，自傷他害の危険があるケース，触法ケースなどについても，公的機関に所属する専門員がコーディネート役を務めて，関係機関の調整，連携の柱になるようなシステムがあると，困難ケースをもっと地域で支えやすくなる。現状では，通院医療機関の精神科ソーシャルワーカーがコーディネーター役を務めていることが多い。しかし，公的機関の専門員がその役を担うことができれば，通院医療機関の精神科ソーシャルワーカーは直接支援に専念できる。直接支援の医療機関側の疲弊を防げるというメリットがある。公的機関の介入により，後方支援病院をあらかじめ定めておき，入院したとしても長期化を防ぐことができ，ケア会議も開きやすく，地域のサービスが使いやすくなるだろう。さらに後方支援病院として名乗りを上げている協力医療機関には，ケア会議に参加することに報酬もつくような制度も加わることが望ましい。

　目標を決めて，一定期間，直接支援のスタッフとは別にこのようなコーディネーター役を設ける支援について，日本精神神経科診療所協会が推奨するNSS[8)]では，コーディネーター役を務める専門員をチームマネージャーと呼び，支援プランやクライシスプランをケア会議で検討する。しかし，NSSの普及には壁がある。医療機関には，直接支援者の他にチームマネージャーを置くような人員の余裕がないのである。もしもこのチームマネージャーを公的機関の専門員が務めることになれば，困難ケースを地域でもっと支えやすくなるのではないかと考える。

　病棟という守られた環境の替りに，地域では，多くの人の目や手が逸脱行動や病状悪化を抑える鍵になる。

　地域の精神医療の担い手として，多機能型精神科診療所はまず，利用する人にも支援する人にもつながりやすさを提供できること，デイケア治療プログラムは流動的で選択肢が多いこと，画一的にならないことが望ましい。そして，他機関との連携の中で助言の求めに応じられること，リスクやクライシスの見極めがで

き，困難なケースもある程度受け入れられれば，退院促進，地域移行支援の要になって，地域精神医療に大きく貢献することができる．

文　献

1) 山田秀世（2012）精神療法としてのリワーク―うつ病治療の新パラダイム．臨床精神医学，41(2012年増刊号)，189-196．
2) 田原和代（2011）精神科訪問看護．長谷川直実（監修）精神科デイケア必携マニュアル―地域の中で生き残れるデイケア．pp.129-131．金剛出版．
3) 平井愼二編（印刷中）薬物需要削減のための∞連携―薬物需要削減のため∞連携と関係機関の役割．
4) 長谷川直実（2013）自傷行為・性犯罪・盗癖・病的放火等に対する条件反射制御法の適用．条件反射制御法研究，1，57-60．
5) 窪田彰（2004）精神科デイケアの始め方・進め方．金剛出版．
6) 公益社団法人日本精神神経科診療所協会（2014）多機能型精神科診療所は包括的地域ケアの核になる．厚生労働省平成25年度障害者総合福祉推進事業―精神科診療所における地域生活支援の実態に関する全国調査報告．
7) 長谷川直実（2013）"つながって3年以上"＝"デイケア依存"なのか．精神科臨床サービス，13(4)，510-514．
8) 上ノ山一寛他（2010）精神科診療所における相談支援のあり方に関する研究．平成21年度更生労働省障害者保健福祉推進事業，障害者自立支援調査研究プロジェクト，日本精神神経科診療所協会．

4 精神科病院は小規模であるべき

高柳　功（(社)四方会　有沢橋病院）

I 個人的な背景から——小規模病院にこだわる

　私事にわたるが平成26年5月，筆者は思いがけず1カ月の入院を余儀なくされた。生涯初めての，43年間にわたる病院開設者としても初めての病休体験であった。あらかじめ病院の主な職員には連休を利用してせいぜい1週間の入院になると説明しておいたが，合併症が発症したため入院期間が長くなってしまった。二人の副院長から「自分たちが責任をもってフォローしているから心おきなく休め」というメッセージもあり心強かったが，小康状態になって，幹部職員に相談ごとがあれば病室で相談に乗ろうと伝えたら，報告かたがた来てくれた職員たちは，涙を浮かべながら筆者の病状を気遣い，「先生の留守中みんな一丸となって頑張っているので安心してほしい」と伝えてくれた。筆者も熱いものが思わずこみ上げてきた。

　お互いの感情の流露は雇用主と被雇用者という乾いたものではない。筆者が追い求めてきた理想の精神科医療のかたちが，これほど強い人間関係＝絆をつくってきたのだ……と改めて感じた。このような絆は小規模病院であればこそ生まれた，と思う。

　筆者は信州大学の西丸四方先生のもとで精神医学を学んだ。精神医学のみならず医師たるものどうあるべきか，先生の後姿から多くを学んだ。西丸先生は当時の多くの教授達と全く異なり，金銭欲，名誉欲とは縁遠く，患者さんと話すことを好まれ，活き活きとした症例の描写で有名な教科書（『精神医学入門』南山堂）を刊行されていたのである。

　同門の医師で病院をつくった人は植田稔（秋川病院，東京120床），近藤廉治（南信病院，長野85床），遊木正昭（篠ノ井橋病院，長野96床，後継難譲渡による），高橋重丈（伊那神経科病院，長野116床），高原明（藤の木病院，富山99床，金

沢大出西丸門下），高柳功（有沢橋病院，富山62床）ぐらいしかいない。精神科病院の経営は200床ないとむずかしいといわれていた時代である。筆者には資金難という問題はあったが，同門の医師に共通するのは，病院規模が大きくなると，本当の意味の精神科医療ではなくなる，という認識であったと思われる。また西丸先生の臨床を学び，そのお人柄にふれているといつも患者さんに良心的であるか否かを自問するようになる。大きな病院をつくって金儲けをしようなどという考えは論外であった。

筆者は昭和52年に木造建築から鉄筋コンクリート造りに改築したとき借金払いのために16床を増やし病床数は62床となった。当時これ以上の増床は絶対にすまい，と改めて心に誓ったものである。精神科病院の原点は地域に密着した小規模病院なのである。その基本は地域精神科医療であり，「地域で患者さんの暮らしを支える」ことが筆者の地域医療の理念であり，これは病院開設以来かわっていない。筆者の理念は職員にしっかり共有されている，と今回改めて思った。

II 精神科病院はなぜ大規模化したか

民間精神科病院の草創期はほとんどが小規模病院としてスタートした。岡田[1]によれば1949年末（昭和24年）（敗戦後ようやく日本の復興がはじまった時期に相当する）の状況は精神病院法による公立病院が12で3,084床（単純計算で1病院あたり257床，以下同じ），代用病院（今日の指定病院）69院8,711床（1病院平均126床），精神病院法によらない国立が4病院で1,005床（1病院平均251床），公立が1で26床，民間立が38で2,936床（1病院平均77床）であった。

終戦直後の壊滅的状態からようやく復興しようとしていた頃の精神科病院は国公立が大規模で，代用病院を含め民間病院は殆どが小規模経営であった。しかし今日民間精神科病院の大部分が入っている日精協（公益社団法人　日本精神科病院協会）会員平均病床数は250床であり（平成9年）漸減しつつあるといってもなお平均241床（平成24年）となっている。いつの間にか多くの精神科病院は大規模化してきた。どうしてこのようになったのか。

岡田[2]によれば単科精神科病院は「はじめは99までの小規模も増えていたが1961年（昭和36年）の208病院を頂点として，あとはどんどん減っていく。100〜199床の病院は1966年（昭和41年）までの伸びが大きかったが，1970年（昭和45年）の428病院を頂点に減りだす。200〜299床の病院は1960年（昭和35

表1　日精協会員病院　300床超病院と300床未満病院の比較

全会員数	1,206		全病床数	290,841	
300床超病院数	295	24.5%	300床超病院病床数	120,940	41%
300床未満病院数	911	75.5%	300床未満病院病床数	169,901	59%

（平成25年度日精協名簿より）

年）から伸び出した。そして1964年（昭和39年）からは300床をこえる病院の伸びが大きい。つまり，精神科病院の大規模化がすすんだ」と記されている。

病床規模の拡大によって精神科医療の質が向上するならばともかく，劣化することがあきらかだった当時，多くの精神科病院の創設者たちは医療の理念を欠いたビジネスモデルに走ったと考えられる。

岡田が記述した1961年（昭和36年）まで100床以下の病院が増えたという年は措置入院費が健康保険に準ずることになり，国の補助率も引き上げられた年である。いわゆる「経済措置」である。措置入院へのなだれ現象がおこり，措置率は昭和39年ピークとなり全国平均37.5％に達した。実数では昭和44年が最大で76,470人であった[3]。規模拡大の動機は医療ではなく利潤であった。「精神病院は牧畜業だ」という武見太郎日本医師会会長の発言があったのはこの頃である。

同様のことは昭和47年本土復帰後の沖縄県でもおこった。本土復帰後，旧同意入院の公費負担制度によって病床数は2,000床から5,000床に急増した[4]。

筆者はこのような大規模病院の歴史をふまえると，大規模であることは決して精神科医療の本来のあり方ではないと考えている。

日精協名簿により300床を区切りとした病院数・病床数を示す（表1）。

III　病棟別機能分化政策とその誤り

精神科病院のビジネスモデル，利潤追求の行き着いた先の一つが昭和59年3月に明るみに出た宇都宮病院事件であった。急激な規模拡大が病院内の暴力的支配という人権侵害を引き起こしている実態が明らかになったのである。

この事件が契機となって，医師の裁量権を制限するいわゆる医学モデルから法律モデルへの転換を計った法改正が行われ，昭和62年に精神保健法（現精神保健福祉法）が成立したのである。

当時の日本精神科病院協会（以下，日精協とする）の反応としては「病院精神

科医療のモラルの基本,温かい人間愛,人間の尊厳性への畏敬,自由希求への尊重などは守らなければならない」,としているが,低医療費への不満も表明されていた。当時は老健施設や特別養護老人ホーム1件あたりより安い医療費で,それらの施設よりはるかに高いマンパワーの充足を求められていたので,このような不満はある意味当然であった。こうした状況から,精神科医療費をいかに引き上げるかが民間病院にとって切実な問題となり一般病院の機能分化論とほぼ同時に精神科病院の機能分化が検討されるようになった。

平成2年「精神医療における機能分化に関する研究」(仙波レポート)[5]によって,一般医療と別建ての機能分化を採用するという方向が打ち出され,急性病棟,慢性病棟,保養棟と3種類の病棟が提案されたのである。このうち急性病棟が精神科医療費の引き上げのため最も有力な手段となると期待された。

この仙波レポートでいみじくも述べられていたように当初から300床以上の大規模病院でなければ機能分化は行えないと考えられていた。筆者も150床以下の病院で急性期病棟を設置することは,ほとんど絶望的である,と当時書いている[6]。いずれにしろ,精神科における機能分化は大規模病院の救済策であることは予想されていた。

平成6年の診療報酬改定で精神療養棟A・Bという包括病棟が新設され,つづいて精神科急性期治療病棟の施設基準が決まり,精神科医療にも高基準高収入の道が開かれた。

急性期治療病棟の施設基準はハードルが高く,あまり普及しなかったが基準のゆるい精神療養病棟は伸びた。全国的に多数の病院が新しい基準に沿って建てかえられ,多くの精神科病院の施設改善の原動力になったともいえる。

精神療養病棟で経営に余裕のできた大規模病院を中心に急性期治療病棟の設置もすすんできた。また,大都会の大規模病院では精神科救急入院病棟への転換も多くなってきている。高い投資で利益の出る経営をしようとする大規模病院が目立ってきている。

精神科医療においては,精神科専門病棟のうち認知症,アルコール,薬物については疾患別の機能分化といえる。児童思春期は年令で,合併症病棟は身体疾患の医療としての機能分化といえる。しかし,精神科救急病棟,急性期治療病棟,精神療養病棟については入院期間というものさし以外にこれらの病棟の担う特別な役割というものはなにもない。その役割は小規模精神科病院の一般病棟(包括病棟ではない)でも現に対応している。精神科救急病棟,精神科急性期治療病

表2 病院規模別専門病棟設置率

精神療養病棟

	届出数	300床以上	200床〜300床未満	150床〜200床未満	150床未満
全国計	800	239	283	169	109
届出数の比率（%）	100%	29.80%	35.40%	21.10%	13.60%

急性期治療病棟

	届出数	300床以上	200床〜300床未満	150床〜200床未満	150床未満
全国計	261	116	99	29	17
届出数の比率（%）	100%	44.44%	37.93%	11.11%	6.51%

精神科救急病棟

	届出数	300床以上	200床〜300床未満	150床〜200床未満	150床未満
全国計	68	40	20	6	2
届出数の比率（%）	100%	58.82%	29.41%	8.82%	2.94%

（平成25年度日精協名簿より）

棟，精神療養病棟などは患者のニーズでも地域社会のニーズによるものでもなく，もっぱら大規模精神科病院の経営ニーズによるものでしかない。そのような意味で厚労省の精神科病棟の機能分化は政策としてまちがっているといってよい。

かつて平成18年の診療報酬改定で一般科では，入院料の高い高度急性期病棟設置のために7：1という高い看護基準ができた。これを採用すべく「東大病院から九州の田舎の看護学校へ求人がきた」というほどの看護師獲得競争がおこり，その結果，高度急性期病棟は約35万床に達してしまったのである。そんなに高度急性期病棟が必要なわけがない。厚生労働省（以下，厚労省とする）はその対策の誤りをようやくみとめ，平成26年の診療報酬改定で絞りこみを計ることになったのである。この間の無駄な医療費と看護師不足を招いた責任は誰がとるのだろうか。

すでにのべてきたように多くの精神科病院は比較的施設基準がゆるくかつ収入の高い精神療養病棟をベースとして経営されており，そこで生じた余力を精神科急性期治療病棟，精神科救急病棟ふりむけている。この傾向は，病院の規模とほぼ比例している（表2）。大規模病院が一方的に有利になる機能分化は本当に機

能分化といえるのか。この政策は大規模病院の温存策であり、決して精神科医療の機能分化政策ではない。

松原[7]は「入院生活から地域中心へ」という平成16年の精神保健医療福祉の改革ビジョンが全く進展しない背景に現在のように「安易に増大してしまった慢性期病棟」があると述べ、精神療養病床の診療報酬がそのまま温存されている問題を取り上げている。筆者[8]はすでに平成16年、急性シフト型の病棟類型をつくっても、地域中心へというビジョンの実現はできない、むしろ地域医療を重視している小規模病院のケースミックス、包括的機能を評価すべきだと述べたが、この見解は今日でも正しいと思う。

筆者は精神科医療の枠内での費用の配分を問題にすべきではなく総額を現在担っている責任にふさわしくふやすべきだと考えている。しかし精神科病院の規模の大小による矛盾は限界点に来ている。厚労省が7万2,000床を削減しようとするなら、精神療養病棟をはじめ、現行の病棟別機能分化政策の誤りを正すことであろう。正しく見直しされれば、大規模病院の多くは小規模化し、精神科病棟の削減も実現する。

現在各地で出来高払いの精神一般病棟で頑張っている小規模病院は多い。その1例として筆者の病院（有沢橋病院）をあげてみよう。

Ⅳ　有沢橋病院と地域精神科医療

筆者は大学院を修了して学位を取得したのち、西丸教授の強いお薦めで国立武蔵療養所（当時秋元波留夫所長　現・独法国立精神・神経センター病院）に就職。しかし郷里の家族からの強い要請を断れず、在職3年余りで開業に踏み切った。当時は大学紛争が激しく、恩師の西丸教授もその影響で退職され、精神科病院の告発も激しかった。精神科医療をめぐって騒然としていた時代であった。

病院開設にあたっては漠然とではあったが、次の三項の目標を持っていた。

1. 自らの目の届く範囲の医療を行う
2. できるだけ開放的医療を行う
3. 地域医療をしっかりやる

この三項の目標は現在では全職員に共有されているといえる。

病院は昭和46年1月，木造平屋建て46床でスタートした。当初は全開放を実行していたが，無断離院や事故もあり，だんだん出入口の扉が閉まりっ放しの状況になってきて悩んだ。開放的処遇を維持するためと筆者自身の慢心への自戒もあり昭和52年1億7,000万という巨費をかけて新病棟を建築した。病床数62床（閉鎖22床，開放40床，男女混合）で一部2階，鉄筋コンクリートの新病院となった。16床の増床は巨額の（当時県内10指のうちに入る大工事）借入金の返済のために仕方がなかった。それ以降今日まで「目の届く範囲の医療」にこだわり続け，増床は考えたこともない。

　開院してのち病院全体の目標のうち最優先事項は社会復帰活動であった。そのゴールは「地域で患者さんが自立して暮らす」ことにあった。その手法は武蔵療養所在職当時，週1回お手伝いに通った秋川病院（東京あきる野市）で同門の先輩故・植田稔先生の社会復帰活動に倣ったものである。大まかにいうと，入院中から院外作業（外勤）に半日，1日就労することと退院後の継続を外来活動で支援していくことであった。秋川病院では開院当初，このような形の社会復帰活動が盛んに行われ，外来部門の看護師，PSWが一体になって支援していた。

　有沢橋病院は患者さんの退院を早める努力をしながらも昭和48年末には満床になり，在院患者さんの約20％は院外にパートあるいは1日勤務をしている状況になった。中には通学もあった。

　退院後多くの患者さんは家族の支援をうけながら就労を継続し，一部はアパートに入居して就労，稀には住み込みで食堂で働く人もあった。

　このように院内治療と，いわば社会内治療を併行させて実施すると退院が比較的スムーズにいく。しかし，弁当の準備，職場や家族との連絡など給食，看護，PSWが一体となった支援が必要であった。弁当持参が10個を超えると，当日朝につくるか前日に下ごしらえをするかなど，いろんな課題をクリアしなければならなかったが，職員はなんとか解決方法を見出してやってくれた。

　しかし，治療目標，ゴール設定を就労自立という方針にこだわりすぎると，在院期間が長くなる，また企業側の要求と患者さんの能力の障害というギャップの中でPSWが立ち往生することもしばしばあった。

　このような状況を経験して，無理に就労をすすめることも困難だということが次第にわかってきた。そこで少し考え方をかえ，生活保護あるいは年金による自活生活も視野に入れた社会復帰もあり得るのでは，と考えるようになった。筆者の言葉でいうと「生保自立」である。ただし，そうなると1日の生活時間の区切

りをどうするのかという問題が出てきた。そこで昭和63年，木造の旧病棟を再利用して「リハビリ棟」としていた建物の一画に共同作業所「フレンズ」をオープンした。

グループホームも病院敷地内に残っていた筆者の旧住宅（6畳2間）を利用して開いた。

フレンズはその後病院隣接地の筆者の二度目の住宅（一部2階建て，建坪約35坪）に移り今日に至っている。

共同作業所を立ち上げてみると慣れて上手になり，就労自立していく人もいるが，そのうちついていけない人が目立つようになった。このような人たちのために病棟内のデイ活動（主に軽作業，現在は行っていない）に参加を認めていたが，だんだん数が多くなり，また昼食をみていると食事の貧しさも気になった。そこで平成10年に原則的に食事付きの小規模デイケア施設「ピネル」を設立したのである。

デイケアは急速に利用者が増加し，規模の拡大を迫られ，平成13年10月には定員50名の大規模デイケアとし，5年後の平成18年3月には増築して定員67名となった。平成22年から23年にかけて精神療養病棟並みの設備をしようと新棟を建て，その2階部分を使って定員50人の第二ピネルをつくった。デイケア全体で定員97名となった。

デイケアでは「せめて1日1食はきちんとした食事を」を合言葉に，昼食の提供を続けている。

訪問看護は昭和63年から取り入れ，平成16年訪問看護ステーション「あけぼの」を開設し，訪問看護体制の強化を計ったが，看護師の確保が追い付かず，2年間で休眠。その後再開の目処がたたず平成24年3月廃止の止むなきに至った。現在訪問看護は地域支援部が行っている。

病院も歴史がついてくると社会復帰して単身生活がむずかしいが，グループホームならなんとかやれそうだという人が増えてきた。

平成11年の法改正でグループホームが法定化されたため，皮肉なことに開設がかえってむずかしくなった。しかし平成13年5月「道の家」（定員4人，女性，既述の筆者の旧住居を利用したもの）「結いの家」（平成15年，定員6人，男性）「相の家」（平成16年，定員5人，女性）「千の家」（平成21年，定員5人，男性）計20人分，付近住民の反対も強かったが，なんとか設置した。

現状をふまえて考えると，夜間グループホームで共同生活し，日中デイケアを

有効に利用すれば二軸評価で相当重い人でも病院外で暮らすことができる，と自信をもっていえるようになった。

ただこのように病院が日常生活をいつまでもコントロールしているようでは本当の意味で「地域でくらす」ことになるのかどうか，わからない。グループホーム居住者がスーパーや本屋に自由に出かけているのをみると，「これでよいのかもしれない」と思ったりもしている。

有沢橋病院の現状は，1カ月外来実数が約450人，他にデイケア通所者が約80人，訪問看護の登録者が160名，実際の訪問件数が1カ月約170件超である。地域支援部で，治療中断による再発を防ぐため通院状況をモニターしている患者さんが約500名に上る。患者さんが地域で暮らすことを支援しているうちに，いつの間にか多職種が一体となり多くの機能を担うようになってきた。これが有沢橋病院の現状である。

V 精神科多機能型地域支援病棟の提案
——すぐれた機能を維持するために

小規模精神科病院の開設者は筆者の知る限り，ある種の信念をもって病院を運営している人が多い。その特色としておおむね次のように言うことができる。①良心的でまじめな病院が多い，②地域に密着，地域活動・社会復帰活動に熱心，③患者・家族の信頼が篤い。

このような特色は大規模病院にもあるという批判をうけたこともあるが，それは丁度40人学級と10人学級の生徒と教師の関係を想像すればわかる。大規模と小規模とでは治療密度と治療者側の情報の共有量という点で，圧倒的に小規模の方がすぐれているのである。そしてこれらを基盤に地域精神科医療にとって重要な次の三つの機能を担っている。

1. 地域に密着した精神科診療所プラス入院医療の機能
2. 患者・家族にとっての一貫したホームドクターの機能
3. 地域におけるメンタルヘルスセンターの機能

地域でくらす患者さんにとっていざとなれば直ちに入院させてくれる病院の存在はありがたい。精神症状のみならず，発熱や熱中症など急な身体合併症の夜間

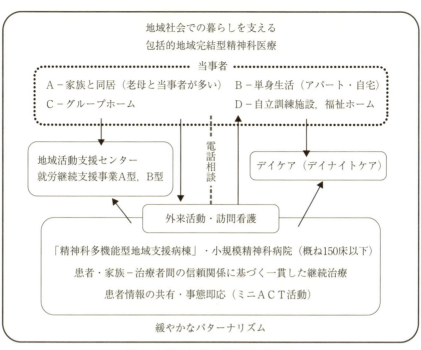

図1 包括的地域完結型精神科医療

の対応もできる。精神科クリニックではこのような機能は果たせない。なにより
も患者・家族の病院スタッフに対する信頼が篤いので，いつの間にかホームドク
ターの機能を果たしているのである。患者さんの地域生活に必要な支援を全て提
供可能な筆者のいう包括的地域完結型精神科医療を巧まずして実践しているので
ある（図1）。

　このようにすぐれた機能をもち大規模病院よりもよほど地域医療に貢献してい
る小規模病院は全国に200病院以上あり，地域精神科医療に貢献しているのであ
る。しかし残念ながらこれらの病院の多くは，厚労省の間違った病棟機能分化政
策によって経営的に困難を来しているのが現状である。

　筆者らは小規模精神科病院全国協議会で種々検討した結果をふまえ，「精神科
多機能型地域支援病棟」（表3）の設置を厚労省に要望している。これは小規模
病院が現実に荷っているすぐれた機能を，「病棟別」ではなく，「入院者別」に算
定するよう求めるものであり，このような考え方は従来の厚労省の発想に欠けて

表3 新しい「精神科多機能型地域支援病棟」の制度設計について

200床（概ね150床）以下の単科精神科病院のうち入院基本料を算定する1病棟を「多機能型地域支援病棟」に指定する。
小規模病院が現実に荷っている多くの機能を既存の病棟別算定方式ではなく，入院者別に算定できるようにする。

要　　件
1. 病棟（病院）に地域支援室を設置
2. 常勤精神保健福祉士1名配置
3. 精神科救急医療（輪番制）に参加
4. 訪問看護を実施していること
5. 夜間休日の電話対応が可能であること
6. 看護職員配置は急性期治療病棟入院料
7. 精神科診療所との連携

診療報酬上の措置
1. 地域支援病棟加算（精神保健福祉士人件費相当分を60床で賄う点数≒20点／日）。
2. 当該病棟の新規入院患者は急性期治療病棟入院者と見なす（3カ月）。
3. 当該病棟では精神科身体合併症管理加算を算定できる。

いた。そろそろ病棟別機能分化という，大規模病院の病床温存策を改める時期であると思う。この新しいタイプの病棟を中心とした地域精神科医療が厚労省の「入院から地域中心へ」の中核的政策になることを願っている。

文　献

1) 岡田靖雄（2002）日本精神科医療史．pp.198-199．医学書院．
2) 岡田靖雄　同上，pp.208-209．医学書院．
3) 高柳功（1996）精神保健法をめぐって．法と精神医療，p.5.
4) 高柳功　同上，法と精神医療，p.3.
5) 仙波恒雄（1990）精神医療における病棟機能分化に関する研究．厚生科学研究報告書．
6) 高柳功（2004）小規模精神科病院の将来展望―小精協設立の経過にふれて．日本精神科病院協会雑誌，23，424-428．
7) 松原三郎（2014）「押し出す力」と「支える力」．精神神経学雑誌，116，357.
8) 高柳功（2004）精神病床の削減と小規模精神科病院の機能．精神医学，46（巻頭言），336-337.

5 総合病院精神科での実践

青木　勉（総合病院国保旭中央病院神経精神科・児童精神科）

はじめに

　先進国では，病院と地域の間でバランスの取れた精神医療サービスが提供されているが，我が国は，まだ病院サービスが中心で地域サービスは不足しており，世界の精神保健医療の水準から大幅に遅れを取っている。旭中央病院神経精神科・児童精神科では，重篤な精神障碍を煩っていても「その人らしく地域で生活する」ことができる，バランスのとれた精神科サービスモデルの構築に努めてきた[1]。そして，その基盤となっているものが「多機能型精神科チーム医療」である。

I　当科の概要

　総合病院国保旭中央病院は，千葉県北東部に位置し，診療科数38，病床数986の基幹総合病院である。一次から三次まで対応する救命救急センターを併設し，診療圏は茨城県南部を含む半径30km，診療圏人口は，約100万人である。
　当科は，常勤医師10名，看護師44名（正看36名），精神保健福祉士9名，臨床心理士7名，作業療法士5名で構成されている。ハードウェアは，「こころの医療センター」，精神科特化型訪問看護ステーションの「旭こころとくらしのケアセンター」，そして移行型グループホーム「ぴあハウス」からなっている。「こころの医療センター」は，児童精神科と一般精神科外来，児童精神科13床を含む救急入院料病棟（スーパー救急）42床，リハビリテーションセンター，地域生活を多職種チームで支援する地域生活支援室等が入っている。

II 多職種チームによる地域移行の経緯について

　当科は，1965年に120床で開設され，1985年には250床まで増床された。多職種チームによる地域移行の取り組みは，2002年に将来構想を練る目的でプロジェクト会議を開催し，全職種の代表者が集まり，定期的に話し合いや研修を開始したことにさかのぼる。まず，カナダ，イタリア等モデルとなる先進的な地域の精神医療を学習し，実際にカナダ・バンクーバー，イタリア・トリエステ，トレントで30名を超える多職種スタッフが研修し，理想の精神医療を共有した。

　次に，当科の問題点について考えた。療養環境の老朽化，それによる行動制限の常態化，長期在院患者の増加による救急・急性期の機能低下，訪問・住宅機能の圧倒的不足，精神科専門医療，殊に児童青年精神医療の未整備等多岐にわたる問題があがった。

　この結果に基づき，2003年に多職種チームで長期在院調査を行い，入院患者233名中，1年以上の長期在院が152名（65.2％）で，うち76名（50％）が適切な社会資源があれば，退院可能と判断された。この結果を受けて，服薬教育，食事・健康についての教育，地域資源の見学，SSTと地域移行支援事業を利用した宿泊訓練をパッケージングした「退院支援プログラム」を多職種チームで行い，最終的には29名の長期在院患者が退院した[2]。2005年からは，各種ワーキンググループを組織し，急性期医療における多職種チーム介入を開始した。多職種チーム介入は，その後児童，地域移行，在宅支援，リエゾン，救急等に拡大し「多機能型精神科チーム医療」が形成されていった（図1）[3]。

　2008年には，地域精神医療推進部を開設し，自己完結型の医療から地域連携型の地域精神医療に方針を転換した。2009年には，「旭こころとくらしのケアセンター」を開設し，多職種チームによるアウトリーチサービスを強化，2010年には「ぴあハウス」を開設し，重篤な精神障碍を煩っている方の退院が可能となった。2012年には「こころの医療センター」を開設した。また，「海匝保健所精神科連絡会議」を定期的に開催し，地域の精神科医療機関の精神保健福祉士が集まって，各病院の状況を報告・共有し医療連携を強化。また，「こころの医療センター」内に「コミュニティーメンタルヘルスチーム（CMHT）」を創設し，アウトリーチサービスを強化。そして，Anti Stigmaを目的として，多職種チームで企画し，地域精神保健医療福祉フォーラム（Si Può Fare!）を年1回開催するようになっている。

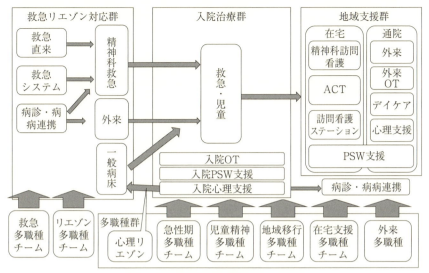

図1　神経精神科の多職種チーム介入

Ⅲ　チーム医療におけるスタッフ間の理念の共有

多職種チーム医療においては，何よりも各スタッフが共通の理念を共有する事が最も重要であり，科のリーダーはリーダーシップを発揮し，その役割を担う事が求められる[4]。

当院の理念として，「すべては患者様のために」というスローガンが掲げられている。これを達成するために，当科は「世界標準の地域精神医療を実践する」を一般目標として掲げ，行動目標の基本原理としてチーム医療を採用し，スタッフの研修やカンファレンスの際に周知徹底を図っている。

Ⅳ　チーム医療を円滑に運用するシステム

「こころの医療センター」では，平日毎朝モーニングカンファレンスを開催し，全医師と全部署の代表が顔を合わし，前日の救急，入院，外来，リハビリテーション，アウトリーチの症例について報告し，入院病床管理の他，入院症例の行動制限の緩和，入院予定等について全職種による検討を行っている。

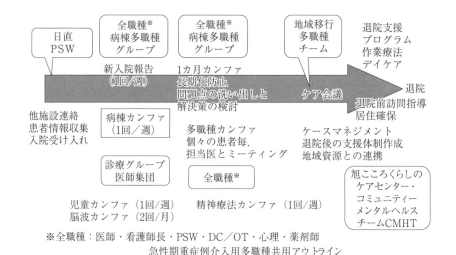

図2 救急病棟入院診療フローチャート：SACHICO
――特に多職種チームアプローチに注目して

　研修については，それぞれの職種の代表者が計画して，定期的に多職種チームで合同勉強会を開催して研修を行っている他，毎週精神療法カンファレンスを開催し，多職種チームで経験した症例についても，より良い精神療法的対応について検討している。また，国内外でも多職種による研修を行っており，その成果は，医師の薬物療法の単剤適正化を初めとして，日々の行動制限の縮小や，ケースマネージメントに生かされている。

V　各種多職種チームの運用の実際

1．救急・急性期多職種チーム

　当科では，2009年より救急病棟入院診療フローチャート（SACHIKO）に従ってチームで救急・急性期の入院診療を行っており，汎用性が高いためNew Long Stay防止や入院長期化の防止にも役立っている（図2)[5]。まず，日直の精神保健福祉士（PSW）が，他施設からの紹介を含め患者情報を収集し，モーニングカンファレンス等で報告。救急担当の精神科医の診察を経て，病棟に入院する。入院後は，全職種による入院カンファレンスで症例を検討し，心理・社会的介入

が必要な場合には，それぞれ臨床心理士（CP），精神保健福祉士（PSW），作業療法士が担当に加わり，多職種チームで治療が開始される。そして，1～2週間に1回1時間程度のチームミーティングで，それぞれが得た専門的情報や見立て，患者のニーズや心配事等を共有し，計画や解決策を検討する。専門領域から見た他のメンバーの支援方法や内容に助言し，共有・修正を図る。その後，個々の症例毎に多職種カンファレンスを開催し，入院が1カ月に及ぶ場合には，全職種による1カ月カンファレンスで長期化防止のため問題点を洗い出し，解決策を検討する。精神症状がある程度改善すると，患者家族や本人を含めたケア会議を開催し，必要性に応じて，「旭こころとくらしのケアセンター」もしくはCMHTのメンバーも加わり地域移行多職種チームが結成され，退院後の支援体制を構築し，地域支援との連携等ケースマネージメントを行う[6]。また，週1回医師，看護師長，精神保健福祉士，臨床心理士，作業療法士，薬剤師が，チームで病棟を回診し，それぞれ専門家の立場で患者さんと顔を合わせ，その後治療方針等についてチームで議論する場を設けている。

2. クロザピン多職種チーム

クロザピンは，治療抵抗性統合失調症の治療薬であるが，顆粒球減少症や糖尿病等の重篤な副作用があるため，血液内科や糖尿病内科との連携があり，CPMSセンターの認可を受けた一部の医療機関でのみ使用が許可されている[7]。また，その重篤な副作用のため，千葉県では，県内の有床総合病院精神科が核となって，有害事象時に医療連携しながら対応するサターンプロジェクトが行われている。他の医療機関で，重篤な副作用が生じた場合には，担当の精神保健福祉士が調整し，担当の医師が該当する一般科と連絡協議し，受け入れを決定する。クロザピンの院内のチーム医療は，基本的に救急・急性期多職種チームの運用に準ずる。顆粒球減少症を合併し身体症状が精神症状より優位な場合には，身体科に転科してからリエゾン多職種チームが介入する。

3. アウトリーチ多職種チーム

コミュニティメンタルヘルスチーム（CMHT）

医師，看護師，精神保健福祉士，作業療法士で構成される多職種アウトリーチチームである。毎朝30分間，全職員でミーティングを開き，支援をさまざまな視点から検討している。緊急性の高い症例についてはその場で対策までを決定す

る。利用者は，ACT（包括型地域生活支援）かそれ以外の訪問のいずれかに分けられ，より重症度の高い利用者から送りが開始される。また，支援が行き詰まっている人をピックアップし，毎週1時間をかけて症例検討を行っている。症例検討では臨床心理士も参加し，アドバイスを受けている。

　ACTは，重症な精神疾患を持つ人々に対して，高度専門的な，機動性に優れたアウトリーチの治療を行うものであり，①急性期の入院数や在院期間を減少させる，②居住や就労状況を改善する，③サービス利用者の満足度を向上させることが，証明されている[8]。旭市は人口密度が低い地域であるが，そのような地域では重症対象者数も限られており，完全にACTだけに特化したチームを作ることは難しい面がある[9]。しかし，重症者支援の部分でACTの基準を満たし，支援の効果を確実にしていくことも大切である。CMHTは多職種による24時間365日の訪問体制を敷いており，医師による往診も行い，救急や重症患者に対応している。また，ACTの利用者でも病状が軽快安定した場合には，通常訪問，地域の他の社会資源へのステップダウンを図っている。

　その他，世話人など地域支援者に対してサポートを行っていることもチームの大きな特徴である。具体的にはグループホームを運営する市内の3つの団体と月1回ずつ合計3回，支援者会議を開き，入居者の情報や支援の方向を一緒に検討している。さらに，緊急時，世話人が困った時に解決できるよう，24時間365日の支援者相談電話を開設している（図3）。グループホームとそれをよく知るアウトリーチチームによる密な連携は重症者支援に役立っている。

4.「旭こころとくらしのケアセンター」

　通常の精神科訪問看護を単独，もしくはCMHTと連携し行っている。メンバーは，看護師7名と事務2名で，毎朝ミーティングを開催し，利用者の情報を共有している他，月1回，「こころの医療センター」の外来師長，担当の臨床心理士，精神科医とミーティングを開き訪問や治療について検討している。24時間連絡体制である。特に旭中央病院，「こころの医療センター」とは電子カルテの共有やメール電話などで医師やコメディカルとの緊急の連絡や情報交換が行えることが強みである。また，入院している利用者の担当スタッフは，院内の入退院カンファや1カ月・3カ月カンファに参加し情報を共有している。その他の地域連携としては，対応困難事例や地域の他職種との共有事例の場合，定期的に相談支援専門員や地域他職種（ヘルパー，グループホーム，作業所など）・担当医・コメディ

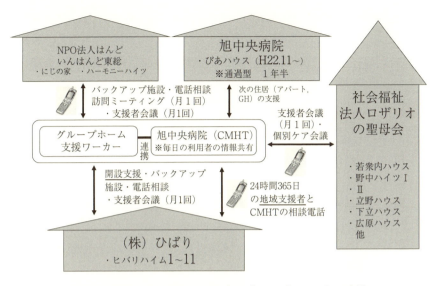

図3 重症者を支えるための旭市のグループホームとの連携

カルとカンファレンスを行い情報の共有を行っている。

5. 外来多職種チーム

通常外来

精神保健福祉士，看護師，精神科医がチームを組み，患者の紹介，逆紹介，通院している方の電話相談の他，通院中断の症例に連絡を取り，通院再開を働きかけることで，再発・再燃の予防を心がけている。また毎週金曜日をこころの健康相談日として，精神保健福祉士が予約制で精神保健福祉サービスの紹介や利用について，利用者の相談に応じている。

デイケア

機能別にみると，居場所型のデイケアと医療訓練型のデイケアの2つを持ち，対象は，主として前者が40歳以上，後者が40歳未満の患者である。チームの構成は，精神科医1名，看護師1名，作業療法士3名，精神保健福祉士3名，臨床心理士3名，指導補助員・事務員4名である。医療訓練型のデイケアでは，各職種の特性を生かし，統合失調症に加え，双極性感情障害の心理教育や，集団認知

行動療法のプログラム，就労支援プログラム等を行なっており，対人関係能力を高めること，病気とのつきあい方を理解すること，就労準備等さまざまであるが，参加するプログラムを選択し，参加目標が明確になるような運営がなされている。また，長期利用者には，ケアマネジメントを行い，地域生活の定着・安定を図るようにしている。

6. リエゾンチーム

　リエゾンチームは，自殺企図や身体疾患にせん妄や精神疾患を合併した一般病床の入院患者に対するアウトリーチサービスである。従前は精神科医のみで対応していたが，診療報酬の点数化とともに，2012年度から開始し，精神科リエゾンについて十分は経験を有する専任の精神科医，精神科リエゾンに関わる所定の研修を修了した専任の常勤看護師，精神科リエゾンについて十分な経験のある専従の常勤精神保健福祉士，常勤作業療法士，常勤薬剤師，常勤臨床心理技術士のうちひとりでチームは構成されている。チームの役割として，①精神症状（殊に妊産婦）の評価，治療，心理療法の実施，②精神疾患の啓蒙活動，危機管理意識の向上，医療安全意識向上などの病院全体への介入，③チーム支援による安心感，心理的対応技術の向上などの教育支援としての治療者への介入，④メンタルヘルス研修や，医療事故に際しての心的外傷の継続支援などの専門支援による職員のメンタルヘルスを担当することが挙げられる[10]。リエゾンチームのスタッフが，一般科病棟を回診し，毎週他の精神科医とともにミーティングを開いて症例を検討しており，2013年度の実績は，430件であった。

7. 緩和ケアチーム

　2002年に精神科医の参加を必須とする「緩和ケアチーム」に緩和ケア加算が導入された。チームの構成員は，緩和ケア医，緩和病棟看護スタッフ，看護師，薬剤師，精神科医で，週1回チームで回診を行ない，悪性腫瘍又は後天性免疫不全症候群の患者が経験する適応障害，うつ病，せん妄，希死念慮等の精神症状の適切な評価，およびそのマネジメントに関して，主体的な役割を果たしている[11]。

8. 児童精神チーム

　　入　院

　当科は13床の独立した児童精神科入院ユニットを持っている。精神科医，臨

床心理士，看護師，精神保健福祉士，作業療法士がチームを組み，週1回のカンファレンスを行っている。

リハビリテーション

入院と外来の診療のつながりを強化するため，たまり場・活動の場として小学生向け，中高生向けの児童グループを作業療法として導入し，現在はデイケアでショートケアとして継続している。また，グループメンバーの成長とともに，高校生年代が増加したため，今後の就労体験・部活動的な体験の場として『喫茶部』を導入した。外来の喫茶ラウンジにて臨床心理士，作業療法士，精神保健福祉士とともに，当事者がチームを作り，コーヒーや軽食を提供している。

外　来

通常の児童外来では，初診時には臨床心理士が精神科医とペアを組んで，インテークをしている。児童思春期年代から成人する利用者に対して必要であれば，連続して支援する環境を整えていくことを目指して，児童精神科医，臨床心理士，作業療法士，精神保健福祉士がチームを組んでいる。また，院内の連携としては，主に小児科からの紹介が多く，小児科入院中の精神科リエゾンもチームで対応することがある。逆に，摂食障害等にて深刻な身体状況にある場合には，小児科に身体管理を依頼している。小児科に発達外来があり，小児科専属の臨床心理士，言語聴覚士も配置されている。小児科診療継続中の児童が，必要に応じて精神科を併診したり，オーバーエイジによる移行となることもしばしばあり，定期的にスタッフミーティングで顔を合わせることにより，情報共有や支援方法について，協議・確認している。

家族支援チームFAST（院内Child Protection Team）

当院は地域内で中核的な役割を担う総合病院であり，自然に身体的な病歴情報も集積しやすい状況にある。個人情報には配慮しつつも他科スタッフ，ソーシャルワーカーと情報共有を行い通院支援に当たり，必要に応じて市区町村や児童相談所とも連携を行っている。児童虐待の防止，早期発見のため，FASTと多職種で情報交換を行い，今後は児童だけでなく，特定妊婦で精神疾患のある，あるいは疑われる方への支援についても検討している。

VI　災害時アウトリーチ多職種チーム（こころのケアチーム）

　当院のある千葉県旭市は，東日本大震災で関東地方で最大の津波被害を受けた地域である。当科でも病棟の一部損壊により，一時的に救急入院料病棟を震災前の60床から15床で稼働せざるを得なくなった。精神科救急の機能を継続させるため，早期の退院をさせる必要性が生じた訳であるが，このことが各多職種チームの機能を上げ，強化する結果となった。
　また，当科の専任の精神科医，看護師，臨床心理士が，震災の5日後，こころのケアチームを結成した。まず初期対応により，安全の保障，医療の継続を保障した。そして，定期的に避難所，仮設住宅をチームで訪問する事により，被災者へのサポートを継続した他，広報活動や講演会を開催する事により，支援者や一般市民も直接的，間接的にサポートすることができた。また，専門外来を開設したことで，急性症状に迅速に対応し，重症化や遷延化を防止した。これら当院こころのケアチームの活動は，日頃の多職種チーム医療によって培われた経験と知識が可能にしたと考えられる[12]。

VII　多機能多職種チーム医療によるアウトカム

　多機能型チーム医療は，クロザピンや修正型電気けいれん療法等治療抵抗性精神疾患に対する生物学的治療やクリニカルパス，そしてアウトリーチサービスやグループホーム等ハウジングサービス，地域連携における共通の構造的基盤となっており，医療の質を改善している。

①精神科入院病床の削減
　入院病床は237床から42床までダウンサイズした。このことで，アウトリーチサービス等地域支援専従の看護師，精神保健福祉士，作業療法士を配置することができるようになり，多職種チームがより強固となった。

②平均在院日数
　平均在院日数は254日（2005年度）から47.9日（2014年度）と低下している。

③患者満足度

「退院支援プログラム」を利用して退院した患者に対してアンケートを行い回答した14名中,「退院して良かった」と答えたのは12名（86%）であり,「退院しない方が良かった」と答えたのは1名（7%）のみであった。この結果は,イギリスで行なわれたTAPSプロジェクト[13]とほぼ同様のものであり地域移行による患者満足度が当院でも極めて高いことを示している。

④救急化の防止

2005年度には精神科救急を受診した件数は1,440件であったが,2014年度には569件まで減少している。

⑤統合失調症の再入院の抑止

統合失調症の1年以内の再入院率は2009年度の18.5%から2013年度の13.7%に低下している。

おわりに

当科における多機能多職種チーム医療について概略を記した。精神疾患が五疾病五事業に加わり,精神医療の重要性は日々増す一方である。総合病院精神科も,そのニーズの変化に応え,さまざまな変革を行う必要がある[14]。多機能型チーム医療は,今後総合病院においても,精神医療の構造的基盤として大きな役割を担って行く事が予想される。その診療報酬上での適正な評価も含めて,われわれは,精神疾患を患う方々のために,より良い多機能多職種チーム医療を行う努力を続けていかねばならない。

謝　辞

本稿の執筆に当たり,多くの御示唆をいただいた旭中央病院神経精神科スタッフの皆様に,紙面を御借りして厚く御礼を申し上げます。

文　献

1) 青木勉（2015）旭モデル―旭中央病院神経精神科・児童精神科における地域精神保健医療福祉．精神神経学雑誌，117(7), 538-543.
2) 矢島雅子・櫻井孝二・高田幸子他（2008）精神科の長期在院患者に対する退院支援―多職種チームによる退院促進プログラム「ENTプログラム」の実践．旭中央病院医報，30, 39-44.
3) 赤須知明（2011）精神科救急と多職種チーム―心理士の立場から．精神科救急，14, 54-57.
4) Thornicoroft, G., Tansella, M.(2008)Better Mental Health Care. Cambridge University Press.（岡崎祐士・笠井清登・福田正人他監訳（2012）精神保健サービス実践ガイド．日本評論社）
5) 渡辺博幸（2013）サービスモデル―日本での取り組み．日本統合失調症学会監修，福田正人・糸川昌成・村井俊哉他編．統合失調症．pp.588-593. 医学書院．
6) 名雪和美・中山達也・伊藤綾香他（2014）地域移行支援がなぜ進まないのか―退院後の支援環境の構築の視点から．精神科治療学，29(1), 85-90.
7) 榎本哲郎・伊藤寿彦・早川達郎他（2013）治療抵抗性統合失調症に対する治療戦略―日本におけるクロザピンの現状と課題．Progress in Medicine, 33, 2341-2345.
8) 西尾雅明（2004）ACT入門．金剛出版．
9) Remmers van Veldhuizen, J. (2007) FACT: A dutch version of ACT. Community Mental Health Journal, 43(4), 421-433.
10) 赤穂理絵（2014）精神科リエゾンチーム―多職種共同チーム医療を考える．臨床精神医学，43(6), 905-911.
11) 明智龍男（2014）総合病院における精神科のがん医療（サイコオンコロジー）．臨床精神医学，43(6), 859-864.
12) 渡邉博幸・吉野智・西野則之他（2012）千葉県東部における精神保健の取り組み―精神科多職種アウトリーチと中核生活支援センターとの連携．精神科臨床サービス，12(2), 216-220.
13) Leff, J., Trieman, N., Gooch, C. (1996) Team for the assessment of psychiatric services (TAPS) project 33：Prospective follow-up study of long-stay patients discharged from two psychiatric hospitals. American Journal of Psychiatry, 153(10), 1318-1324.
14) 藤本修編著，荒賀文子・東牧子・丸山総一郎他著（2006）現場に活かす精神科チーム連携の実際―精神科医，心理士，精神科ソーシャルワーカーのより良い連携を求めて．創元社．

Ⅳ　諸外国から学ぶ

1 イタリアの地域精神保健チームの実践

坂本　沙織（西南学院大学）

はじめに

　本稿ではイタリアの地域精神保健の取り組みについて記述する。イタリアでは40年前から始まった「精神科病院への新規入院禁止とそれによって推進された地域精神保健への徹底」という取り組みにより，その改革と実践が世界中で報告されてきた。「精神科病院がない街」という印象をもつイタリアではあるが，筆者が2006年から現在まで毎年イタリア，特にトリエステ県の実践調査をしてきた中で見えてきたことは，「精神医療から実際の地域生活までのきめ細やかな網目の支援とシステム，人材，そしてそれを支える徹底された理念」であった。

　日本とイタリアでは法律や制度，システムは異なるが，どの国においても，精神を病み，そこから回復しようとする多くの患者や利用者がいることと，それに対して必死で応えようとする専門職が存在することは共通である。そこで本稿では，イタリアの地域精神保健の制度の確認とともに，筆者が2008年〜2010年に行った長期フィールドワークの結果も参考にしながら具体的な専門職，支援者の動きを俯瞰する。

I　イタリアの保健制度・システム

　地域精神保健の具体的な取り組みを理解するためにイタリアの保健制度を把握する。イタリアは国家全体に共通の基礎的な保健医療制度があり，それを実行するための組織が州単位で存在する。その組織の一部に地域精神保健の執行機関が存在する。そこで第一段階として，国全体の保健医療制度について確認する。

1. 国民保健サービス（SSN：Sarvizio Sanitario Nazionale）

概　要

　イタリアでは「全ての国民が保健サービスをうける権利を持つ」という理念のもと，全国民を対象とした国民保健サービス（SSN）が1978年以降制定された。同制度によって全ての国民（イタリア居住の外国人や旅行者等も含まれる）は，ある一定の範囲内の保健医療サービスを実質無料で受けることができる。ある一定の範囲については，国が扶助必須レベル（Livelli essenziali di assistenza "Lea"）として提示しているが，具体的なサービス内容は州の取り組みに委ねられている。この内容については後述の"サービス内容"で説明する。扶助必須レベル以外の保健医療については，自己負担が生じる。その際には，後述する地域保健公社で"チケット"（医療券のようなもの）を購入し保健医療サービスを受けることができる。チケット代金，サービスの範囲，免除者の規定も州によって異なる[1]。

　例えばラツィオ州アレッツィオ県では，市民は体調がすぐれない時，最初に担当の一般医（家庭医）で診察してもらう。その後一般医からより専門的な医療的措置が必要と判断された時は，一般医から専門医にその場で外来の予約をしてもらう。その予約の際に扶助必須レベル以外の医療的措置が必要であればその時点でチケットの代金も示され，地域保健公社（後述）のチケット窓口でチケットを購入することができる。

財　政

　国民保健サービスの財源は，全て州で賄われている。具体的には，所得の間接税や直接税，ガソリン税などの一部，チケット代金が財源となっている。全ての国民に保健医療を提供するという理念のもと，租税で財源を構築し，国民からのチケット代金徴収は将来的な廃止が法制化されたものの完全には廃止されていない[2]。

サービス内容

　国民保健サービスは，予防からリハビリテーションまで多くの内容を含んでおり，具体的なサービスは，州が権限をもつため，各州で多少異なるが，国全体として明示されている扶助必須レベルは表1の通りである[1,2]。

表1　国民保健サービスの基本的な内容[3]

①生活・労働の場における集団的な保健扶助	・伝染病の予防 ・汚染物質，労働災害からの保護 ・家畜衛生 ・栄養，食品衛生 ・ワクチン接種 ・早期診断 ・法医学
②管轄区内扶助・一般医療，専門医療	・薬剤扶助 ・外来診療 ・障害者への技師装具提供 ・在宅サービス ・相談支援事業 ・住宅の提供
③病院扶助・救急病院	・入院施設， ・デイホスピタル ・日帰り手術 ・リハビリ施設 ・長期入院施設 ・輸血

出 典：Definizione dei livelli essenziali di assistenza, Decreto del presidente del consiglio dei ministri 29 novembre 2001, pp.7-8 より作成

2. サービス実施機関

　国民保健サービスを具体的に行うために，各州には，国民保健サービスと協定を締結したサービス実施機関が存在する。具体的には，①州の各管轄区の保健医療提供を行う"地域保健公社（ASL：Azienda sanitario locale）"や，②独立した法人格をもつ"病院公社"，その他③大学病院や，④研究施設等がサービス実施機関となっている[2]。

　国民保健サービスの一部として行われている地域精神保健医療サービスの具体的な実施は"地域保健公社（ASL）"内で行われている。

地域保健公社（ASL）

　地域保健公社（ASL）とは，人口5万人から20万人ごとに分けられた管轄区内でさまざまな保健医療サービス実施する公的機関である。各州でサービスの詳細は多少異なるが，"地域保健公社（ASL）"の共通機能は，大きく分けて①基礎保健管理局，②予防局，③病院施設である（表2）[2]。

　また，"地域保健公社（ASL）は，州に一つではなく，各管轄区域（人口5万

表2 地域保健公社（ASL）の基礎的な機能

基礎保健管理局	予防局	病院施設
• 外来（ワクチン接種，注射，血液採取，運転免許所身体的適性の証明） • 薬物依存に対する支援 • 子ども，女性，障害者，高齢者，外国人に対する支援 • HIV に対する支援 • 保健手帳の交付 • 検死 • 一般医，小児科医の選択，予約 • チケットの徴収	• 疫病の予防 • 環境汚染からの保護 • 労働環境における労働災害からの保護 • 家畜公衆衛生	• 外来病院 • 入院施設 • 救急病院

人から20万人）に一つ設置されているため，州によってその数も異なる（図1）。

地域保健公社（ASL）以外のサービス提供機関

保健医療サービスの実施は，前述の"地域保健公社（ASL）"以外にも公的な機関である病院公社（Azienda Ospedariera）や大学，研究所，民間のケアハウスや医療機関等でも行われる。参考までに表3に2009年の保健医療サービス実施機関の公立と民間の比率を示す。本稿の主である地域精神保健サービス実施主体の精神保健センターは，表3⑤のその他の管轄内支援（公的88％，民間11.4％）に属する。

3. イタリア保健医療制度のまとめ

これまで述べてきたことを整理すると，イタリア全体では税金を財源とした国民保健サービス（SSN）が統一して行われている。またそのサービスの具体的実施機関として，各州の地域保健公社（ASL）や，独立した法人格をもつ公的な病院公社，その他民間の医療施設，リハビリ施設，大学や研究所が存在する。地域精神保健サービスの拠点である精神保健センターも地域保健公社（ASL）という組織の一部である（図2）。

このようにイタリア全土の保健医療サービス制度について言及したのは，イタリアの地域精神保健は，精神保健サービスが単独で展開されているのではなく，あらゆる保健医療サービスを行う地域保健公社（ASL）の一部として機能していることを強調するためである。地域保健公社内であらゆる保健医療サービスが提

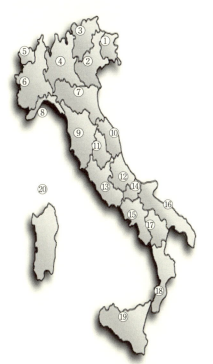

	州	人口	ASLの数
①	フリウリベネツィア・ジューリア州	1,234,079	6
②	ベネト州	4,912,438	22
③	ボルツァーノ	503,434	1
	トレント	524,826	1
④	ロンバルディア州	9,826,141	15
⑤	ヴァッレ・ダオスタ州	127,866	1
⑥	ピエモンテ州	4,446,230	13
⑦	エミリア・ロマーニャ州	4,395,569	13
⑧	リグーリア州	1,615,986	5
⑨	トスカーナ州	3,730,130	12
⑩	マルケ州	1,559,542	1
⑪	ウンブリア州	900,790	2
⑫	アブルッツオ州	1,338,898	4
⑬	ラツィオ州	5,681,868	12
⑭	モリーゼ州	320,229	1
⑮	カンパーニャ州	5,824,662	7
⑯	プーリア州	4,084,035	6
⑰	バジリカータ州	588,879	2
⑱	カラブリア州	2,009,330	5
⑲	シチリア	5,042,992	9
⑳	サルデーニャ	1,072,404	8
	合計	60,340,328	166

出典：Nuovo Sistema Informativo Sanitario（NSIS）: Ufficio II -Direzione statistica 2013, pp.1-5 より作成

図1　イタリア各州の人口とASLの数 [4]

表3　2009年イタリア全土の保健医療サービス提供機関 [5, 6]

	公的施設	民間施設	合　計
①病院支援	638（54.4%）	534（45.6%）	1,172
②専門外来支援	3,847（39.8%）	5,811（60.7%）	9,658
③管轄区内住居支援	1,475（25.8%）	4,240（74.2%）	5,715
④管轄区内半住居支援	1,007（40.1%）	1,503（59.9%）	2,510
⑤その他の管轄区内支援	4,824（88.0%）	620（11.4%）	5,440
⑥リハビリサービス支援	234（24.2%）	734（75.8%）	968
合　計	12,025（47.2%）	13,442（52.8%）	25,467

出　典：Ministero Della Salute Direzione Generale Del Ssitema Infomative E Statistico Sanitario Ufficio Di Direzione Statistica, 2012, p.12 より作成

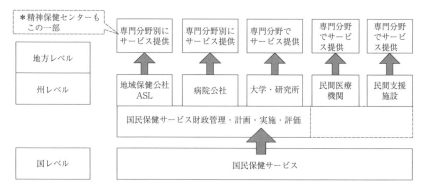

図2 国民保健サービスの実施までの流れ

供されることにより，地域での支援，他の専門医療との連携がしやすいシステムになっている。

II 精神保健制度

イタリアの精神保健サービスは，前述の国民保健サービス（SSN）を実施する地域保健公社（ASL）の一部である精神保健局が実施主体である。そこで地域保健公社の一部門である精神保健局の取り組みについて言及する。

1．精神保健局

精神保健局とは各地域保健公社（ASL）内の精神保健サービスを専門に行う総合機関である。

各地域保健公社によって細かいサービス内容は異なるが，イタリア全体では，精神保健局の機能として，①精神保健センター，②精神科救急サービス，③デイケア，④住居支援機関，⑤デイホスピタルの5つの機関を設置することが提示されている[1]。以下，各機関の機能について説明する。

2．精神保健局内の機関

精神保健センター

各州によって違いはあるが，イタリア全体で統一して提示されている精神保健

センターの機能は以下の通りである。
　①精神治療，心理療法，社会的支援，入院施設やデイホスピタル，デイケアへの斡旋
　②診察，診断，治療リハビリテーションや社会リハビリテーションのための面接，外来診療，往診診療，住居支援
　③一般医（家庭医）との連携・協働
　④アルコール依存症，薬物依存症の専門家への助言・連携・協働
　⑤民間の精神神経科の病院や，グループホームの患者の入院状況把握
　⑥市とのプログラムの同意，就労支援，住居支援
　⑦学校，ボランティア団体，社会協同組合，その他地域資源との協働
　⑧少なくとも週に6日以上，1日12時間以上開所し，往診や外来診療の実施

精神科救急サービス

　精神科救急サービスでは，総合病院内に設置された精神科救急病棟で緊急，あるいは急性期対応が行われる。精神科救急サービスを行う病棟では人口1万人に対して1床設置され，一つの総合病院内では，16床未満で病床を設置しなければならない。精神科救急サービスでの入院形態は任意入院と強制入院がある。

デイケア

　デイケアは，リハビリ治療を目的として，少なくとも1週間で6日以上，8時間以上開所し，活動する機能である。活動内容はスポーツ，音楽，日常生活などさまざまである。デイケアの設置方法も職員構成も各州，各地域保健公社，各精神保健局の考え方によって異なる。例えばヴェローナでは，デイケアは精神保健センターに付属しており，デイケア活動は精神保健センターの職員が行っている。トリエステ県では，精神保健センター内でもデイケア機能があるが，デイケアのみを行うデイケアセンターが精神保健センターとは別に存在する。そこでは，公的機関である地域保健公社（ASL）の職員（看護師，保健サービスを行う職員）だけではなく，民間のボランティア組織や社会協同組合に属する職員（心理士，精神医療保健分野の大学修了者）も働いている。日本で例えると，医療機関が行うデイケアの中で医療機関の職員と地域の事業所の職員が一緒に働くというイメージである。

住居支援機関

住居支援機関とは，長期的に入院できる精神科病院はないため，退院後，あるいは入院回避のために住居について支援する機関である。精神保健センターと連携して，住居支援だけではなく，地域生活する上での住居に関するリハビリテーションも行う。

同機関も各地域保健公社，精神保健局によってことなり，トリエステでは，住居と就労リハビリテーションを専門で行う機関，グループホーム，アパートが存在していた。アレッツィオやヴェローナではグループホームやアパートを活用した住居支援が行われていた。

デイホスピタル

デイホスピタルは，治療リハビリテーションを行う機関で病院内に設置して，精神科救急サービスと連携・協働することもでき，あるいは，病院外に設置して精神保健センターと連携・協働することもできる。デイホスピタルは1週間で6日，8時間以上開所されている。主な機能は，薬物治療，重複疾患診断，できるだけ入院を回避できるように支援することである。

以上5つの活動がイタリア全土の精神保健局が共通してもっている機能である。

III　イタリア，トリエステ県の取り組み

イタリアの中でも州，地域保健公社，精神保健局にはそれぞれの財政や考えがあるため，上記で既述した共通機能はありながら，具体的な取り組みや内容は異なる。そこでより現実的にイタリアの取り組みを把握するために，筆者が滞在し，実践を行ったイタリア最北東の地域であるトリエステ県の取り組みについて紹介する。まず，精神保健サービス全体像について簡単に触れ，精神保健センターの実際の活動について記述する。

1. 精神保健のサービスを行う関係機関

既述のとおり，精神保健サービスは，地域保健公社（ASL）（トリエステ県ではASSと呼称される）の一組織である精神保健局で行われている。しかし実際のトリエステ県の活動では，精神障害者は重複した疾病や障害，生活課題を抱えているため，精神障害者の支援をする際に精神保健局のみで支援が完結している

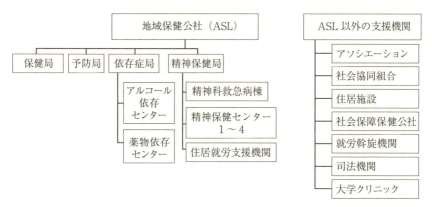

出典：Azienda peri Servizi Sanitari n. 1 Triestina Programma Triennale per la Trasparenza e l'Integrità 2014-2016, pp.7-8 より作成

図3　地域保健公社（ASL）と精神保健医療に関わる機関の組織図[7]

わけではない。地域保健公社（ASL）内，外の支援機関ともに精神保健サービス提供をおこなっている（図3・4）。

2. トリエステ県の精神保健センターの機能

　イタリアで共通の精神保健センターの機能について前述したが，トリエステ県独自の取り組みもある。トリエステ県では，約6万人に1つの精神保健センターが設置（約24万人の人口に対して4つの精神保健センター）されており，24時間365日開所している。主な支援内容は，夜間宿泊，デイケア，ナイトケア，外来診療，往診・訪問活動，利用者別治療作業，家族のための治療作業，グループ活動，リハビリと再発防止の介入，社会的権利，および機会を活用するための支援，住居支援，調整活動，助言活動，電話支援である。

3. 職員の実際の動き

　筆者は2008～2009年にデイケアセンターで，2010年には第4保健区精神保健センターで研修・実習を行ったため，デイケアセンターと精神保健センターの活動について記述する。

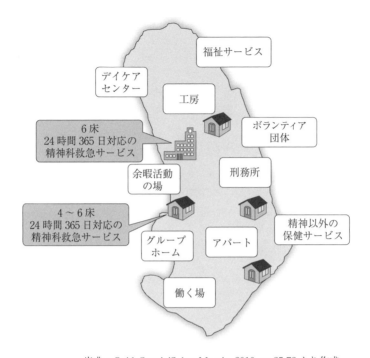

出典：GuidaServiziSaluteMetale, 2010, pp.25-72 より作成
図4　トリエステ県で行われている地域精神保健サービスの全体図[8]

デイケアセンター（Centro Diurno）

　精神保健センター内でもデイケア活動は行われているが，トリエステ県では，精神保健センターとは別に，トリエステ県に1箇所，デイケアのみを行うセンターが設置されている。同センターの利用方法は，各精神保健センターで，リハビリ過程でデイケアセンターを利用することが効果的と考えられる利用者に対して，精神保健センターのスタッフとデイケアセンターのスタッフが話し合い，利用者とデイケアセンターで契約することによって利用が開始する。デイケアセンターと精神保健センターの機能と特徴の違いは表4の通りである。

　2009年の年間利用者は155名で1日の利用者数は20名〜30名であり，新規契約者は全体の約30％の46名であった。

表 4　精神保健センターとデイケアセンターの特徴

	精神保健センター	デイケアセンター
目的	管轄地区の住民に対する精神保健上の予防・治療・リハビリテーションの提供	トリエステ県全体の精神保健サービスを利用者に対する余暇活動，リハビリテーションの提供
初回利用時	利用者の病状や生活状況，家族関係，生活史を把握する	利用者自身の趣味や，特技に関する情報を把握する
精神医療的介入	行う	行わないが，利用者の体調不良の際は利用者が所属している精神保健センターと連携する
専門職	医師，看護師，ソーシャルワーカー，心理士，精神科リハビリテーション専門員	活動を共に行うスタッフと看護師
余暇活動プログラム	デイケアの中では，曜日で決められた絵画教室，音楽鑑賞会，読書会，映画鑑賞会，カードゲーム等のレクレーションが行われている	海水浴，ヨガ，マッサージ，料理教室，乗馬，サイクリング，美術館・博物館・水族館見物，また毎週日曜日はイタリアの国境を越えて旅行やドライブを行う。また利用者が作りだした英語教室や魚釣り等の活動もある
宿泊サービス	一時的に家族と離れるため，また治療の継続のため無料で夜間宿泊できる	宿泊できるが治療のためではなく，休暇のためにホテル代わりに利用できる。1週間食事付きで50€（約6,250円）の利用料が必要である
食事サービス	定額なチケットで一日3食365日提供されるが，精神保健センターで作られるのではなく，食事は配給される	センター内に大きなキッチンがあり，料理人が朝食，昼食を月曜日から土曜日まで用意する。精神保健センターのようにセンター外からの配給とは違うためより美味しい

第4保健区精神保健センターの内容

　精神保健センターの全体的な機能については，すでに述べたため，ここでは，第4保健区精神保健センターの具体的な職員の動きについて説明する。職員は，5名の精神科医，5名の研修医，3名の心理士，23名の看護師，2名のリハビリテーション専門員，1名のソーシャルワーカー，7名支援補助職員と国内外からの研修生やボランティアで構成されていた。

① 1カ月単位での職員の動き――利用者の状況把握とそれに応じた担当スタッフの確認

　年間利用者は，2009年では901人，新規の利用者は24％の217名である。1カ月単位でみると，2010年10月は，新旧あわせて315名の利用者がいた。315

表5 2010年トリエステ県第4保健区精神保健センターの利用者の疾病分類[9]

疾病分類	人数
器質性精神障害（認知症等）	24名
精神作用物質による行動障害（アルコール，薬物等）	13名
統合失調症	110名
気分感情障害（鬱，躁鬱等）	57名
神経症性障害（不安障害等）	61名
生理的障害（摂食障害等）	5名
成人の人格および人格の障害	26名
知的障害	9名
その他	6名

出典：Le persona in contatto con il CSM via Gamvini nel 2010, 1-4項より作成。

名の疾病分類は表5の通りである。315人の利用者の状況を，40名～50名のスタッフで支援するために，月に2回ほど，全スタッフが全ての利用者の状況を確認し，担当スタッフを決めるミーティングが行われる。これは毎日行われているミーティング後に行われていた。このミーティングではその月の利用者の情報リストが全スタッフに配布され，新規利用者，利用終了者の確認と，現在利用している利用者の疾病・障害レベルを見直し，その支援レベルに応じたスタッフを担当させることが目的である。精神保健センターの利用者は，日本でいうと，入院が必要なレベルから地域生活に問題ない利用者まで症状も年齢もさまざまである。そこで，医療的支援が必要な時期の利用者には，医師や看護師，心理士が重点的に担当スタッフになり，症状が落ち着き，地域生活に重点をおく時期の利用者に対しては，ソーシャルワーカーやリハビリテーション専門員が中心の担当スタッフになっていた。このように,利用者の精神的,社会的な状況変化を全てのスタッフが把握し，各時期で中心的な担当スタッフもシフトしていくことは，地域精神保健を実行するための必須事項であると考える。

② 1週間の職員の動き

看護師と，支援補助職員は365日，24時間交代で勤務しているが，その他の職員は土日が休みである。医師は，精神保健センターだけで勤務するのではなく，既述した精神科救急サービスを行う総合病院内の精神科救急病棟でも輪番制で対応している。精神保健センターでの利用者支援には大きく分けてセンター内とセンター外がある。センター内支援とは，利用者がセンターに来て，面接，診察，

服薬や食事，デイケアを行うことでありセンター外の支援とは，センター以外の場所で，利用者や家族，利用者の地域生活に必要な関係者との面談を実施し，他の機関や利用者の社会的・人的資源の調整を行うことである。全ての専門職員がセンター内，外で支援する。介入方法は，①毎日支援する，②変化があった時に集中して2，3日続けて支援する，③症状が落ちついており定期的に面談，診察をするなどいくつかのパターンがあり，1週間の動きは職員によって異なる。

③1日の職員の動き

精神保健センター内で勤務するシフトの看護師や支援補助員以外は職員の朝の仕事の始まりは時間も場所（利用者の家，会議室，面接室，喫茶店，利用者の職場など）も皆異なる。またセンター外での活動は職員1人で仕事することはなく，仕事の場所や対応利用者が変わるたびに一緒に働く職員も変わりながら一日の業務が行われる。表6に精神保健センターで勤務するリハビリテーション専門員の1日の動きを紹介する。リハビリテーション専門員とは，精神科専門のリハビリテーション専門員で，他の専門職と連携しながら主に住居・就労支援を行う。精神科リハビリテーション専門員の一日を追うことで医療と地域生活がリンクしていることを認識することができる。各スタッフは1人で20人～30人の利用者を担当しており，平均すると1日に2～3人の利用者のために動く。利用者の状況にあわせて協働する相手も変わる。

まとめ

本稿では，イタリアの地域精神保健実践チームの実際の取り組みを具体的に理解することを目的として記述した。イタリアで精神保健センターは地域精神保健の要ではあるが，精神保健センターのバックにある地域保健公社（ASL：トリエステ県ではASS）の機能と，地域精神保健が成り立つほど，地域の支援機関（社会資源）が存在することも強調しておきたい。

今後も我が国で地域精神保健が益々充実していくためには，具体的な実施機関だけではなく，それを支えるための共通の組織や協働できる体制，財政，人材が重要になってくるであろう。

表6 1日のリハビリテーション専門員の動き

	場所	内容	協働者
8:30	精神保健センター	センターの車に乗車	
9:00	利用者Aの自宅	一人暮らしをしている利用者の生活・就労状況，金銭管理等について関係者との話し合い。（月に1度行われる）	・精神科医 ・看護師 ・リハビリテーション専門員 ・ソーシャルワーカー ・利用者A ・日常生活支援者2名 ・職場の上司
10:00	利用者Bの自宅	利用者Bは働いていたが，調子を崩し，父親に暴力をふるい家に引きこもってしまっていたため，治療できるように精神保健センターに行くことを説得する。	・精神科医 ・心理士 ・リハビリテーション専門員
12:00	総合病院内 精神科救急病棟	救急病棟に入院中の利用者Cの退院後を考えるため本人と面談する。	・リハビリテーション専門員 ・救急病棟の看護師
13:00	精神保健センター	事務手続き，電話連絡を行う	
14:00	精神保健センター	センター内のミーティング	精神保健センター全スタッフ
16:00	職業訓練専門学校	利用者B，Cに適切な訓練コースがないのかを専門学校の責任者に相談する。	・心理士 ・リハビリテーション専門員
18:00	精神保健センター	車返却，事務手続きを行う	

文　献

1) Ministero della salute（2014）イタリア保健省のホームページ http://cerca.ministerosalute.it
2) 小島晴洋・小谷眞男・鈴木桂樹他（2009）現代イタリア社会保障．旬報社．
3) Definizione dei livelli essenziali di assistenza, Decreto del presidente del consiglio dei ministri 29 novembre 2001.
4) Nuovo Sistema Informativo Sanitario（NSIS）：Ufficio II-Direzione statistica（2013）
5) Attivita' Gestionali ed Economiche Delle A. S. L E Aziende Ospidaliere Anno 2009"：Ministero Della Salute Direzione Generale del Sistema Informativo E Statistico Sanitario Ufficio di Direzione Statistica．（2012）
6) Personale Della A. S. L E Degli Istituti di Cura Pubblici Anno 2010, 2011"：Ministero Della Salute Direzione Generale Del Sistema Informativo E Statistico Sanitario Ufficio di Direzione Statistica（2013, 2014）
7) Azienda per i Servizi Sanitari n.1 Triestina Programma Triennale per la Trasparenza e l'Integrità 2014-2016.
8) Guida Servizi Salute Metale. 2010.
9) Le persona in contatto con il CSM via Gamvini nel 2010.

2 カナダでの地域精神保健チームの実践

野田　文隆（大正大学名誉教授，めじろそらクリニック）

はじめに

　ここで私が紹介するのは，私が1985年にカナダ，ブリティッシュ・コロンビア大学に留学して以来，かかわり続けているバンクーバーの地域精神医療の構図である。その当時，バンクーバーには，大バンクーバー精神保健機構（Greater Vancouver Mental Health Service：通称GVMHS）という地域精神医療のシステムが構築されていて，まさに多機能型精神科チーム医療を推進していた。私自身，精神科レジデントとしてそのシステムの中で働いたこともある。日本の精神科研修も受けてカナダに渡ったので，GVMHSとの出会いは強烈であった。日本では病棟の中に超長期入院の患者たちがひしめきあい，退院ということは家族の元に還るということが前提であり，家族が老齢化したような患者は退院のさせようがなかった。例えば，慢性期の統合失調症患者が地域の中で一人で暮らすなど到底不可能なことと人々は考え，私もそのように思っていた。しかし，バンクーバーに来てみれば家族に依存しないシステムが施行され，退院した患者はすべて地域で面倒がみられるシステムが揃っている。日本では入院していて当然というレベルの患者が地域で元気に生活している。つくづくどうしてこういうことが日本ではできないのであろうかと思ったものである。

　本稿では私のこの素朴な疑問に立ち返り，バンクーバーで展開されてきたシステムのどこがよいのか，どこが日本に今求められるかなどを，できるだけ平易に書いてみたい。

Ⅰ　日本の精神医療の歴史と現実

　バンクーバーを紹介し始めるには，日本がなぜ立ち遅れたかについて少しふれ

なければいけない。私がバンクーバーにわたってから約30年の月日が過ぎ、やっと日本でも「本気」で地域移行ということが語られ始め、現実の動きが始まっている。

しかし、この制度の問題点は、退院した患者さんたちが医療・保健・福祉の面で、継続性、連続性、一貫性があるバランスのよいサービスを受けられるのかという点である。カナダに遅れること30年という経緯には、日本の精神医療には歴史的に医療と福祉の乖離（対立）が存在してきたという現実がある。簡単に言うならば、病院は医療（主に医師）が担当し、地域は福祉（主にソーシャルワーカー）が担当し、お互いに「不可侵」であるという暗黙の了解があった。なぜ不可侵になったかと言えば、双方が掲げる患者さんへのケアの視点が異なったからである。医療は「病状」から見たケアを考え、一方、福祉は「生活」から見たケアを考えた。奇妙なことであるがその二つの視点はなかなか合意せず、分裂に至った（表面上は決して分裂宣言などはなかったが）。

この根深い分裂の大きな原因は、病院では精神科医がすべてを見て、すべてを決めるという医師中心主義にもあったと思われる。患者さんが入院すれば、その人がどういう生活を送りどんな思いで暮らしていたかという点とはあまり関係なく、「病状」という視点から入院の治療方針、期間が決められた。

その視点からは病状がよくならなければ退院できず、慢性疾患であり、障害を伴う統合失調症は改善が見られないという理由で長期入院になることがほとんどであった。患者の暮らす場や、生きる力という視点をもてば、もう少し「至的入院」「至的退院」という考えがあってしかるべきであり、無用な長期入院もなくてよいはずであった。

ソーシャルワーカー（PSW）は患者を生活から見る視点を持つ人たちであったが、当時の「入院至上主義」の病院ではかれらの意見はなかなか通らなかった。そこでPSWたちは自分たちらしく患者さんをケアしたいと思い、病院を去って地域に拠点を築き始めた。そのようなPSWが増えて、バンクーバーがGVMHSを始動させ始める時期に少し遅れて、日本には地域に作業所、授産所、グループホーム、生活支援センターといったPSWたちが作った患者さんたちの生活の拠点ができ始めた。

しかし、このような拠点に医師がかかわることは稀で、地域で病状悪化した患者さんたちは再び、病院に戻ることとなる。病院と地域はいわば「考え方」が違うので、この際に情報が交換されたり、スタッフの行き来がなされることはなかった。

地域からすればまた病院という「ブラックボックス」に患者を還すことであり，それはいわば地域の敗北であった。そこで地域はますます独自の道を歩もうと考える。そこで生み出されたのが，患者さんたちの病的部分を見ずに，健康な部分だけをみていく生活モデルという思想である。

病院の医療モデル，地域の生活モデルの確執は深い。その間におかれた患者さんたちは，病院では「疾病を持つ人」，地域ではごく当たり前の生活をする「生活者」と乖離した捉えられ方をし，いわば引き裂かれた存在となっている。

このように日本の精神医療では病院と地域がスムースに乗り入れられないという事情もあり，包括的な（ここでいうのは医療も保健も福祉も含んだという意味）ケアの構図が完成せず，ますます地域移行の実践が遅れることとなってしまった。

II　バンクーバーの地域精神医療

1985年以来，私はバンクーバーの精神医療に約30年かかわり続けてきた。レジデントとして滞在した4年を皮切りに，日本に帰国した後も，年に数回は訪れ実際に臨床を行ってきた。その間，バンクーバーの精神医療は大きく変わった。しかし，本稿はその変化を論じるのが主旨ではない。変化の底辺にある本質を紹介したい。

1970年代半ば，世界は精神病院をどう縮小するかという大きな課題に直面した。バンクーバーも例外ではなかった。バンクーバーには郊外に一時は6,000人も収容できるリバビュー病院という大州立精神病院があった。この病院を縮小するには，町に還る精神障害者のために「何が必要か」というテーマから出発した。中学生でもわかる解答は

①住むところ
②お金
③医療
④障害へのサポート

であろう。専門家たちはそこをさらに緻密に考えた。
1）住居に関し，家族を資源と考えるのは間違いである。20歳を過ぎた大人は自立した生活をすべきである（これは北米の基本的考え方でもある）。

2) しかし，長く病院にいた人たちがすぐに自立した生活をするのは困難である。それならば，傍らにいて緻密にサポートを提供する組織が必要である。
3) そのサポートは衣食住を主体とし（つまり福祉的支援を中心に），医療のサービスと並立するべきであろう。医療と福祉は一体として供与されるべきである。
4) 再発，再入院を防ぐ手立てや，急性に病状が悪化したときの救急体制も作るべきである。
5) さらに精神障害者への生活の場を提供し，仕事の機会も提供すべきである。
6) 同じ障害を持つもの同士が支えあえる場が必要である。
7) 家族を重要なケアギバーとして支援することが必要である。

このような基本概念が，組織として結実したものがGVMHSである。2014年の現在，この組織は消え，さらに大きなVancouver Coastal Health（VCH）という組織に吸収されているが，GVMHSが掲げた基本概念は変わっていないので，そのサービスについて紹介する。

III　サービスの概要

GVMHSの時代からVCHの時代まで，サービスの骨格は大きくは変化していない。その考え方は以下のようなものである。

1. ケアの提供

カナダでは国民は国民健康保険に加入する建前となっている。しかし，総じて精神障害者の生活は苦しく健康保険を持たない人も多い。再発，再入院を防ぎ，ケアの持続を担保し，かつ自立した暮らしを推進するために地域精神医療の経費（医療，福祉サービス）は無料となっている。地域精神医療の大きな柱となっている，ケアの「継続性」「連続性」「一貫性」という考えの「継続性」の担保のためである。ここで提供されるサービスは，直接，医療・保健・福祉を提供する「メンタルヘルスチーム（MHT）」からのものと，そのサービスを側面から援助する「各種団体」からのものから成り立っている。

2. 病院との連携

地域に暮らす精神障害者は疾病を抱えた人である。この「明確な」認識のもとにバンクーバーの地域精神医療は病院での治療をケアの連続体の中に設置している。

日頃 MHT でフォローされている患者の病状が悪化すれば MHT からのスムースなソーシャルワークが行われ，即日精神科救急に運ばれる。MHT に病状を判定する医師がいることがこういう動きをスムースにしている。その場合，MHTから病院に病状，生活背景，既往歴などの報告がなされ，病院はそれをもとに入院が必要か，救急室での短期の治療で MHT へ帰せるかのアセスメントが行われる。時には病院と MHT の中間点であるようなベンチャーと呼ばれる医療付きショートステイ施設が利用される。病状の評価は大切であるが，その人の生活レベルに応じて無用な入院を防ぐという意図が大きい。そのためには病院とチームの話し合いが行われることもある。これらがケアの「連続性」「一貫性」を遵守していこうという精神である。

3. 地域での暮らし（図 1 参照）

　慢性の精神障害を抱えた人が地域で暮らすために想定できるさまざまな困難に対応するために対応できるサービスが設定されている。医療面では通院サービスは MHT に通えば医師に会える。生活面では MHT にはソーシャルワーカー，心理士，作業療法士，看護師が常駐しているのでそれぞれのニーズに応じて相談に応じられる。MHT では当事者同士のグループワークや服薬や生活上の教育セッションも用意されている。MHT のスタッフは患者さんのよき相談相手となっている。MHT に通ってこない人にはチームからのアウトリーチ（往診）も行っている。薬物嗜癖と精神障害をもつ患者や，入退院をくり返す病状不安定な患者に対しては Assertive Community Treatment Team（ACT チーム）による濃厚なケアが提供されている。また，居住支援のためには Mental health housing service（精神保健居住サービス）という組織があり，いわば不動産屋業務のようなことを行っている。一人暮らしをする人たちはこの組織を介して住居を見つけることができる。それでも，独り暮らしに困難を抱える可能性のある人（例えば ACT の対象者など）には Community transition team（地域移行チーム）というチームが特別な手助けをする。自助グループやドロップインセンターも発達しており，居場所の確保，当事者どうしのエンパワーメントなどが促進されている。また，就労訓練のための作業所や病院付属のデイサービスプログラムなども揃えられている。とりわけ当事者主導（consumer initiative）という概念がいきわたっており，新しいサービスの設置や，機構の変化の際は，患者や家族が参加して討議されるシステムが完成している。このように当事者主体を貫きながらも，

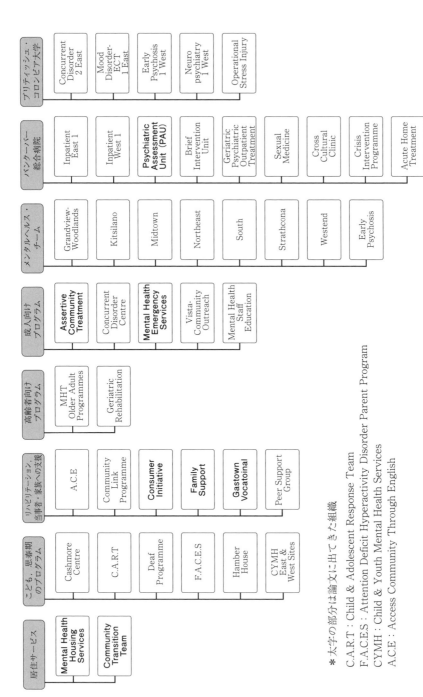

図1 バンクーバー地域精神医療組織図

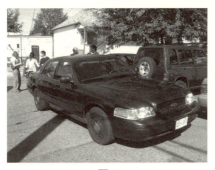
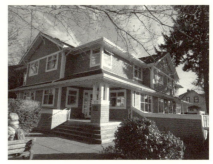

図2　　　　　　　　　　　　図3

　病気の性格上（とりわけ慢性統合失調症の場合），急性に病状が悪化することは織り込まれており，その際は，速やかに医学的治療を優先するための救急体制が敷かれている。自傷他害性が生じることも考え，パトロールカーに私服警官と看護師が乗り込んで対応にあたるシステム（Mental Health Emergency Service；精神保健救急サービス）（別称 Car 87 と呼ばれる）（図2参照）も用意されている。

Ⅳ　ベンチャーについて

　バンクーバーの精神保健活動をスムースにしている大きな特徴は「ベンチャー」の存在である（図3参照）。MHTでフォローされているクライアントに再発兆候が見られたり，地域生活で疲れて休息が必要と感じられた時，「一時救護所」的なショートステイ施設であるベンチャーが用いられる（20床）。無用な「入院」を防ぎ，迅速な介入によって短期の回復を目指すものである。ベンチャーはあたかもペンションのような造りとなっている。ナースは常駐しているが，医師は往診の形で訪れるだけである。アットホームな雰囲気の中でゆっくりと安らぎを与え，地域で暮らす力を再充填させる場である。最長滞在期間は1週間程度を目標としている。

Ⅴ　バンクーバーでのケア：ケースに沿って

1．平常時

　25歳Aさん。診断は統合失調症である。激しい幻覚，妄想があり，リバビュー

病院に2年間入院していた。家族はバンクーバーに暮らす中産階級。今回は長期入院者を地域へ還す仕事をする Bridging Team（橋渡しチーム）により退院してバンクーバーの下町へ帰ることとなる。退院計画では父母とは暮らさず，まずボーディングホームという三食付きの寮のような住居に暮らすことが決まった。ケアの継続はAさんの暮らす地域の South MHT が引き受けることとなる。

MHT はバンクーバー市内に7つあり，それぞれが人口10万人ぐらいのキャッチメントエリアをもっている。Aさんを担当するのはジムというソーシャルワーカーである。MHT では主たる担当者はソーシャルワーカー，心理士，作業療法士，看護師が受け持つ。それは地域で暮らすことは医療よりもむしろ生活上の問題が多いからという発想からであり，多職種の担当者ごとでケースを検討して問題解決を図るためである。

医師は非常勤であり，担当の依頼によってAさんと会う。これを medical assessment（医学評価）と呼ぶ。MHT は民家を改造して作られており，すべてのスタッフは私服である。Aさんや他の患者さんが自分を過度に「病者」と意識することのないよう，また，通いやすい雰囲気をつくる配慮である。

Aさんは2週間に一回，ソーシャルワーカーのジムと会う。ジムは当面仕事のないAさんのために生活保護受給の段取りをし，障害年金を申請することも視野に入れている。一方，仕事をしたいというAさんのためにまずは Gastown Vocational Center（ガスタウン就労センター）という就労支援施設に通うことを提案する。また，友達のいないAさんのために Coast Foundation という自助組織に入って友達を作り，ボランティアの仕事をすることも薦めている。Coast Foundation はニューヨークの Fountain House に似た大きな自助団体で，事務所があり，そこでは社交やミーティング，就労訓練やボランティア仕事の斡旋なども行っている。様子を見て，Aさんの自助性が高まってきたら，Mental Health Housing Service と相談してアパート暮らしなどを始める可能性も本人と話している。

Aさんには入院仲間のBさんがいるが，Bさんは統合失調症に加え，ドラッグの嗜癖もあり，退院してもすぐ薬物中毒になってしまう懸念があった。そこで病院は，ACT チームと Community Transition Team（CTT）に頼んで退院前から，病院に入ってもらい退院後のケアを相談してきた。BさんはAさんと同じ地域に退院したが，South MHT がケアを担当するのではなく，ACT チームと CTT が担当している。ACT チームは週1回，Bさんの暮らすボーディングホームへ訪問（アウトリーチ）をしている。

2. 緊急時

　ある日曜日の午後，ボーディングホームの職員がMHTへ緊急の連絡をしてきた。週末や夜間にかかってくるそれらの電話はMental Health Emergency Serviceへ回される。Aさんの様子がおかしく，部屋で大声を出して壁を叩いているというものであった。即座にCar 87に連絡され，警官と看護師が現場に向かった。警官のバックアップを得て，看護師がAさんの様子を評価した。病状の悪化による幻覚，妄想状態と判断する。この場合，看護師の評価で物事を決定していいことになっている（判断がつかない場合はオンコールの医師の判断を仰ぐが，看護師は医師の意思を代弁しているものとされている）。バンクーバー総合病院の救急（ER）に搬送することを決定する。

　ERの判断で，すぐに精神科救急に回ったAさんはそこの医師の判断で短期観察病棟（Psychiatric Assessment Unit：PAU）におかれることになった。この場合，短期の措置入院である（短期の場合は精神科医一人で決定できる）。通常，PAUは一晩単位の入院で翌朝，精神科救急の多職種会議で行先が決定される。Aさんは救急治療のお蔭で一晩で病状が改善したので，MHTとの相談のもと，ベンチャーに入ることとなった（ベンチャーの説明は前述参照のこと）。ベンチャーの見た目はBed and Breakfastとそっくりで小さな宿のイメージである。看護師が常駐し，定期的ケアを与えながらストレス軽減のために休息してもらうのが主旨である。医師は往診ベースで訪れている。1週間ですっかり急性症状がとれたAさんはボーディングホームに帰り，また，ジムのもとへ通うようになった。ジムはAさんがベンチャーにいる間，そこを訪問し，担当の看護師と情報交換をしていた。また，MHTの会議ではなぜAさんの病状が悪化したかを多職種で討議し，次の対応を考えている。

　Bさんに関しても，どうもスラム街へでかけて行ってドラッグを買って注射をしているらしいという緊急情報がACTチームに入る。ACTチームが最も心配するのはBさんが汚い注射器を使ってHIVにかからないかということである。そこで，BさんにバンクーバーにはInjector交換サービス（ディスポの注射器を配るサービス）があり，どこへ行けばそれをもらえるかを教える。また，Bさんの嗜癖は，仕事がないこと，友達がいないこと，生活技術がないことなどのさまざまな絶望感から生じていることを配慮し，Community Link Program（地域連結プログラム）と呼ばれるプログラムに参加してもらうなどのアドバイスをし，取り組みの強化を目指すことにした。薬物中毒者は，薬物を摂取するから精神症状

が悪くなり，精神症状が悪いからさらに薬物に依存する，という負の連鎖がある。それを取り除くのが ACT チームのケアの焦点である。

VI　日本の状況と比較して

　以上，バンクーバーの地域精神医療の概観を述べた。バンクーバーのシステムは世界に数ある精神科システムの一つであり，これがベストということはできない。しかし，日本の現状に比べて明らかに優れているところをあげれば

1. 地域で精神障害者が暮らしていく上で必要十分なサービスを設計している
　日本の場合，圧倒的な数の患者はまだ病院に入院している。そのため，医療の予算も入院医療に偏している。地域への予算の分配は薄い。そのため，地域で精神障害者が暮らしていくうえで必要十分なサービスが供与されていない。バンクーバーの特徴は病院サービスも地域サービスも一つの財政のもとからでている（Vancouver Coastal Health とはそういう包括的組織である）。それゆえ，予算の譲り合いも簡単であり，必要なサービスを必要な部門に適切に投入することができる。

2. サービス設計が極めてわかりやすい
　地域で精神障害者が暮らしていくうえで何が必要かということに説得力があり，人々の共感を得やすい。日本の場合，地域のサービスは本人にも人々にもわかりにくい（法的な晦渋な表記に加え，どこの組織が何をしているかの線引きを理解することが難しい）。バンクーバーのサービスの作り方は極めて明快で説得力に富み，それゆえ，このサービスが持続し，拡張している。

3. 精神障害者へのサービスは医療と福祉が一体となって供与されている
　統合失調症を中心とする慢性の精神疾患は疾病と障害が共存していることはよく知られたことである。それゆえ，かれらへのケアは医療と福祉が一体となって供与されなければならない。医療は病院が，福祉は地域がという日本的発想は世界のレベルから見れば極めて偏った考え方である。少なくとも，バンクーバーには医療と福祉の対立は全くない。むしろ互いを栄養としてシステムを発展させてきた経緯がある。患者さんは病（障害）をもった生活者として正しく捉えられている。

4. サービスの目的が当事者の回復にあるという明確な同意がある

　サービスを包括化して目指すものは医学的回復に偏することでもなく，生活者としての無事だけを目指すものでもなく，社会の中に包含される存在としての回復である。

　この包括的視点は日本では成立しにくい。

おわりに

　バンクーバーの地域精神医療システムを私なりの視点から概観した。遅ればせながら，日本の地域精神医療も変革期を迎えている。従来の，医療VS福祉という対立の構造を解決する一つの方法にこの本のテーマである，多機能型精神科チーム医療という概念もあるであろう。しかし，どのようなシステムを推進していくにせよ，当事者の「包括的な回復」を目指すなら，行政から専門職に至るまで，既得権的な考え方を捨て協働していかなければならない。その際，バンクーバーの歴史とあり方は大いに参考になるのではないかと考える。

参考文献

1) 林宗義（1982）分裂病は治るか．弘文堂．
2) 野田文隆（1991）汗をかきかきレジデント―精神科医の診たカナダ．星和書店．
3) 野田文隆（2001）カナダのブリティッシュ・コロンビア州における精神保健システムとモニタリング．吉川武彦・竹島正（編）精神保健福祉のモニタリング―変革期をとらえる，pp.31-42，中央法規出版．
4) 野田文隆（2009）カナダ "Every door is the right door"．新福尚隆・浅井邦彦（編）改訂　世界の精神保健医療―現状の理解と今後の展望，pp.32-38．へるす出版．
5) 野田文隆・佐々木高伸（1991）地域精神医療における，バンクーバー・バーナビー（カナダ），台北（台湾）モデルの比較と日本の医療への適用性．臨床精神医学，20(5)，665-674．
6) Sladen-Dew, N., Bingelow, D.A., Buckley, R. et al.，（1993）The Greater Vancouver Mental Health Service Society: 20 years' experience in urban community mental health. Canadian Journal of Psychiatry, 38(5)，308-314.
7) Vancouver Coastal Health: Vancouver Community Mental Health and Addiction Services（2006）Building the Continuum of Care for Vancouver Community Mental Health and Addiction.

3 イギリスでの地域精神保健チームの実践

鈴木　純一（東京集団精神療法研究所）

はじめに

　編者の窪田先生から，コミュニティ・ケアのシステムつくりを考える上で，英国のリハビリテーションのシステムについて書いてほしいという要請があった。
　今日の英国のコミュニティ・ケアの現状については，それほど詳しく知っている訳ではない。また，システムそのものについての知識があったとしても，現在それがどのように運営されているかという実態を知らなければ，絵に描いた餅のそしりを免れない。
　私が英国でコミュニティ・ケアチームの一員として実際に参加したのは1969年から1975年の6年余である。デービッド・クラークさんが亡くなってしまった今日，気軽に電話で現状について話し合う相手もいなくなってしまったので，どうしても間接的な情報になりそうだ。
　そもそも窪田先生がこの本の出版を企図したのは，コミュニティ・ケアのシステムが確立すれば，もっと広くこの方法が行き渡ると考えたからだと思う。システムについては，わが国にもこれまでも幾つかの紹介がなされている。そしてそうしたモデルに基づいた臨床的な体験が積み重ねられ，ある程度の成功を収めていると言ってよいと思う。
　私も私なりにこれまでコミュニティ・ケアについて考え，それなりの実践をして来たが，残念ながら成功したモデルとして提示するのにはほど遠い。その原因は幾つかあろうと考えているのだが，具体的，臨床的に役に立つモデルはどのようなものなのかと考える上でも，どのような事象が問題なのかを考える必要がある。システムがある程度の完成を見るまでにどんなことが起きるのか，問題はなかったのか，その過程では何が起きていたのであろうか。
　わが国の現状を見るとなぜ精神科病院の入院者数が30万人を切れないのか，

またなぜコミュニティ・ケアが根付かなかったかと考える。この問いに関しては すでに多くの論者がそれなりの答えを出している。受け皿がなかった，精神科病院が私的なものであること，長期入院の数が圧倒的であること，精神科の外来の数が少ないことなどいずれも間違っているとは言えない，がしかしである。精神科病院も改築はされたところが少なからずあるとは言うものの，いまだに入院者の処遇は本質的には変わっていないと言えるのではないか。

英国のモデルを紹介するのにあたって，どのようにしたら良いかを考えてみたのだが，実践的な面に焦点を当てて考えをすすめていくと，どうしてもその過程，あるいは渦中で体験した興奮の記憶がひしひしと身に迫ってくる。そこで，まずモデルが完成されていく過程に参加した者として，理論的というよりは体験的な視点から述べることから始めよう。

手順として私の個人的な英国でのコミュニティ・ケアの体験から学んだこと，特にマックスウエル・ジョーンズのディングルトン病院での体験，さらにデービッド・クラークのケンブリッジのフルボーン病院でのケンブリッジ・リハビリテーションサービス（CPRS），それらの活動の根拠になっている治療共同体とその理論的な背景という順に考えていく。

I　私の体験したコミュニティ・ケア

1．わが国におけるその頃のコミュニティ・ケア

まず，この小論を見る方々に1960年代の精神科医療の世界に想像を巡らせていただきたい。新入医局員であった私の語彙には，コミュニティ・ケアはもちろんのこと地域で治療するという概念もなかったというのが正直なところである。患者が外来に来たら，其処で診察をする。診察の内容も，診断をつける，入院が必要か否かを考える，必要なら入院先を探し，連絡をするといったことに追われ，その先の治療について考える暇はほとんどなかった。治療は入院患者を診ることで学ぶというのが定式だったと思う。

医局生活はいわゆるインターン闘争の序曲が始まる頃でざわざわしてはいたがそれなりに充実を感じていた。何カ月かするとアルバイトが許され，紹介された精神科病院に週1〜2日，当直も含めて過ごし，そこで精神病の患者の日常に触れる事になる。そして新人の研修医なら誰でもするように，一人一人の患者の面接を型通りにする。主としてそれまでの病歴，家族との関係，などを聞くには聞

いていたが，それをもとにして患者の悩みを理解し，人間としての全体の把握する道は私にはその当初開けていなかった。精神科病院の看護師たちはおおむね親切で，患者たちをよくいえば家族のように世話し，時には子供扱いにはしていたが，私は悪い感じを持たなかった。私自身も数少ない医師スタッフの一人として大切にしてもらった。多くの患者たちはおとなしく，子どものように言うことを聞いてくれた。

　しかしご多分に漏れず，看護師たちが手に余るという患者が数人はいた。彼らは特に精神病の症状が強いというのではなく，看護師のいうことを聞きたくないことがあるということのように見えた。このような患者を集めて，一緒に遊んだり，ソフトボールに興じたりして時間を過ごしたのだが本当にこれでよいのかという疑問は常にあり，大学病院でも先輩たちをつかまえては，この不満をぶつけていた。ただし何が問題なのか，何が不満なのか自分でもはっきりしなかったというのが実情だった。

　加えて外来治療をまかされる力もなく，外来治療が実際どのようになされていたかも知らずにいた。もちろん精神保健センターなどもなく，デイケアも作業所もない時代のことである。そうした中で治療の技術を学びたいという誠にナイーヴな目的を抱いて，英国に渡ったといえば，あまりにも単純化し過ぎだが，いま考えるとコンパスのない船で大洋を渡るくらいの冒険であったと感じるのである。日本の精神医療の実情は，私自身が無知であったことを認めても，ここに記したようなことが普通であったといえるだろう。

2. ディングルトン病院

　1968年のスコットランドの精神病院はどのような所だったのであろうか。私の経験したディングルトン病院は当時コミュニティ・ケアの世界最先端にあった実験的な病院であった。すでに治療共同体のパイオニアの一人として世界的に知られていたマックスウェル・ジョーンズが，当時精神科病院の入院者の大半を占めていた精神分裂病者（現在の統合失調症者）の治療に挑戦したのである。

　私が到着して以来，彼から直接に日本の実情についていくつか聞かれたが，私にはきちんと答えられない事が多かった。彼の質問は，外来における統合失調症者の割合，精神科病院におけるうつ病や神経症者の割合，60歳以上の老人が精神科病院の入院者に占める割合などで，日本も遠からず外来の統合失調症者の数が少なくなり，入院でも同じことが起きるだろう。また入院治療を受ける患者は

少なくなり，外来の患者がその何倍にもなると言われた。私は正直なところそれらの事がどの程度の時間で進行するのか，実現するのかなど考えさせられたが，とても実際にそうなるとは考えられなかった。

さて本題であるコミュニティ・ケアの実践について語らねばならない。

一人の若い，コミュニティ・ケアに関してはほとんど無知な精神科医が，コミュニティ・ケアをすすめる中で，どのような役割を担ったかを述べて当時の様子を考えてみたい。

1) 地域のチームに分かれる

地域は東西南北各々約20マイル（32キロ）の広がりの郡にわかれる。スコットランドの風光明媚な地域でその中心がディングルトン病院ということになる。ディングルトンは412床の国立病院であり，医療はすべて国営（NHS）であった。

病院は3つの地域チームに分かれ，各チームには医師が一人ないし二人，PSWが一人，看護師が一人，それにチーム秘書一人から成り立っていた。

2) チームドクターとしての役割

院内の仕事としては，入院病棟の受け持ち患者約20人を診察すること，毎日開かれるマックス（マックスウエル・ジョーンズは病院中の誰からもそう呼ばれた。ちなみに患者も皆クリスチャンネームで呼ばれる）がコンダクターであるコミュニティ・ミーティングに出席することであった。

また，週1回の割合で，担当地域にある4カ所の外来を回った。各地域にコッテージホスピタルと呼ばれる小さな総合診療所に毛の生えたような病院があり，そこでは正常分娩，小外科，内科など各科の入院も受け容れていた。高度の医療を必要とする場合はエディンバラにある大きな総合病院で診療を受けることになる。コッテージホスピタルの外来は3，4人多くても5人の患者を診察した。継続して精神療法を行う患者も一人くらいはいる所もあったが，主として家庭医（GP）が診ている患者についてのコンサルタントの役割にとどまり，あくまでも治療の中心は家庭医であった。

従ってコミュニティ・ワークの中心は，この家庭医との信頼関係をいかに築くかということにつきる。病院との信頼関係はすでにPSWを中心にしたチームが私の着任前数年にわたって築き上げており，そういう意味では私にとっては比較的楽だったといえるかもしれない。

それでも，私なりの試練にさらされた訳で，日本人であるというだけで猜疑の目を向けられることもあったし，若いということで精神科医としての能力を試されることもあった。日本にあっては，医師であることだけで，少なくとも表面的には，周囲が遠慮して疑問を挟まず指示に従ってもらえることに慣れていたものにとって，疑問をもたれ，それに対して一つ一つ丁寧に説明しなければならない，ということは，はじめのうちは苦痛だった。しかしこのやり取りは私自身の考えをまとめ，より明確な説明をする助けになることが体験され，苦痛どころか楽しみになるのにそれほど時間がかからなかった。このような家庭医との会合には私一人が出向くのではなく，通常PSWと2人，時にはナースと3人で出かけていった。また家庭からの要請で時間外にもこのチームと一緒に直接家庭訪問をすることもあり，Crisis Interventions（危機介入）と呼ばれ，回数こそ多くなかったが学ぶことの豊富な機会だった。

3）数々の会議

　これまで一研修医の立場で果たしてきた役割についてのあらましを述べてきたが，ディングルトン病院の特色は何と言っても各種の会議が数多く開かれていたことだったと思う。毎日私の関与するチーム関係だけでも5つは開かれていた。一応ビジネスミーテイングとそれ以外とに分けられていたが，実際のところそれほどはっきりした違いがある訳ではなかった。マックスは'Living Learning Situation'と呼び，あらゆるミーティングは学習の場であるとして，病院の活動の中心に置いていた。そこでは職種，地位，年齢性別などにいっさい関わりなく問題の本質に迫る議論がなされる。日本風にいえば，ホンネの議論が常に熱烈になされていた。この会議こそが治療であり，研究の場であり新しいシステムを生み出す源になっているのだと今になってよく分かる。マックスは"Growth"（成長）という言葉を何時も唱えていたが，彼にとっては，新しいコミュニティ・ケアというシステムも，効率化のためなどよりも個人の成長が大切であるとした。従って患者に対しても同じことであって，治療の目的は成長，成熟であり症状の改善が第一目標ではなかったといえよう。

　ここで一つ実際の話し合いの例をあげてみよう。病院全体のコミュニティ・ミーティングでのことである。トムという食堂で働いている五十代の終わりの男が，病院の近くにハーフウエイ・ハウスを借りたいと名乗りを上げた。しかもカップル仕様の大きめのフラットをである。トムは長いこと入院しており主とし

て食堂，調理場の下働きをしていた人であり，これまであまり目立たなかった。彼は同じ病棟にいるアグネスという10歳以上年下の女性に求婚し，もしフラットが借りられたら，結婚しても良いといわれたとのことであった。アグネスはこれまでも何人かの求婚を受け入れたが結局彼女の心変わりもあって実際に結婚までにはいかなかった。私が驚いたのは第一に，入院中の患者同士の結婚が医師の見解や判断抜きに規定の事実としてミーティングの場に持ち出されたこと，さらにその場で他の患者たちを含めて彼らの結婚それ自体に関する疑義が出され，賛否両論が飛び交った。医師，その他のスタッフの意見も出されたが，特に決定的なものではなく，結論として，3カ月の準備期間を無事過ごしたらフラットが貸し出されることになった。その後トムは退院し，無事フラットに入居し，しばらくしてアグネスを迎え入れた。

その経過の中で，病棟がトムを応援し，アグネスの不安の聞き手となり心変わりがおきることもなかった。

このことから私の感じたことは，ミーティングが投票によって善し悪しを決めるところではなく，それぞれがどのようにお互いを助け合うことができるかを考える場であり，その前提として，慎重な話し合いや吟味が必要だという共通の理解がある。権威や病気についての知識のある者の言うことが正しいという前提は全くなく，全員が各々の立場で責任を持って吟味し発言をすることの大切さを身にしみて感じたのである。

ディングルトンでは，ほとんどのミーティングに患者の参加が要請されている。この会議の基本的構造は言うまでもなく治療共同体の考え方によって組織されている。それはグループでの話し合いを中心においた平等で民主主義的，許容的考えを基盤として尊重されている。

II　ケンブリッジ・フルボーン病院の場合

フルボーンを訪れた人は誰でも見たと思うが，当時院長だったクラークさんは，院長室に大きなグラフを掲げ，1953年に院長として就任以来入院者数が右肩下がりに減少していることを示していた。そして彼の在任の1953年から1983年の間に，1,000床あった病床はデービッド・クラーク・ユニットとよばれる小病棟を含む4棟（約120床）を残して解体されてしまった。今日ではデービッド・クラーク・ユニット以外の病床はない。加えると，全くフルボーンと無縁ではある

が，その後触法者のため病床が敷地内に建てられた。この進展は，1950年代から始まったリハビリテーションの努力によって可能になったのだが，まず仕事を全ての患者にという考えと，オープンドアにしようということから出発した。それが後にFreedom, Activity, Responsibility（自由，活動，責任）というスローガンとしていきわたったのである。

コミュニティにおけるケアの本質的なところはディングルトンでの発展と相似と考えてよいのだが，フルボーンはより都市型であり，市役所のPSW（精神社会福祉士）の協力が大きな役割を果たしたこと，また小さなグループホームが多数作られた。そのグループホームは幾つかの種類があり，ナース，医師のケアを必要としないものから，急性に病的になった人のケアを病院に頼らず，看護師また必要なら医師の援助を得やすくし，ホームでケアが可能となるような工夫がなされている。

この方式は総合してCPRS（前述参照）とよばれ，現在も発展しながらコミュニティ・ケアの根幹になっている。

治療共同体の考え方がその基本にあり，グループで話し合うことを大切にしており，その中での成長，成熟が期待されているという訳である。

III　ケアの質の問題

ケアのシステムをどうするかという提案について考えるうちに，ケアのあり方またはその質について考える必要に思い至った。

日本の精神医療におけるケアの基本的な体質はどのようなものだろうか。マックスウェル・ジョーンズがその昔松沢病院を訪れたとき，患者たちが一団となって看護師につれられて作業に向かっている様子を見て，あれでは退院したくなる患者は出ないだろうと当時の院長であった岡田敬蔵先生に言ったそうである。このエピソードからいろいろなことが考えられるが，親切という言葉に含まれるいくつかの問題を指摘していることが分かる。第一にコントロールである。付き添いながら作業に行く患者たちは，単に談笑しながら歩いている訳であるが，医療側としては，病状，生活状態の観察，逃げ出すなどの行為を未然に防ぐことも意図されている。従って患者が作業に行きたくないことを主張すると，病状が悪くなったと解釈されるだろう。また，男性の患者にとって，看護師さんはマリ子さんであったりハナ子さんであったりする身近な人ではなく，決して対等な男女関

係とはなりえない仕組みがあり，去勢された男性でなければならなくなってしまう。こうしたことをマックスは指摘したのだろうと思う。それから時間も大分たっているので同じことが行われているとは思いたくない。しかしながら現在でも精神科病院の評価として家族的であることが重視され，そのことが良い病院であることの第一の要素と考えられているのではないだろうか。一方で，入浴，身の周りの整理整頓の指導は看護師にとって重要課題であり，しばしば患者との間に摩擦を生じる案件でもある。お世話のつもりが，押しつけやおせっかいになりやすい。そこには患者の成長，変化を待つという風土はない。

IV　根本的な考え方の変革の必要性

　結局のところ私のコミュニティ・ケアの経験の最も基本になるのは，精神医療に関するパラダイムの変化である。治療する者／される者，あるいは看護する者／される者の２分割を排し，相互に何を学ぶことができるかという考えに基づく臨床は，それまでの統合失調症をなおすあるいはその病因，行動特徴の研究という立場から私を解放した。

　近年"病気とともに生きる"，"病者とつながる"などというスローガンをきくようになった。その背後にある考え方はこれまで述べて来た治療共同体の考え方に近いものなのであろうか。

　しかし現状をみると，グループホームの患者は相変わらず依存的で，溜まり場に来て終日麻雀に興じていたり，スタッフに無理難題を吹っかけるなどの状況が見られる。許容的な場にすると，ますます依存心を強くしてしまうのではないかという心配があちこちで聞かれ，結局躾の場のようなってしまい，その場にいる人々は，患者・スタッフ共に退行してしまう。しかし病院に頼らずに，患者やその問題に関わっている人々の数が増えており，その人々のこれまでの精神医学的な思考を経ない新しいアイデアに期待すること大である。それなしには今後の日本の精神科医療の発展はあり得ないとさえ思う。

　一方精神科病院の入院者数は相変わらずである。精神科医師の多くは入院が必要な患者たちがいるという主張を，精神病床数が減らないことの言い訳に使っている人もいる。また短期入院を支持する医師たちは，急性期の患者の治療を電気ショック，大量薬物投与などによる過鎮静に頼っていることをあちこちで散見する。

病床数を減らすという大命題に答えるために，経済的に追い込まれている病院も，工夫を凝らし経済的に発展している病院もある。発展している病院の治療の内容が本当に他の人の手本になるのだろうか。ただ単に収入を上げる方法がうまいのではないか。などなど現状に満足できないことに我ながらあきれてしまう。

　私自身は精神科病院をどう改善するかという視点から出発して，現在もそれに強くこだわっている。東京大学の精神医学教授を務められた秋元波留夫先生は，私的病院が大多数の日本では精神科医療の発展は望めないと仰り，臺弘先生もことあれば私に病院を離れ開業することを勧められた。

　精神科病院の側から考えることは不可能なのであろうか。実際コミュニティからの発想から出発しているモデルはそれなりに成功している。諸外国でも，例えばイタリアのように病院という考え方を放棄したところもあるがそれも我が国では実現は困難だろう。

　英国のモデルは，精神科病院を改革し，治療の中心をコミュニティに移す中で，根本的な考え方の変革を成就し，現在は多くの精神科病院は解体された。私が関わった2つの，412床，750床の国立病院はなくなってしまった。一抹の感傷はあるが，町の中を闊歩している元患者の顔を見るとそんなものは吹っ飛んでしまう。

　最も重要なことは精神科病院の中から生まれた問題をグループで話し合い，解決し，その中で成長，成熟を続けていくという考え方にどれだけ近づけるかということである。

　英国のグループホーム，デイケアなどの地域での支持組織はこうした考えで運営されている。その中で新しい工夫がなされている。

　多職種のチームとともに病気を持っている人々がむやみにそれを怖れたり，病気であることを否認する訳でもなく，日常的に襲ってくる問題を解決しながら前進する状況を，わが国でも創れない訳はないと信じるのである。

V 多機能型精神科地域ケアの今後の展望

1 多機能型精神科地域ケアのこれからの展望

窪田　彰

　日本に民間の「地域精神保健センター」は実現するだろうか。日本の個々の精神科医療実践は諸外国と比べて見ても，優れたものがあると実感してきた。しかし，日本では精神科地域ケアのシステム整備が追いついてこなかったと言える。地域の拠点は相互に連携が少なくバラバラなままであり，包括的精神科地域ケアの体を成していない問題がある。これでは地域に責任を持った主体が無いために，それぞれの精神科地域ケアの将来計画も立たないことになる。地域に責任を持つ主体を生み出すこと抜きには，日本の精神科地域ケアに未来はないと思える。未来を切り開く条件は，責任担当地域（キャッチメントエリア）を定めて，包括的精神科地域ケアに取り組むことである。日本の精神科外来医療は，診療報酬の枠の中で個人療法ばかりに偏り，地域との関連はほとんどが見えて来なかった。「木を見て森を見ず」に例えられる現状を変えて行かなくてはならない。地域の医療チームが，外来診察室の範囲を超えて街に出て，周囲の支援機関と連携しながら「地域精神保健センター」と呼ばれるような，包括的な精神科地域ケアチームを展開出来る制度が必要なのである。名前はどのようでも良いし，全ての精神科外来がそのようになる必要はない。全体の約10％がそのような機能を持つことができれば，600〜700ヵ所が確保できて全国をカバーできて，日本の地域精神保健は格段に良くなると確信している。もちろん制度が変わるだけでは本物はできない。中身を決めるのは人である。支援にあたる人の質が問われるが，その質を担保するのは各自のモラルの問題と，この本の中にも書いたモラルを維持するチームの持ち方の工夫であると考えている。モラルとは，やる気や倫理観や工夫するこころのことである。

　日本の地域ケアを変えてゆくためのもう一つの課題は，福祉職と医療職のチームワークである。この関係を引き離すことを意図して造ったかのような，制度をしばしば見かけることである。例えば，相談支援事業においては，計画相談を相談支援専門員が当事者の希望を聞きつつ支援計画を立てるが，このプロセスに医

師の関与する余地がない．精神疾患の患者の計画作成に当たっては，主治医の意見を一度は聞く必要があると思うが，それが制度上では義務とされていない．おかげで，主治医は意見を聞かれることもなく，主治医の治療方針と関係のないところでケアプランが立てられており，主治医は自分は必要とされていないと感じさせられている．この結果，徐々に医師は社会生活の場面には関わらなくなり，診察室での診療と処方にこもっていくことになる．この様な制度には，数十年前に編者が若かった頃に先輩の精神保健福祉士から，「自分たちは患者の生活場面の支援をするから，医者は薬で治してくれれば良いです．医者は生活の場に口を出さないでください．」と言われた時代の考え方が，今も残っていると思えてしまう．

このように職種毎にテリトリーを区切って行こうとするのが，役割分離分担型のチーム理念である．職種で役割を分けて患者を細分化して見て行こうというものである．これに対し編者は，人間は部分に分けられるものではないと考えて，治療共同体型のチーム理念を提唱してきた．医療も福祉も互いの分野に踏み込んで重なり合った部分を持ちながら，双方の役割を尊重して多職種が一緒に仕事をしていくのである．人の病気は生活を基盤としている以上，生活の場面が分かる医療職こそ必要であり，治療状況のわかる福祉職がいてこそ適切な対応ができると考えている．

今，心理士にも国家資格が生まれるようになり，ようやく各職種の立場は確立された．これからは，互いの壁を乗り越えて，臨床現場における協力関係を作る時代に来たのではないだろうか．足かせになってきたのは，医師がリーダーになるのは許せないと考える者も少なからずいたのが実際だった．それでも病状が急性期であったり，重い病状の患者には，まずは医療職が中心になって対処する必要は，多くが認めるところではないだろうか．地域での医療チーム形成の部分が，日本ではこれまではあまりに貧弱であったと言わざるを得ない．これは，医療チームが地域で患者を支えていくという発想が，日本には乏しかったと言わざるを得ない．精神科外来医療は，診察室が主たる舞台になり，外来診療以外は精神科デイケアと訪問診療・訪問看護に限られ，特に就労支援は福祉の専業とされてきた．地域に医療チームを充実させることに対しては，地域に精神科病院が出てくるのかと反発する人々もいた．このために，日本の精神科地域ケアでは，医療の権威主義を緩めて医療を生活のレベルに馴染ませるのとは反対の方向に行き，精神科医療を社会から遠ざける方向に動いてきたのが実態であった．これでは，

地域に患者が戻ってこられなかったのである。

　1990年代の厚労省は何を考えていたのだろうか。本来ならば人口10〜20万人に1カ所の「地域精神保健センター」を作るべきところを「地域生活支援センター」という福祉拠点を，区市町村の委託事業で作ることにしてしまった。この様な福祉拠点としての「地域生活支援センター」は世界に前例がなかったことであり，日本の福祉の気概を見せた結果にはなったが，地域の医療チームの形成は遠のくことになったのであった。その後の展開は，この約20年間に数千カ所の自立支援事業所が生まれ，数千カ所の精神科診療所が生まれた。こうして，日本には医療も福祉もバラバラのままで，精神科地域支援体制が出来上がってきたのであった。

　しかし，日本は今日の様に大量の地域の拠点を作っても，なかなか地域移行（退院促進）にはつながっていない。実際には，地域の医療チームの未形成が，重い課題を抱えた精神疾患の患者たちを地域に返すには，力不足の現実を生み出しているのである。そこで，この同じ10〜20万人に1カ所の地域に新たに市区町村からの委託で地域の医療拠点として「地域精神保健センター」を作れば，これまでの「地域生活支援センター」の福祉拠点と共存して，結果的に世界に誇れるシステムが生まれるのではないだろうかと編者は提案してきた。

　急性期の病状や，困難な課題を持った患者に対処することが，垂直統合型の医療チームの仕事になる。その後病状が軽減し，病識がアドヒアランスのレベルに達した者は，自立支援事業所等の関連福祉機関に移行することになる。これが，医療と福祉の「水平連携」である。

　日本の精神科地域ケアが今のままで良いわけはない。実際には，医療チームが充実することで入院患者の地域移行が進み，地域での福祉の仕事も増え，医療職との共同作業が増えてくることになる。医療も福祉も共に機能できる人間を重視した制度設計をして行く必要があるのではないだろうか。それが日本の精神科地域ケアを発展させる原動力になると思っている。

　日本の精神科医療の将来においては，今後は精神科病院への入院期間が短縮され，徐々に入院患者数は減ってゆくものと推測される。必然的に，外来中心の精神科地域医療に移らざるを得ない。その未来像としては，精神科病院も入院患者数が減るとともに，外来を徐々に拡張して多機能型精神科外来を形成し，外来収入が入院病床収入を上回る比率にまで行ければ，精神科病院の地域化の達成であり，近代化への軟着陸が可能になったことではないだろうか。将来は精神科病院

が入院ベッド数を，英国の地域精神保健チームのように1地域あたり40床程度に調整して，そのベッドを背景にした地域精神保健チームを展開することができれば，救急ベッドを持った「地域精神保健センター」が生まれると言えるのではないだろうか。また，精神科診療所の中でも，区市町村から「地域精神保健センター」の委託を受けた拠点は，多機能型精神科外来チームとして通所サービスや訪問型支援ばかりでなく，グループホームを活用して短期の危機介入を実践し，入院を必要最小限にする地域ケアを実現して行く必要がある。このためには「医療強化型のグループホーム」案を制度的にも整えて，職員の2人当直三交代体制を実現したい。加えて，医師がオンコール体制で控えているのが，イタリアの地域精神保健センターの方法であったが，日本にも応用可能ではないだろうか。

以上，将来の日本の精神科地域ケアにどの様な将来図が描けるか，検討してきた。今後は，なんらかの地域の責任体制が作れなければ，出来るだけ入院に頼らない精神科地域ケアは実現しない。意欲のある多機能型精神科外来が，区市町村の委託による民間の「地域精神保健センター」設立を目指す構想が編者の提案である。実現はどの様な形でも，責任担当地域を決めて自由に動ける若干名の担当職員を配置できる予算が生まれれば，地域に責任を果たすシステムが見えてくる。

そうなれば，担当地域出身の長期入院患者を街に帰す，目標数が見えてくる。措置入院後の外来等ハイリスク患者の外来拠点が可能になる。地域精神保健センターを拠点に包括的精神科地域ケアが可能になる。個々の患者にケースマネジャーを決めてケアマネジメントをつけることができる。地域ケアチームに24時間対応体制を作れる。住宅探しの支援や近隣との調整をするために動けるコメディカルが確保できる。個別の就労支援を行う担当者が確保できる。地域の関連機関とのケア会議等が開催しやすくなる。引きこもりの患者への支援の責任主体が明確になり，実施し易くなる。軽い救急は入院に頼らずに医療強化型のグループホームが地域で対応できる。など「地域精神保健センター」が委託の形によって，担当地域への責任の自覚が生まれ，多くの機能が可能になることを期待しているのである。

日本は，すでに精神保健・医療・福祉において十分な職員数と臨床能力を持っている。課題は，これらが有効に機能できるシステムの整備の問題だと考えている。あとは，変革の時を待つばかりである。

未来の日本の精神科地域ケアに，夢を持ちたい。

参考文献

Akira K. (2012) The psychiatric outpatient clinic and community care. International Journal of Mental Health, 41(2).
浅野弘毅 (2015) 精神科デイケア学―治療の構造とケアの方法. M. C. MUSE.
青木勉 (2015) 旭モデル：旭中央病院神経精神科・児童精神科における地域精神保健医療福祉. 精神神経学雑誌, 117(7), 538-543.
今井牧子・窪田彰 (2001) 医療も福祉も地域の拠点として活用しよう. Review, 37.
加藤正明他編集 (2001) 精神医学事典縮刷版. 弘文堂.
吉川武彦 (2012) わが国の「デイケア」のあけぼの―デイケア医療費「点数化」の前後. デイケア実践研究, 16(2).
窪田彰 (1989) 心の病を持つ人々との地域におけるグループワークの方法. 集団精神療法, 5(1).
窪田彰 (1993) 地域診療所を拠点とする活動. 吉川武彦編. 地域精神保健活動の実際. 金剛出版.
窪田彰 (1996a) 街の中の医療デイケア. 浅井邦彦他編. 精神科デイケア. 医学書院.
窪田彰 (1996b) 東京下町における地域生活支援センター機能. 全精社協編. 精神障害者地域生活支援センターの実際. 中央法規出版.
窪田彰 (2000) 集団を用いたアプローチ. 蜂矢英彦・岡上和雄監修. 精神障害リハビリテーション学. 金剛出版.
窪田彰 (2002a) 精神科デイケアの始め方・進め方. 金剛出版.
窪田彰 (2002b) 地域精神保健活動における集団精神療法. 集団精神療法, 18(2).
窪田彰 (2003) 精神科デイケアの今日的課題. デイケア実践研究, 7(1).
窪田彰 (2004) 日本における精神科診療所デイケアの現状と課題. 精神神経学雑誌, 106(11).
窪田彰 (2006a) 精神科診療所における自立支援サービスの利用の仕方. 精神科臨床サービス, 6(4).
窪田彰 (2006b) 精神科地域ケアにおけるデイケア活動. 安西信雄編著. 地域ケア時代の精神科デイケア実践ガイド. 金剛出版.
窪田彰・東健太郎 (2008) ACTを外来診療に生かせるか―精神科診療所における地域ケアの実際. 臨床精神医学, 37(8).
窪田彰 (2009) 街を私たちの街に：多機能型精神科コミュニティケアとしての錦糸町モデル. 精神神経学雑誌, 111(12).
窪田彰 (2011) アウトリーチをサービス全体にどう位置づけるか. 精神科臨床サービス, 11.
窪田彰 (2012) 故郷の東京下町へ帰ろう―東京都墨田区での退院支援・地域定着支援事業 錦糸町クボタクリニックの場合. 水野雅文編著. これからの退院支援・地域移行 (精神科臨床エキスパート). 医学書院.
窪田彰 (2013) 包括的精神科地域ケアにおける医療の役割：多機能型精神科外来を精神科地域ケアのセンターに. 精神科臨床サービス, 13(4).
窪田彰 (2014) 多機能型精神科診療所における精神科地域ケアと精神科リハビリテーション. 原田誠一編著. メンタルクリニックが切拓く新しい臨床―外来精神科診療の多様な実践 (外来精神科診療シリーズ). 中山書店.
窪田彰 (2015a) 多機能垂直統合型精神科診療所による地域ケア：錦糸町モデルの実践から. 精神神経学雑誌, 117(7).
窪田彰 (2015b) 規制緩和時代における精神科地域ケアの発展. 精神科治療学, 30(12).
Clark, D. H. (1981) Social Therapy in Psychiatry. Harcourt Brace/Churchill Livingstone. 秋元波留夫他訳 (1982) 精神医学と社会療法. 医学書院.
Clark, D. H. (2001) クラーク先生に聴く (DVD) 東京集団精神療法研究所.

佐々木一他（2015）精神科入院医療の平均入院日数についての国際比較．日本精神科病院協会雑誌，34(4)．
坂本沙織（2009）社会協同組合から見たトリエステの地域精神保健活動のあり方．メンタルヘルスとウエルフェア，5．
Jones, M. (1968) Beyond the Therapeutic Community：Social learning and social psychiatry. Yale University Press. 鈴木純一訳（1976）治療共同体を超えて．岩崎学術出版社．
鈴木純一(1976)集団精神療法より見た精神分裂病．荻野恒一編．分裂病の精神病理 4．東京大学出版会．
鈴木純一（2014）集団精神療法—理論と実際．金剛出版．
日本精神神経科診療所協会／地域福祉・デイケア委員会（2000）精神科デイケア全国現況調査報告．デイケア実践研究，4(2)．
日本精神神経科診療所協会（2014）多機能型精神科診療所は包括的地域ケアの核になる．厚生労働省平成 25 年度障害者総合福祉指針事業：精神科診療所における地域生活支援の実態に関する全国実態調査報告．
日本デイケア学会調査研究委員会（2014）精神科リハビリテーション評価尺度の作成のための調査結果報告：並存的妥当性の検討を中心に．デイケア実践研究，18(1)．
西尾雅明（2004）ACT 入門．金剛出版．
半田文穂他（2015）地域精神医療と保健福祉の実践を目指して 20 年：医療法人唯愛会．精神障害とリハビリテーション，19(1)．
原敬造（2014）精神科デイケアの有効性：デイケアにおける QoL の改善と新規入院・再入院防止効果について．デイケア実践研究，18(1)．
長谷川直実（2011）精神科デイケア必携マニュアル—地域の中で生き残れるデイケア．金剛出版．
福田祐典（2011）第 39 回日本精神科病院協会精神医学会（札幌）特別講演．
福田祐典（2015）精神保健医療福祉政策の今後を展望する．精神神経学雑誌，117(7)．
目黒克己・柏木昭・窪田彰（2015）デイケアの歴史を振り返って—過去から未来へ（鼎談）．デイケア実践研究，19(1)．

おわりに

　民間の「地域精神保健センター」を作ろうとの発想の原点は，1980年代にカナダやアメリカやイギリスの精神医療を見学した時に，日本での精神科診療所に相当するものはないのだろうかと調べた結果は，欧米の「地域精神保健センター」が一番近い存在だと知ったことだった。しかし，当時はあまりの彼我の制度の違いに現実味を感じていなかった。ところが，2009年7月に厚労省精神障害保健課課長に着任した福田祐典先生が，新任早々に自費でイタリアのトリエステに見学に行き，帰国後「錦糸町モデル」にも見学に来てくださった。この時に，福田先生は「ここに救急用のベッドを6床くらい作れないのか。それがあれば，トリエステの地域精神保健センターに負けないよ」と言ってくださったのだった。これが，それまでくすぶっていた編者の思いに火をつけた。その後，2013年にトリエステから前精神保健局長のペペ・デラクワ先生が来日し，当院の小ホールに専門家二十数人が集まって意見交換を行った。この時に，トリエステの地域精神保健センターの救急入院と思っていたベッドは，グループホームの位置付けだと知ったのだった。東京で精神科診療所に入院施設設置は困難であるが，グループホームなら可能かもしれないと思うようになったのである。しかも，イタリアでは地域精神保健センターを中心に関連施設の間を多職種が自由に行き来して，垂直統合型の医療チームとして機能していたのである。これは錦糸町に似ていると思った。違いはキャッチメントエリア（責任担当地域）が，日本には無い点であった。これらの交流から編者は貴重なヒントをいただくことができた。

　また，「多機能型精神科診療所」とは自覚しないうちに，自身の実践が自然とそうなっていたのが実感だった。そして，自分たちの活動の有り様を，どのように社会に伝えれば分かってもらえるだろうかと，迷っていた時期があった。訪問型支援を軸に置いたACT（包括型地域生活支援）が流行っていたころ，私たちの関わり方も一部はACTと重なる部分があると思ったが，私たちの実践はもっと広く精神科地域ケア全体を見ていると，おぼろげに思っていた。多機能型精神

科地域ケアが充実してくると、その中の重症のケースに対しては専門のチームをいずれは作ることになるとも予測した。しかし、日常的に多くの患者を抱えている私たちは、重症者だけを診るのではなく「地域精神保健センター」のような、地域に暮らす患者全体に責任を持つ、多職種による多機能型のイメージを大切にしてきたのであった。

　初期の活動の中では、街に溶け込むことや個々の患者が自分に必要な場や方法を自身で選んで生活するスタイルを大切に考えるように発展したのだった。それが、思いもかけず2008年の日本精神神経学会総会で、東京下町の錦糸町の拠点群の活動を表彰していただくことになった。この時に、錦糸町の包括的精神科地域ケアのスタイルを「錦糸町モデル」と呼び「多機能型精神科地域ケア」と名付けたのだった。その後一歩進めて、区市町村からの委託による民間の「地域精神保健センター」を提案し、責任担当地域制（緩やかなキャッチメントエリア）の方向を模索するようになったのである。

　思い返すと、1988年に英国のケンブリッジ大学のフルボーン病院の院長を長く勤めていたデビット・クラーク先生が来日した。これは、1968年にWHOから日本に派遣され「日本の精神科医療は、入院医療中心から地域ケアに転換すべきである」との有名な「クラーク勧告」を出してから、約20年ぶりの来日であった。この時に、日本でのたくさんの訪問先の一つとして、「錦糸町モデル」の編者の元にも見に来て下さったのだった。

　夏の終わりの暑い日であったが「錦糸町モデル」を見るために、街を歩いていただくことにした。錦糸町モデルは、一緒に街を歩いていただくことでその有り様を体感していただくのが見学の方式である。私は一生懸命に道案内をして、当時の都立墨東病院精神科救急や幾つかの共同作業所や精神科診療所や共同住居等にお連れした。20分間ほど歩いたところで、突然「ちょっと待て、お前の歳はいくつだ」とクラーク先生が聞くのだった。「40歳です」と答えると「早く歩けるというのは素晴らしいことだ。俺も40歳の頃は、ケンブリッジ中で誰よりも早く歩いた。しかし、今私は65歳で、お前は40歳だ。」というのだった。要するに「ゆっくり歩いてくれ」と言いたかったのである。その一言を言う為に、頭ごなしに言うのではなく、論理的に説明しようとされたのが、今でも強く印象に残っている。英国紳士が他人を尊重するというのは、こういうことかと嬉しかった。そして、都立墨東病院の精神科救急部門と一般外来の診察室を見て「オー・

メディカル！」と言い，その後に診療所に来て私の診察室に入ると，180センチを超える長身の彼が，両手を挙げて「オー・ソーシャル！」と叫んだのが，印象的だった。公的病院である都立墨東病院は白い壁にスチールの机で，医師は白衣であり正にメディカルと映ったのであった。当院をソーシャルというのは，大変な誉め言葉だったのである。彼の主張は，医療というものは上から目線ではなく，生活の場にあって，人々とともに横並びにあるものでなくてはならない。診療の場の作りも，権威的であってはならなかったのである。その夜は，共同作業所でメンバーたちと一緒にパーティをして，大変盛り上がったのだった。クラーク先生は，帰国後に鈴木純一先生を通じて「日本にもあのような地域に根ざしたコミュニティケアがあることを，世界に発信すべきだ。英語で論文を発表しなさい」と言ってくださったのが，その後の私にとって大きな支えになってきたのだった。

　あれから，二十数年が経ち，数年前にクラーク先生は亡くなられた。あのフルボーン病院は大幅に病床を減らし，今はコミュニティケアの拠点に変わったと聞いた。私は，相変わらず地を這う様に錦糸町にこだわって仕事をしている。錦糸町という一つの地域に，質の良いコミュニティケアが生まれれば，日本が変わる。そして世界が変わる。と誇大妄想的に考えているのである。だから，精神科地域ケアの質を高める為に「錦糸町モデル」の充実にこだわり，規模はあまり大きくしないこと，チェーン展開をしないこと，ゆっくりと進むこと等を念頭に置いて皆と共に仕事をしている。一つの地域に完成度の高い実践をしてモデルを示すことが，日本の精神科医療を変える最も近道であるとの信念の元に，錦糸町の活動を作ってきたのであった。

　私たちの活動は，まだまだ未熟と言わざるを得ない。それでもこうして本書にまとめて見ることで，多くのスタッフが真剣に考えて良い仕事をしていることが伝わってきて，とても嬉しい思いをすることができた。

　本書が完成するまで，3年間もの長い時間を付き合ってくださった金剛出版の中村奈々さん，そしてすべての私の仲間の職員と患者たちに心から感謝したい。そして何よりも貴重な原稿を寄せてくださった先生方に厚く御礼を申し上げたい。

窪田　彰

執筆者一覧

青木　勉（総合病院国保旭中央病院神経精神科・児童精神科）
坂本　沙織（西南学院大学）
鈴木　純一（東京集団精神療法研究所）
野田　文隆（大正大学名誉教授，めじろそらクリニック）
髙柳　功（(社)四方会　有沢橋病院）
長谷川　直実（医療法人社団ほっとステーション）
原　敬造（原クリニック）
福田　祐典（元国立精神・神経医療研究センター精神保健研究所）
三家　英明（医療法人三家クリニック）

［医療法人社団草思会職員］
井上　新（看護師）
岩井　昌也（臨床心理士・精神保健福祉士）
尾崎　多香子（精神保健福祉士）
金盛　厚子（臨床心理士）
髙橋　馨（精神保健福祉士）
東　健太郎（臨床心理士・精神保健福祉士）
藤澤　房枝（精神保健福祉士）
古川　弘子（精神保健福祉士）
松本　優子（臨床心理士）

岩崎　大輔（臨床心理士・精神保健福祉士）
上原　栄一郎（作業療法士）
草島　良子（看護師）
窪田　光子（精神保健福祉士）
末吉　優子（臨床心理士）
関口　由紀（精神保健福祉士）
染谷　かなえ（臨床心理士）
柳　牧子（臨床心理士・精神保健福祉士）
山外　佑紀（臨床心理士）

編著者略歴

窪田　彰（くぼた　あきら）

1974 年 3 月	金沢大学医学部卒業
同　年	東京医科歯科大学精神神経科研修医
1975 年 11 月	社会福祉法人海上寮療養所勤務にて，土居健郎・吉松和哉・鈴木純一先生に薫陶を受ける
1979 年 1 月	東京都立墨東病院精神科に勤務し，日本で最初の精神科救急事業の立ち上げに携わる。退院した患者を中心に通院者クラブを立ち上げる
1983 年 4 月	クラブハウス「友の家」を開設し，以降錦糸町で地域の拠点づくりに邁進
1986 年 4 月	クボタクリニック開業
1989 年 1 月	医療法人社団草思会設立
1990 年 12 月	デイケア併設のクボタクリニックに移転
1997 年 12 月	錦糸町クボタクリニック開設
2009 年 8 月	錦糸町訪問看護ステーション開設
2010 年 11 月	錦糸町クボタクリニック移転
2012 年 4 月	錦糸町相談支援センター開設
2014 年 3 月	錦糸町就労支援センター開設

日本多機能型精神科診療所研究会代表世話人
医療法人社団草思会理事長・クボタクリニック院長
社会福祉法人おいてけ堀協会理事長
前日本デイケア学会理事長

著書
『精神科デイケアの始め方・進め方』金剛出版，2004
日本デイケア学会編集『精神科デイケアＱ＆Ａ』（編者）中央法規出版，2005
安西信雄編著『地域ケア時代の精神科デイケア実践ガイド』（共著）金剛出版，2006
水野雅文編著『これからの退院支援・地域移行（精神科臨床エキスパート）』（共著）医学書院，2012

多機能型精神科診療所による地域づくり
――チームアプローチによる包括的ケアシステム――

2016 年 4 月 10 日　印刷
2016 年 4 月 20 日　発行

編著者　窪田　彰
発行者　立石　正信

印刷・製本　音羽印刷
装丁　臼井新太郎

株式会社　金剛出版
〒112-0005　東京都文京区水道 1-5-16
電話 03(3815)6661（代）
FAX03(3818)6848

ISBN978-4-7724-1462-3　C3047　　　　Printed in Japan Ⓒ 2016

精神科デイケアの始め方・進め方

［著］=窪田彰

●A5判 ●上製 ●256頁 ●定価 **3,600**円＋税
● ISBN978-4-7724-0845-5 C3047

ライフスタイルに応じて自分で"行く場"を決定できる
"オーダーメイドのリハビリテーション"として
医療と福祉の橋渡しを担う精神科デイケアのための
精神科デイケア「開設＋スタッフ」マニュアル。

精神科デイケア必携マニュアル
地域の中で生き残れるデイケア

［監修］=長谷川直実

●B5判 ●並製 ●194頁 ●定価 **2,800**円＋税
● ISBN978-4-7724-1190-5 C3047

症状への専門治療と生活サポートを掲げる
地域密着系・都市型デイケア
「ほっとステーション」＠札幌の
サバイバルを賭けた10年の軌跡!!

コンシューマーの視点による
本物のパートナーシップとは何か？
精神保健福祉のキーコンセプト

［著］=ジャネット・マアー・AM　　［監訳］=野中猛

●A5判 ●並製 ●130頁 ●定価 **1,800**円＋税
● ISBN978-4-7724-1459-3 C3011

精神障害をもつ人が、その人らしく生活していく
地域づくりに必要なのは、本人と支援する側との
「本物」のパートナーシップである！